全国中等卫生职业教育护理专业"十三五"规划教材

供护理、助产、药剂及相关专业使用

生理学基础

主　编	胡文茜　高福元
副主编	黄应勋　刘　伟　郭　红
编　者	（以姓氏笔画排序）

冯仁慧	枣庄科技职业学院
刘　伟	泰顺职业教育中心
吴薇薇	泰顺职业教育中心
何　艳	湖北省潜江市卫生学校
余东红	临夏州卫生学校
张钿钿	武汉市护理学校
陈建波	丽水护士学校
郭　红	江苏省宿迁卫生中等专业学校
胡文茜	枣庄科技职业学院
高福元	湖北省潜江市卫生学校
黄应勋	丽水护士学校

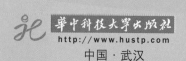

中国·武汉

内 容 简 介

本书是全国中等卫生职业教育护理专业"十三五"规划教材。

本书紧扣专业教学大纲,设立"学习目标""案例引导""知识链接""直通执考"等模块,采用图片、表格等形式,使内容图文并茂,阅读性更强,提高学生的学习兴趣,增加可读性和实用性。在本书的编写过程中,注重与相近课程、前期课程和后续课程之间的协编,避免知识点的重复及知识点的不一致。

本书可供中等职业教育护理、助产、药剂及相关专业学生使用。

图书在版编目(CIP)数据

生理学基础/胡文茜,高福元主编. —武汉:华中科技大学出版社,2017.8(2022.9重印)

全国中等卫生职业教育护理专业"十三五"规划教材

ISBN 978-7-5680-2731-1

Ⅰ.①生… Ⅱ.①胡… ②高… Ⅲ.①人体生理学-中等专业学校-教材 Ⅳ.①R33

中国版本图书馆 CIP 数据核字(2017)第 076676 号

生理学基础 胡文茜 高福元 主编

Shenglixue Jichu

策划编辑:	罗 伟
责任编辑:	熊 彦 余 琼
封面设计:	原色设计
责任校对:	张 琳
责任监印:	周治超
出版发行:	华中科技大学出版社(中国·武汉) 电话:(027)81321913
	武汉市东湖新技术开发区华工科技园 邮编:430223
录 排:	华中科技大学惠友文印中心
印 刷:	武汉市籍缘印刷厂
开 本:	787mm×1092mm 1/16
印 张:	13.25 插页:1
字 数:	348 千字
版 次:	2022 年 9 月第 1 版第 6 次印刷
定 价:	49.80 元

本书若有印装质量问题,请向出版社营销中心调换

全国免费服务热线:400-6679-118 竭诚为您服务

版权所有 侵权必究

全国中等卫生职业教育护理专业"十三五"规划教材编委会

委 员（按姓氏笔画排序）

丁丙干	江苏省宿迁卫生中等专业学校
丁亚军	邓州市卫生学校
马世杰	潜江市卫生学校
邓晓燕	西双版纳职业技术学院
付克菊	潜江市卫生学校
刘　旭	湖北省咸宁职业教育集团学校
刘端海	枣庄科技职业学院
孙忠生	黑龙江省林业卫生学校
孙治安	安阳职业技术学院
李　收	枣庄科技职业学院
李朝国	重庆工业管理职业学校
沈　清	秦皇岛水运卫生学校
周殿生	武汉市第二卫生学校
赵其辉	湖南环境生物技术学院
夏耀水	秦皇岛水运卫生学校
黄利丽	东西湖职业技术学校
黄应勋	丽水护士学校
董志文	辽宁省人民医院附设卫生学校
焦平利	北京市昌平卫生学校

总 序

随着我国经济的持续发展和教育体系、结构的重大调整,职业教育办学思想、培养目标随之发生了重大变化,人们对职业教育的认识也发生了本质性的转变。我国已将发展职业教育作为重要的国家战略之一,中等职业教育成为我国职业教育的重要组成部分。作为职业教育重要组成部分的中等卫生职业教育也取得了长足的发展,为国家输送了大批高素质技能型、应用型医疗卫生人才。

为了更好地顺应我国卫生职业教育教学与医疗卫生事业的新形势,贯彻落实《国家中长期教育改革和发展规划纲要(2010—2020年)》中"以服务为宗旨,以就业为导向"的思想精神,以及国家《职业教育与继续教育2017年工作要点》的要求,充分发挥教材建设在提高人才培养质量中的基础性作用,同时,也为了配合教育部"十三五"规划教材建设,进一步提高教材质量,在认真、细致调研的基础上,我们组织了全国20余所医药院校的近150位老师编写了这套以工作过程为导向的全国中等卫生职业教育护理专业"十三五"规划教材,并得到了参编院校的大力支持。

本套教材充分体现新一轮教学计划的特色,强调以就业为导向、以能力为本位、以岗位需求为标准的原则,按照技能型、服务型高素质劳动者的培养目标,坚持"五性"(思想性、科学性、先进性、启发性、适用性)和"三基"(基本理论、基本知识、基本技能)要求,着重突出以下编写特点:

(1)紧扣新专业目录、新教学计划和新教学大纲,科学、规范,具有鲜明的中等卫生职业教育特色。

(2)密切结合最新中等职业教育护理专业课程标准,紧密围绕执业资格标准和工作岗位需要,与护士执业资格考试相衔接。

(3)突出体现"工学结合"的人才培养模式,以及课程建设与教学改革的最新成果。

(4)基础课教材以"必需、够用"为原则,专业课程重点强调"针对性"和"适用性"。

(5) 内容体系整体优化,注重相关教材内容的联系和衔接,避免遗漏和不必要的重复。

(6) 探索案例式教学方法,倡导主动学习。

这套新一轮规划教材得到了各院校的大力支持和高度关注,它将为新时期中等卫生职业教育的发展作出贡献。我们衷心希望这套教材能在相关课程的教学中发挥积极作用,并得到读者的青睐。我们也相信这套教材在使用过程中,通过教学实践的检验和实际问题的解决,能不断得到改进、完善和提高。

全国中等卫生职业教育护理专业"十三五"规划教材
编写委员会

Preface 前 言

在国家大力发展中等职业教育的背景下,为培养卫生行业需求的技能型护理人才,按照教育部办公室颁布的《中等职业学校护理专业教学标准(试行)》中护理专业教学标准及培养目标要求,华中科技大学出版社倡导和组织了本教材的编写工作。"生理学基础"是中等职业教育护理、助产、药剂等专业的一门重要的基础理论课程,与医学联系密切,其主要内容是研究人体正常生命活动的规律。

本书在内容选择上,根据中职学生的认知特点,以"必需、够用"为度,突出实用性和针对性,紧扣专业教学大纲,并以中职护理专业教学实际和岗位需要为导向,以常见病、多发病的相关内容为重点,精选内容,叙述简明扼要,突出重点内容,适当加入了已定论的最新信息和知识。本书在结构设置上,贴近教师教学需求及学生的学习需求,设立"学习目标""案例引导""知识链接""直通执考"等模块,在形式上更具特色,文字精练,多采用图片、表格等形式,适当对知识点加以总结,图文并茂,阅读性更强,提高学生的学习兴趣,增加可读性和实用性。在本书的编写过程中,注重与相近课程、前期课程和后续课程之间的协编,避免知识点的重复及知识点的不一致。例如,血压的正常值与护理专业知识中的正常值接轨,避免数据偏差过大。还适当选取了一些临床常见疾病的案例,使本课程与后续临床课程有效衔接起来,同时提高学生学习的兴趣和效果。

本书各位编者都是长期在生理学教学一线和具有临床工作经验的骨干教师。在编写过程中,得到了各参编学校的大力支持,在此表示衷心的感谢。同时,由于编写时间紧,编者水平有限,书中难免存在不足及疏漏之处,恳请各位同仁及读者批评指正,以便今后不断完善。

胡文茜　高福元

目 录
Contents

第一章　绪论

第一节　概述　/1
第二节　生命活动的基本特征　/3
第三节　人体生理功能的调节　/4

第二章　细胞的基本功能

第一节　细胞膜的物质转运功能　/10
第二节　细胞的生物电现象　/13
第三节　肌细胞的收缩功能　/18

第三章　血液

第一节　血液的组成和理化性质　/24
第二节　血浆　/26
第三节　血细胞　/29
第四节　血液凝固与纤维蛋白溶解　/32
第五节　血量、血型与输血　/35

第四章　血液循环

第一节　心脏生理　/40

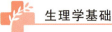

　　第二节　血管生理　　　　　　　　　　　　　　/54
　　第三节　心血管活动的调节　　　　　　　　　　/63
　　第四节　器官循环　　　　　　　　　　　　　　/67

第五章　呼吸

　　第一节　肺通气　　　　　　　　　　　　　　　/73
　　第二节　气体交换与运输　　　　　　　　　　　/78
　　第三节　呼吸运动的调节　　　　　　　　　　　/82

第六章　消化和吸收

　　第一节　消化管各段的消化功能　　　　　　　　/89
　　第二节　吸收　　　　　　　　　　　　　　　　/97
　　第三节　消化器官活动的调节　　　　　　　　　/101

第七章　能量代谢与体温

　　第一节　能量代谢　　　　　　　　　　　　　　/106
　　第二节　体温　　　　　　　　　　　　　　　　/110

第八章　肾脏的排泄功能

　　第一节　概述　　　　　　　　　　　　　　　　/114
　　第二节　尿液的生成　　　　　　　　　　　　　/115
　　第三节　尿的储存和排放　　　　　　　　　　　/124

第九章　感觉器官

　　第一节　概述　　　　　　　　　　　　　　　　/127
　　第二节　视觉器官　　　　　　　　　　　　　　/128
　　第三节　位置觉、听觉器官　　　　　　　　　　/133

第十章 神经系统

第一节 神经元及反射活动的一般规律 /139
第二节 神经系统的感觉功能 /144
第三节 神经系统对躯体运动的调节 /147
第四节 神经系统对内脏功能的调节 /150
第五节 脑的高级功能 /153

第十一章 内分泌系统

第一节 概述 /157
第二节 下丘脑和垂体 /161
第三节 甲状腺 /164
第四节 肾上腺 /167
第五节 胰岛 /170
第六节 调节钙磷代谢的激素 /171

第十二章 生殖

第一节 男性生殖 /174
第二节 女性生殖 /176

生理学基础实验指导 /181

第一部分 实验总论 /181
第二部分 实验 /183

参考文献 /200

第一章 绪 论

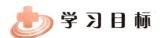

学习目标

1. 通过对生理学的学习,使学生具有敬畏生命、关爱患者、爱岗敬业的精神。
2. 掌握生命活动的基本特征,兴奋性、阈值、内环境、稳态的概念,内环境的稳态的生理意义,人体功能的调节方式及特点。
3. 熟悉神经调节、体液调节、反射和反馈的概念;正反馈与负反馈的概念及其生理意义。
4. 了解生理学的研究内容及研究方法;机体与环境。

案例引导

胡某,是某中专护理专业的学生,成为一名优秀的护士是她的职业目标,班主任告诉她想成为一名优秀的护士,就要学好医学基础课。因为医学是关于疾病的科学,生理学是关于生命的科学,疾病是在正常生命活动失去稳态和平衡时的表现。只有对疾病"知其然,也知其所以然"才能深刻地认识疾病,正确地诊断和治疗,恰当地对患者进行护理和照顾。

问题:
1. 什么是生理学?
2. 人体的生理功能是通过哪些方式进行调节的?

第一节 概 述

一、生理学的研究内容

生理学(physiology)是以人体为研究对象,主要研究机体生命活动现象及规律的科学。生命活动又称功能活动,如躯体运动、腺体分泌、血液循环、呼吸、消化和吸收等。在人体中每种功能活动都起一定的作用,因此生理学的研究内容就是研究正常状态下,机体各系统器官的功能活动的现象、过程、机制、影响因素、调节及其在整体活动中的意义,从而认识和掌握生命活动的规律,为人类防病治病、增进健康、延长寿命提供科学的理论依据。

二、生理学的研究方法

生理学是一门实验性科学,大部分理论知识都是通过实验获得的。其中动物实验是生理学研究的基本方法。

(一)生理学的实验方法

动物实验通常分为急性实验和慢性实验两大类。急性实验又分为离体实验和在体实验两种。离体实验是将某一器官、组织或细胞从动物体内取出,在人工条件下进行观察;在体实验是在动物麻醉状态下,进行活体解剖,对体内器官进行实验研究。慢性实验是在清醒健康的动物身上,在机体保持内、外环境相对稳定的条件下,进行各种生理实验的方法,所获得的结果更接近于被研究器官在正常状态下的功能活动规律。近年来,随着科学技术的发展,我们可以应用遥控、遥测技术和体表无创伤检测技术等,对动物或人体进行各种无创伤性生理功能的研究,从而使生理学的研究日益深入,生理学的理论不断得到补充和发展。

(二)生理学研究的三个水平

由于人体是由各器官、系统相互联系、相互影响而构成的整体,各器官系统又是由不同的组织和细胞组成的,因此需要从三个不同的水平来研究生理学,并将三个水平的研究有机结合,相互联系、相互补充,才能更好地掌握生理学的相关知识。

1. 细胞和分子水平 研究对象为细胞及所含的物质分子。人体最基本的结构和功能单位是细胞。体内各个器官的功能,都是由构成该器官的各个细胞的特性及其所含物质分子的理化性质决定的。例如,骨骼肌的收缩功能与肌细胞的生理特性有关。

2. 器官和系统水平 以器官、系统为研究对象,研究各器官和系统的功能和机制等。例如,肾脏生成尿的过程,影响尿液生成的因素,尿液的运输、储存和排放等。

3. 整体水平 以完整的机体为研究对象,研究各种环境条件和生理情况下,机体各系统器官之间相互协调、相互联系、相互影响,并与周围环境相适应。例如,人体进行剧烈运动时,骨骼肌进行收缩和舒张的同时,心跳加快、加强,血流加速,呼吸加深、加快,气体交换增多,消化、泌尿系统器官活动减弱,血量供给减少,保证心、脑等重要脏器的血液供应。

知识链接

生理学奠基人——威廉·哈维

威廉·哈维(William Harvey,1578—1657)是17世纪初的一位英国医生,他经过大量的动物实验和对人体的观察,发现了血液循环的途径和规律。在1628年,他发表了《心血运动论》,被誉为生理学历史上重要的著作,它为人们探索人体正常功能的奥秘指明了方向,即通过实验对人体进行功能的研究,这标志着现代生理学的开始。由于哈维对于心血管系统的出色的研究,使他成为与哥白尼、伽利略、牛顿等齐名的科学革命巨匠。

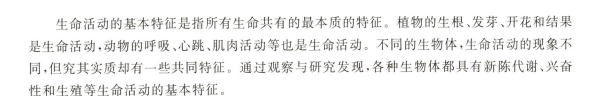

第二节 生命活动的基本特征

生命活动的基本特征是指所有生命共有的最本质的特征。植物的生根、发芽、开花和结果是生命活动,动物的呼吸、心跳、肌肉活动等也是生命活动。不同的生物体,生命活动的现象不同,但究其实质却有一些共同特征。通过观察与研究发现,各种生物体都具有新陈代谢、兴奋性和生殖等生命活动的基本特征。

一、新陈代谢

新陈代谢(metabolism)是指机体与环境之间不断进行物质交换和能量交换的自我更新的过程。新陈代谢包括同化作用和异化作用两个方面。同化作用又称合成代谢,是指机体不断从外界摄取营养物质,并将其合成、转化为自身的物质,产生并储存能量的过程;异化作用又称分解代谢,是指机体不断分解自身的物质,释放能量供机体生命活动的需要,并将其分解产物排出体外的过程。

新陈代谢是生命活动最基本的特征,机体的一切生命活动都是在新陈代谢的基础上实现的,新陈代谢一旦停止,生命也宣告结束。

二、兴奋性

兴奋性(excitability)是指机体或细胞对刺激发生反应的能力或特性。兴奋性能使机体对环境的变化做出反应,这是机体生存的必要条件。

(一)刺激与反应

1. 刺激 能被机体或细胞感受到的内、外环境变化,称为刺激(stimulus)。刺激的种类很多,按其性质不同可分为:①物理性刺激:如声、光、电、机械、温度等。②化学性刺激:如酸、碱、药物等。③生物性刺激:如细菌、病毒、寄生虫等。④社会心理性刺激:如语言、文字、情绪等。

2. 反应 机体或细胞接受刺激后所产生的功能状态或活动的变化,称为反应(response)。例如,外界气温升高后,汗腺分泌汗液等,这是机体对炎热刺激的反应。反应有两种形式:兴奋和抑制。①兴奋是指接受刺激后,由相对静止变为活动状态或活动由弱变强。例如,电刺激动物的交感神经,引起心跳加强、加快,属于兴奋反应。②抑制是指接受刺激后,由活动变为相对静止状态或活动由强变弱。如电刺激动物的迷走神经,引起心跳减慢、减弱,属于抑制反应。

3. 刺激和反应的关系 实验表明,并非任何刺激都能引起机体或组织产生反应,刺激要引起反应必须具备三个条件,即足够的刺激强度、足够的刺激作用时间和一定的强度-时间变化率(单位时间内强度变化的幅度)。刺激只有达到一定的强度、时间和变化率才能引起机体发生反应,强度过小或者作用时间过短均不能引起反应,强度-时间变化率过小,则使刺激作用减弱。

> **知识链接**
>
> **肌内注射为何要求"两快一慢"**
>
> 护理技术中的肌内注射要求做到"两快一慢",即进针快、拔针快、推药慢。这与刺激和反应的关系有关,一般来说,刺激引起反应的三个变量值越大,刺激越强,反应就越明显。反之,同理。"两快"可缩短刺激持续的时间,"一慢"能减小刺激的强度-时间变化率,两者均可减弱刺激的作用,从而减轻患者的疼痛感。

(二)衡量兴奋性的指标

不同的组织兴奋性高低不同,同一组织在不同的功能状态下兴奋性高低也不一样。如果保持刺激作用时间、强度-时间变化率固定不变,把引起组织发生反应的最小刺激强度称为阈强度(threshold intensity),简称阈值(threshold)。强度等于阈值的刺激称为阈刺激;强度小于阈值的刺激称为阈下刺激;强度大于阈值的刺激称为阈上刺激。要引起组织兴奋,刺激的强度必须大于或等于该组织的阈值。阈刺激和阈上刺激都能引起组织细胞产生兴奋,而单个阈下刺激不能引起组织细胞的反应。

组织的兴奋性高低可以用阈值来衡量,它与兴奋性成反比关系。即阈值越大,组织的兴奋性越低;阈值越小,组织的兴奋性越高。因此,阈值是衡量组织兴奋性高低的指标。神经、肌肉、腺体的兴奋性较高,称为可兴奋组织。

三、生殖

机体发育成熟后,能够产生与自己相似的子代个体,这种功能称为生殖(reproduction)。人的寿命是有限的,只有通过生殖来实现人类生命的延续。因此,生殖是生命活动的基本特征之一。

第三节 人体生理功能的调节

一、人体与环境

(一)人体与外环境

人体赖以生存的环境,称为外环境,包括自然环境和社会环境。

1. 自然环境 为人类生存提供了阳光、空气和水等,自然环境的各种变化形成刺激,不断地作用于人体,人体对此做出相应的反应以适应环境的变化。例如,当气温降低时,机体皮肤血管收缩,以减少散热量;骨骼肌收缩出现寒战,增加产热量,以维持机体体温相对恒定。但过度的环境变化,超过人体的适应能力将导致不良影响,甚至危及生命。例如,有些地域因水或土壤中的碘元素过少,可导致地方性甲状腺肿等。

2. 社会环境 和谐稳定的社会环境,团结友爱的人际关系可促进健康、延长生命。反之,社会动荡不安、人际关系失和及消极的负面情绪等都可导致人体多种功能紊乱,甚至引起疾病。因此,作为医护工作者要高度重视社会环境因素对机体健康的影响。

(二)内环境与稳态

1. 内环境 机体的绝大多数细胞不与外环境直接接触,而是存在于体液环境中。机体内的液体总称为体液(body fluid),成人体液占体重的60%,其中约2/3位于细胞内,称为细胞内液;约1/3位于细胞外,称为细胞外液,包括血浆、组织液、脑脊液和淋巴液等。生理学中将体内细胞直接生存的环境称为机体的内环境(internal environment),即细胞外液。

内环境是机体细胞直接进行新陈代谢的场所。细胞生活在内环境之中,细胞代谢所需的营养直接由内环境提供,细胞的代谢产物也首先排到内环境中。因此,内环境对细胞的生存以及维持细胞正常的生理功能十分重要。

2. 稳态 正常生理情况下,内环境的各种理化因素(如温度、渗透压、酸碱度及各种离子的浓度等)在较小的范围内波动,是相对稳定的。我们将内环境的各种理化因素维持相对稳定的状态,称为内环境的稳态。例如,外环境有春、夏、秋、冬的温度变化,但人体的体温总是维持在37 ℃左右。如果体温升高或降低,都会导致稳态被破坏,影响细胞代谢,使细胞及其所在器官的功能活动发生改变,从而导致疾病甚至死亡。因此稳态是维持机体正常生命活动的必要条件。

内环境的稳态不是完全固定不变的,而是保持动态平衡的。虽然内环境的稳态由于各种原因不断地受到干扰和破坏,但机体可通过各种调节方式使各系统器官功能活动相互协调、相互配合,使破坏的稳态重新得以恢复。

二、人体功能调节的方式

当机体内、外环境发生变化时,体内各组织器官的功能活动也需要进行相应的调节以适应环境的变化,维持内环境的稳态。人体功能调节的方式有三种,即神经调节、体液调节和自身调节。

(一)神经调节

神经调节是指通过神经系统的活动对机体功能进行的调节。神经调节的基本方式是反射(reflex)。反射是指在中枢神经系统的参与下,机体对刺激产生的规律性反应。反射活动的结构基础是反射弧。反射弧由感受器、传入神经、中枢、传出神经和效应器五个部分组成(图1-1)。例如,当针扎手指时,刺激作用于皮肤的痛觉感受器,神经冲动沿传入神经传至中枢,中枢经过综合分析后发出指令,通过传出神经传至相应的效应器(肌肉),使相应的肌肉有舒有缩,协调配合,完成屈肌反射。反射活动的正常进行,有赖于反射弧结构和功能的完整,反射弧任何一个部分被破坏或功能出现障碍,反射活动均会出现异常。

反射可分为非条件反射和条件反射两类。非条件反射和条件反射的形成、特点及意义见表1-1。

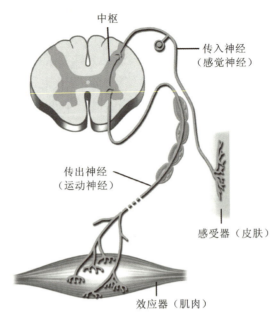

图 1-1 反射弧组成示意图

表 1-1 非条件反射和条件反射

对比项目	非条件反射	条件反射
形成	与生俱来、遗传决定	建立在非条件反射基础上,后天学习和训练获得
举例	吸吮反射、瞳孔对光反射	望梅止渴、谈虎色变
神经联系	反射弧固定	反射弧不固定,易变
中枢	皮质下中枢就能完成	大脑皮质参与才能完成
意义	数量有限,仅有基本的适应能力	数量无限,适应性强

神经调节具有迅速、短暂和准确的特点,是人体功能调节中最主要的调节方式。

(二)体液调节

体液调节是指体液中的化学物质通过体液途径(如血液循环、组织液循环等)对机体功能进行的调节。参与体液调节的化学物质主要有内分泌腺和内分泌细胞分泌的激素,此外还有一些组织细胞产生的特殊化学物质(如组胺)和局部代谢产物(二氧化碳、乳酸等)。激素通过血液运输到达全身,作用于远距离的器官,称为全身性体液调节,是体液调节的主要方式。接受激素调节的对象称为靶器官、靶组织和靶细胞。例如,当血糖浓度升高时,胰岛 B 细胞分泌胰岛素,经血液循环运送到全身各处,促进其靶细胞对葡萄糖的摄取和利用,以维持机体血糖浓度的相对稳定。此外,体液调节有种辅助方式为局部体液调节,是指由组织细胞产生特殊化学物质和代谢产物,经组织液扩散至邻近细胞从而调节其功能活动的方式。两种方式相互配合,协调一致。

体液调节的特点是缓慢、持久、广泛。

机体内的神经调节和体液调节有时难以完全分开。由于参与体液调节的多数内分泌腺或内分泌细胞接受中枢神经系统的控制,此时,体液调节成为神经调节中反射弧传出通路的延伸。这种调节称为神经-体液调节。例如,当突发车祸导致机体失血过多时,交感神经兴奋直接作用于心脏、血管等功能器官,也可引起所支配的肾上腺髓质分泌肾上腺素和去甲肾上腺素,达到增强心肌收缩力、升高血压的作用,从而使机体通过神经与体液因素的调节适应内、外环境的变化。

(三)自身调节

自身调节是指体内的某些细胞不依赖神经和体液因素的作用,自身对刺激产生的一种适应性反应。例如,心肌的自身调节(在一定范围内,心肌收缩力与心肌纤维收缩前的长度成正比)和肾血流量的自身调节(机体全身动脉血压在一定范围内波动时,肾血流量保持相对恒定的水平)。

自身调节的特点是调节的范围局限,幅度较小,灵敏度较低,但对维持某些细胞功能的相对稳定具有一定作用。

三、人体功能调节的反馈作用

根据控制论的原理,人体功能调节属于自动控制系统调节。在生理学中,通常把中枢或内分泌腺看作是控制部分,而把效应器或靶细胞看作是受控部分,两者之间形成一个"闭合"回路。控制部分发出控制信息调节受控部分的活动,受控部分的活动情况作为反馈信息回送到控制部分,使控制部分不断纠正和调整自己的活动,从而实现自动、精确的调节。这种由受控部分发出的反馈信息反过来影响控制部分的过程称为反馈(feedback)(图1-2)。反馈主要分两类,分别是正反馈和负反馈。

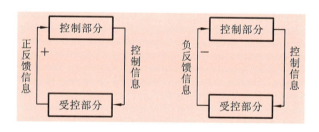

图1-2 反馈调节的示意图

(一)负反馈

反馈信息与控制信息作用相反的反馈称为负反馈。即当某种生理活动过强时,通过反馈信息可使该生理活动减弱;而当某种生理活动过弱时,又可反过来引起该生理活动增强。在人体功能调节中,负反馈的例子较多。例如,在生理情况下,通过减压反射能够保持动脉血压在相对稳定的水平。当人受到各种刺激使动脉血压升高时,通过体内的压力感受器将此信息反馈到心血管中枢(控制部分),使心血管中枢发出指令给心脏和血管等(受控部分),导致心跳减慢、减弱,血管舒张,使血压回降到正常水平。

由此可见,负反馈在维持机体各种生理功能的相对稳定以及内环境的稳态方面起着重要作用。

(二)正反馈

反馈信息与控制信息作用相同的反馈称为正反馈。即当某种生理活动进行时,通过反馈信息可使该生理活动进一步加强,直到完成。正反馈在体内为数不多,见于排尿、排便、分娩与血液凝固等生理过程。例如,在排尿过程中,排尿中枢发出控制信息,使膀胱收缩,促进排尿,当尿液流经后尿道时,又可刺激尿道感受器,产生反馈信息反馈到排尿中枢,加强其活动,导致膀胱进一步收缩,促进尿液的排出,此过程不断加强,直到膀胱内的尿液完全排出为止。

因此,正反馈的意义在于某些生理活动一旦发动,促使其不断加强,直至完成。

(胡文茜)

直通执考

一、选择题

1. 人体生命活动最基本的特征是(　　)。
 A. 适应性　　　B. 新陈代谢　　　C. 兴奋性　　　D. 生殖
2. 衡量组织兴奋性高低的指标是(　　)。
 A. 阈强度　　　　　　　　B. 动作电位的幅度
 C. 阈电位　　　　　　　　D. 阈刺激
3. 刚能引起组织发生反应的最小刺激强度称为(　　)。
 A. 阈值　　　B. 阈刺激　　　C. 阈上刺激　　　D. 阈下刺激
4. 维持人体某种功能的稳态主要依赖于(　　)。
 A. 神经调节　　　B. 体液调节　　　C. 正反馈　　　D. 负反馈
5. 神经调节的基本方式是(　　)。
 A. 反应　　　B. 反射　　　C. 负反馈　　　D. 正反馈
6. 不属于反射弧的组成部分的是(　　)。
 A. 传出神经　　　B. 受体　　　C. 传入神经　　　D. 神经中枢
7. 正常人体内环境的理化特性保持(　　)。
 A. 恒定不变　　　B. 相对稳定　　　C. 随机多变　　　D. 绝对平衡
8. 神经调节的特点是(　　)。
 A. 作用缓慢　　　　　　　　B. 作用广泛而持久
 C. 作用迅速、短暂、准确　　　D. 调节幅度小,灵敏度低
9. 破坏动物中枢神经系统后,消失的现象是(　　)。
 A. 反应　　　B. 兴奋　　　C. 抑制　　　D. 反射
10. 自身调节的特点是(　　)。
 A. 调节的灵敏度不高　　　　B. 调节幅度比较大
 C. 调节的范围比较大　　　　D. 需要激素的参与
11. 下列生理作用中,属于正反馈作用的是(　　)。
 A. 减压反射　　　　　　　　B. 血糖浓度调节
 C. 排尿反射　　　　　　　　D. 体温调节
12. 关于反射,下列叙述错误的是(　　)。
 A. 机体在中枢神经系统参与下,对刺激产生的规律性反应
 B. 没有大脑的参与,就不能发生反射
 C. 机体通过反射,对外界环境变化做出适应性反应

D. 可分为条件反射和非条件反射
13. 新生儿的嘴唇触及乳头就会进行吸吮属于( )。
A. 正反馈　　　B. 负反馈　　　C. 非条件反射　　D. 条件反射
14. 患者,男,40岁,因车祸致右上肢骨折并出血,请问该患者急性大出血后最先出现的调节方式是( )。
A. 神经调节　　B. 体液调节　　C. 自身调节　　D. 神经-体液调节
15. 交感神经兴奋引起肾上腺髓质分泌肾上腺素,使心血管活动增强属于( )。
A. 神经调节　　B. 体液调节　　C. 自身调节　　D. 神经-体液调节
16. 下列生理过程中不属于正反馈调节是( )。
A. 分娩过程　　　　　　　　B. 血液凝固
C. 动脉血压的调节　　　　　D. 排尿反射

二、简答题
1. 保持内环境的稳态有何重要的意义?
2. 简述机体三种主要调节方式的定义和特点。

第二章　细胞的基本功能

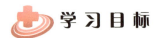
学习目标

1. 掌握细胞膜的物质转运功能的形式和特点。
2. 熟悉静息电位和动作电位及其产生机制。
3. 了解骨骼肌收缩原理,骨骼肌的兴奋-收缩耦联,骨骼肌的收缩形式。

案例引导

患者,男,58岁,因"突发胸痛5 h"入院。患者5 h前无明显诱因突发胸骨后疼痛,呈压榨性,放射至左侧肩背部,伴大汗淋漓,无气喘,无意识障碍,无晕厥,休息30 min后缓解。既往有吸烟病史,否认高血压、糖尿病、高脂血症史等。查体无特殊。行心电图检查显示:窦性心律、急性前壁心肌梗死、肢体导联低血压。

问题:
1. 心电图所能记录到的心肌细胞的生物电是怎么产生的?
2. 生活中还有哪些生物电现象?

细胞是人体最基本的结构和功能单位。人体各器官和系统的功能活动都与构成该器官和系统的细胞群体密不可分。人体内共有细胞约 10^{14} 个,但所有细胞都具有物质跨膜转运功能、信号转导功能和生物电现象;约占人体体重一半的各种肌细胞都具有收缩功能。本章主要介绍细胞的这些具有普遍性的基本功能。

第一节　细胞膜的物质转运功能

细胞膜是一种具有特殊结构和功能的生物膜,它把细胞内、外的物质分隔开,构成细胞的屏障,从而使细胞内、外成分相对独立和稳定,成为一个相对独立的功能单位。关于细胞膜的基本结构和组成,现在公认的是液态镶嵌模型。这一模型认为:细胞膜是以液态的脂质双分子层为基架,脂质分子间镶嵌着许多具有不同结构和功能的蛋白质(图 2-1)。

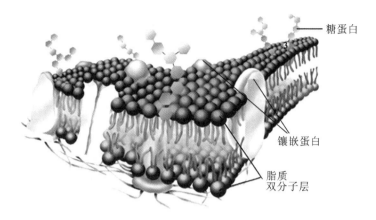

图 2-1 细胞膜的"液态镶嵌模型"

在新陈代谢过程中,细胞不断地通过细胞膜与内环境(细胞外液)进行物质交换。由于物质交换的种类繁多,理化性质各异,这决定了进、出细胞的形式也多种多样。常见的物质跨膜转运形式包括以下几种(图 2-2)。

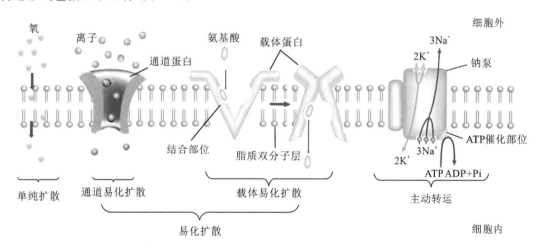

图 2-2 细胞膜对物质转运的几种形式示意图

一、小分子物质和离子的跨膜转运

根据物质跨膜转运的方向和能量消耗情况,将小分子物质和离子的跨膜转运分为被动转运和主动转运两大类。

(一)被动转运

被动转运是物质顺浓度差或(和)顺电位差跨膜转运的方式。转运过程细胞本身不消耗能量,根据是否需要细胞膜上特殊蛋白质的帮助可分为单纯扩散和易化扩散。

1. 单纯扩散 单纯扩散(simple diffusion)是指脂溶性小分子物质从细胞膜的高浓度一侧扩散到低浓度一侧的过程。经单纯扩散的物质都是脂溶性(非极性)物质或少数不带电荷的极性小分子,如 O_2、CO_2、N_2、NH_3 等。单纯扩散的方向和速度取决于物质在膜两侧的浓度差和膜对该物质的通透性。

2. 易化扩散 易化扩散(facilitated diffusion)是指脂溶性很低或非脂溶性的物质借助特殊膜蛋白质的帮助,顺浓度差和电位差的跨膜转运方式。根据参与易化扩散的膜蛋白质的不同,将其分为载体易化扩散和通道易化扩散两种类型。

(1)载体易化扩散:通过细胞膜中的载体蛋白构型变化,将物质顺浓度差和电位差转运的方式。主要转运不带电荷的小分子物质,如葡萄糖、氨基酸等。载体转运的特点有:①特异性:一种载体一般只转运某一种物质,如葡萄糖载体只能转运葡萄糖,氨基酸载体只能转运氨基酸。②饱和现象:由于膜上载体和载体结合位点的数目都是有限的,因此,当转运物质全部占据载体结合位点时,转运速率将达到饱和而不再继续增加。③竞争性抑制:如果一个载体可以同时转运 A、B 两种物质,而且物质通过细胞膜的总量又是一定的,那么当 A 物质转运增加时,B 物质的转运就会减少。

(2)通道易化扩散:借细胞膜中通道蛋白的帮助,物质顺浓度差和电位差跨膜转运的方式。主要转运带电荷的离子,如 Na^+、K^+、Ca^{2+}、Cl^- 等,分别称为钠通道、钾通道、钙通道、氯通道等。通道的关闭是"闸门"控制的,故又称门控通道。根据引起通道开闭的条件不同,将通道分为两种类型:由膜两侧电位差变化引起闸门开闭的称为电压门控通道;由化学物质引起闸门开闭的称为化学门控通道。当通道开放时,被转运的物质顺浓度差和电位差从一侧经通道到达另一侧;关闭时,虽然膜两侧存在浓度差和电位差,但物质不能通过细胞膜。

(二)主动转运

主动转运(active transport)是指小分子物质或离子借助膜上特殊蛋白(泵蛋白)的作用,通过耗能过程,进行逆浓度差或逆电位差的跨膜转运过程。主动转运分为原发性主动转运和继发性主动转运两种。

1. 原发性主动转运 原发性主动转运是指细胞直接利用代谢产生的能量将物质(通常是带电离子)逆浓度差或电位差进行跨膜转运的过程。介导这一过程的膜蛋白称为离子泵。离子泵可将细胞内的 ATP 水解为 ADP,并利用高能磷酸键储存的能量完成离子的跨膜转运。离子泵由于具有水解 ATP 的能力,所以也称为 ATP 酶。

人体的细胞膜上普遍存在的离子泵主要是钠-钾泵,简称钠泵,也称为 Na^+-K^+ 依赖式 ATP 酶。当细胞内 Na^+ 浓度升高或细胞外 K^+ 浓度升高时,都可激活钠泵。钠泵每分解 1 分子 ATP,可将 3 个 Na^+ 移出细胞外,同时将 2 个 K^+ 移入细胞内。由于钠泵的活动,使细胞内 K^+ 浓度为细胞外液中的 30 倍左右,而细胞外液中 Na^+ 浓度为细胞质中的 10 倍左右。因而形成和保持了细胞内高 K^+ 和细胞外高 Na^+ 的不均衡离子分布。这种不均衡的离子分布建立起一种势能储备,对维持细胞正常兴奋性具有重要的意义。

2. 继发性主动转运 有些物质虽然也是逆浓度梯度主动转运,但不是直接依靠 ATP 分解能量,而是依靠原发性主动转运(如钠泵)建立在膜两侧的离子浓度差,即依靠储存在离子浓度梯度中的能量来完成转运的,如小肠黏膜对葡萄糖、氨基酸的重吸收就是通过这种转运形式完成的。

二、大分子物质或团块物质的跨膜转运

细胞摄入或排出大分子物质是通过细胞膜的变形运动来完成的,即入胞作用和出胞作用。

(一)入胞作用

大分子物质或团块物质(如细菌、病毒、大分子蛋白质等)通过细胞膜的运动进入细胞的过程,称为入胞作用。若进入的物质为固体则称为吞噬,如白细胞或巨噬细胞将异物或细菌吞噬到细胞内部的过程;若进入的物质为液体则称为吞饮,如小肠上皮细胞对营养物质的吸收过程。

(二)出胞作用

大分子物质或团块物质由细胞内排出到细胞外的过程,称为出胞作用。如消化腺分泌消化液、内分泌腺分泌激素、神经末梢释放神经递质等,都是通过出胞作用完成的。

入胞作用和出胞作用都伴随着膜的变形运动,都需要消耗能量,属于主动转运。

常见的几种物质转运形式的特点见表2-1。

表2-1　细胞膜的物质转运形式的特点

物质转运形式	转运物质	是否需要膜蛋白	物质转运方向	是否耗能
单纯扩散	脂溶性小分子物质	不	顺浓度差和电位差	否
易化扩散	不带电荷的小分子物质	载体蛋白	顺浓度差和电位差	否
	带电荷的离子	通道蛋白		
主动转运	小分子物质和离子	泵蛋白	逆浓度差和电位差	是
入胞作用	大分子物质或团块物质		从膜外到膜内	是
出胞作用	大分子物质或团块物质		从膜内到膜外	是

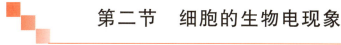

第二节　细胞的生物电现象

图2-3是人的脑电图波形记录,表明人的脑细胞有电活动存在,那么人体的其他细胞是否也有电活动存在?安静和活动时有什么不同?

细胞在生命活动过程中伴有的电现象,称为生物电现象,包括细胞在安静状态和活动状态中存在的电现象。它与细胞兴奋的产生和传导有着密切的关系。生物电涉及静息电位和动作电位,现以神经细胞为例来讨论细胞的生物电现象。

一、静息电位及其产生机制

(一)静息电位的概念

静息电位(resting potential,RP)是指细胞在静息状态下,存在于细胞膜内、外两侧的电位差。静息电位可用示波器进行观察和测量。将示波器的两个测量电极放置在神经细胞外表面

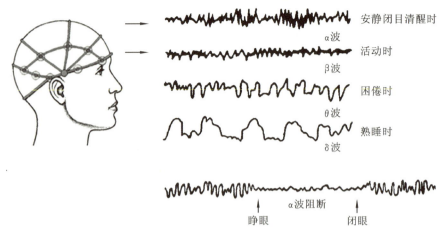

图 2-3 人的脑电图波形

任意两点或均插入细胞膜内时,示波器上的光点在零位线上做横向扫描,表明细胞膜外表面或内表面任意两点间不存在电位差。若将其中一个电极置于细胞膜外表面,另一个电极插入细胞膜内,则示波器光点立即从零电位向下移动,并以此水平做横向扫描,说明细胞膜内、外存在电位差,而且膜内电位较膜外低。若以膜外电位为零,则膜内电位为负值,一般以细胞内的电位值表示静息电位,如图 2-4 所示。

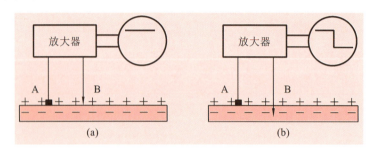

图 2-4 静息电位的记录和测定

注:图 2-4(a)中电极 A 和 B 均置于细胞外表面;图 2-4(b)中电极 A 置于细胞外,电极 B 插入细胞内,记录细胞内、外的电位差。

不同组织细胞的静息电位是不同的,如神经细胞约为 -70 mV,骨骼肌细胞约为 -90 mV,平滑肌细胞约为 -55 mV 等。细胞在静息状态时膜两侧保持内负外正的状态,称为极化。极化和静息电位都是细胞处于静息状态的标志。以静息电位为准,若膜内电位向负值增大方向变化,称为超极化;膜内电位向负值减小方向变化,称为去极化;细胞发生去极化后,向原先的极化方向恢复,称为复极化。从生物电来看,细胞的兴奋和抑制都以极化为基础,细胞去极化时表现为兴奋,超极化时则表现为抑制。绝大多数细胞的静息电位都是稳定的、分布均匀的负电位。

(二)静息电位的产生机制

静息电位的产生机制目前用离子流学说来解释。该学说认为,生物电的产生必须具备两个条件:①细胞膜内、外离子分布和浓度不同;②细胞膜在不同状态下对离子的通透性不同。据测定,在静息状态下细胞膜内、外主要离子分布及膜对离子的通透性如表 2-2 所示。

在静息状态下,由于膜内、外 K^+ 存在浓度差和膜对 K^+ 有较大的通透性,因而一部分 K^+

顺浓度差向膜外扩散,增加了膜外正电荷。虽然膜内带负电荷的蛋白质离子(A^-)有随K^+外流的倾向,但因膜对A^-没有通透性,被阻隔在膜的内侧面。随着K^+不断外流,膜外正电荷逐渐增多,于是膜外电位上升,膜内因负电荷增多而电位下降,这样便使紧靠膜的两侧出现一个外正内负的电位差。这种电位差的存在,使K^+的持续外流受到膜外正电荷的排斥和膜内负电荷的吸引,以致限制了K^+的外流。随着电位差的增大,K^+外流的阻力也随之增大。最后,当促使K^+外流的浓度差和阻止K^+外流的电位差所构成的两种相互拮抗的力量相等时,K^+的净外流停止,此时跨膜电位就是K^+的平衡电位。简而言之,静息电位主要是K^+外流所形成的电-化学平衡电位。

表 2-2　静息状态下细胞膜内、外主要离子分布及膜对离子的通透性

主要离子	膜内离子浓度 /(mmol/L)	膜外离子浓度 /(mmol/L)	膜内与膜外离子比例	膜对离子通透性
Na^+	14	142	1∶10	通透性很小
K^+	155	5	31∶1	通透性很大
Cl^-	8	110	1∶14	通透性次之
A^-(蛋白质)	60	15	4∶1	无通透性

二、动作电位及其产生机制

(一)动作电位的概念

细胞膜受到刺激时,在静息电位的基础上发生一次快速、可扩布的电位变化,称为动作电位(action potential,AP)。动作电位是细胞兴奋的标志。

动作电位包括上升相和下降相。在神经纤维上记录到的动作电位如图 2-5 所示。上升相表示膜的去极化过程,此时膜内原有的负电荷迅速消失,进而变为正电位,即由-70 mV 变为$+30$ mV,出现膜两侧电位倒转(外负内正),称为反极化,其超出零电位的部分称为超射。下降相代表膜的复极化过程,是膜内电位从上升相顶端下降到静息电位水平的过程。神经纤维动作电位的主要部分由于幅度大、时程短(不到 2 ms),电位波形呈尖峰形,称为峰电位。在峰电位完全恢复到静息电位水平之前,膜两侧还有微小的、连续的、缓慢的电位变化,称为后电位。

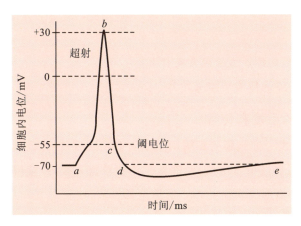

图 2-5　动作电位示意图

注:ab 峰电位上升支;bc 峰电位下降支;cd 负后电位;de 正后电位。

(二)动作电位的产生机制

动作电位的产生是由于膜对离子的通透性在受到刺激后发生短暂的、可逆性改变。静息状态时膜对 Na^+ 的通透性极低,受到刺激时,膜对 Na^+ 的通透性增大。动作电位上升相是由于细胞受到有效刺激后,膜外 Na^+ 大量内流,膜内电位迅速升高,使原来的负电荷消失并高出膜外电位,在膜两侧形成一个内正外负的电位差。这种电位差的存在,使 Na^+ 的继续内流受到膜内正电荷的排斥和膜外负电荷的吸引,因而 Na^+ 内流量逐渐减少,当促使 Na^+ 内流的浓度差与阻止 Na^+ 内流的电位差所构成的两种相互拮抗的力量相等时,Na^+ 的净内流停止。此时膜电位为 Na^+ 的平衡电位。简而言之,动作电位的上升相是 Na^+ 内流所形成的电-化学平衡电位,是膜由 K^+ 的平衡电位转为 Na^+ 的平衡电位的过程。

动作电位的下降相是由于膜电位接近 Na^+ 平衡电位时,膜上 Na^+ 通道已关闭,对 Na^+ 的通透性迅速下降。与此同时,膜上 K^+ 通道开放,对 K^+ 的通透性增大。于是,K^+ 顺浓度差和电位差迅速外流,使膜内、外电位又恢复到原来的内负外正的静息水平,形成动作电位的下降相。简而言之,动作电位的下降相是 K^+ 外流所形成的,是膜由 Na^+ 的平衡电位转变为 K^+ 的平衡电位的过程。

细胞膜在复极化后,跨膜电位虽然有所恢复,但膜内 Na^+ 有所增多,而 K^+ 有所减少。这时便激活了细胞膜上的钠-钾泵,通过 Na^+、K^+ 的主动转运,重新将它们调整到原来静息时的水平,以维持细胞正常的兴奋性。

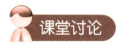

海水浸泡枪乌贼实验

第一步 用100%海水浸泡枪乌贼的巨大神经轴突,实验能产生正常动作电位。

第二步 用1/3海水加上2/3与海水等渗的葡萄糖溶液浸泡枪乌贼的巨大神经轴突,动作电位幅度显著减少。

第三步 再用100%海水浸泡枪乌贼的巨大神经轴突,恢复产生正常动作电位。

讨论:

1.试验中影响动作电位产生的因素是什么?

2.通过实验观察,你得到的结论是什么?

(三)动作电位的引发和传导

1. 动作电位的引发 细胞膜受到阈刺激或阈上刺激后,首先该部位细胞膜上 Na^+ 通道少量开放,膜对 Na^+ 的通透性稍有增加,少量 Na^+ 由膜外流入膜内,使膜内、外电位差减小,当达到某一临界值时,受刺激部位的膜上 Na^+ 通道全部开放,使膜对 Na^+ 的通透性突然增大,于是膜外 Na^+ 顺浓度差和电位差迅速大量内流,从而引发动作电位。能使膜对 Na^+ 通透性突然增大的临界膜电位数值称为阈电位。阈电位比静息电位小10~20 mV。任何刺激必须使膜内负电位降到阈电位水平,才能引发动作电位。

> **知识链接**
>
> **局部电位**
>
> 　　一次阈下刺激虽然不能触发动作电位，但可引起局部电位去极化，这种局部去极化的电位称为局部电位。局部电位具有以下特点：① 等级性：局部电位的大小可以随刺激强度增大而增大，"与阈下刺激不是'全'或'无'的关系"。② 电紧张性传播：可向周围传播，其电位变化逐渐减少，最后消失。③ 可总和：几个阈下刺激引起的局部反应可叠加起来，通过总和使细胞内电位达到阈电位，从而引发动作电位。

2. 动作电位的传导　　其传导机制以"局部电流学说"解释。该学说认为，当细胞某一局部受刺激而兴奋时，其兴奋部位膜电位由原来的内负外正转变为内正外负的去极化状态，于是兴奋部位和邻近的静息部位之间出现了电位差，导致局部的电荷移动，即膜外正电荷由静息部位移向兴奋部位，膜内正电荷由兴奋部位移向静息部位，形成局部电流环路。这种局部电流使静息部位的膜内电位升高和膜外电位降低，产生局部去极化（局部兴奋）。当这种局部去极化达到阈电位时，该部位就引发新的动作电位。这个新的兴奋部位，又与它相邻的静息部位之间出现局部电流，如此沿膜连续移动就表现为动作电位的传导。有髓神经纤维动作电位的传导是从一个郎飞结传给相邻的郎飞结，呈跳跃式传导，其传导速率比无髓神经纤维快得多（图2-6）。

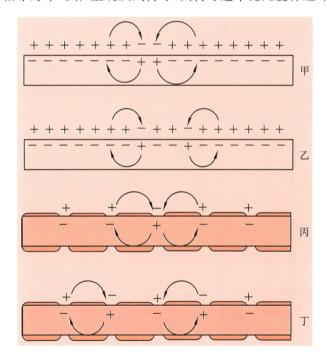

图 2-6　动作电位传导示意图

注：甲、乙为动作电位在无髓纤维上的传导示意图；丙、丁为动作电位在有髓纤维上的传导示意图。

　　简而言之，动作电位的传导是细胞的兴奋部位与静息部位之间产生局部电流导致的结果。动作电位在神经纤维上的传导，称为神经冲动。

　　动作电位与局部反应相比，其特点：① 不衰减性传导：动作电位传导时，电位幅度不会因距离增大而减小。②"全或无"现象：动作电位要么不产生（无），一旦产生就是最大值（全），电位幅度不随刺激的强度增加而增大。③ 双向性传导：如果刺激神经纤维中段，产生的动作电位可沿膜向两端传导。

> **知识链接**
>
> **细胞的跨膜信号转导功能**
>
> 人体细胞的活动主要受各种化学物质的调节，如神经递质和激素的调节等。大多数调节性化学物质并不进入细胞，而是作用于细胞膜表面的特殊蛋白质结构（受体），通过蛋白质分子构型的改变，将调节信息以新的信息形式传递至膜内，进一步引起细胞相应功能的变化，这一过程称为跨膜信号转导。
>
> 受体是指细胞膜或细胞内的一类特殊蛋白质，它们能选择性地与体液中某些化学物质结合而产生一定的生理效应。受体与化学物质（配体）结合是引起信号传递并发挥调节作用的初始阶段。目前已被克隆的膜受体有数百种，根据它们的分子结构和信号转导方式，大体可以分为三类：G蛋白耦联受体、离子通道受体、酶耦联受体。每类受体都通过各自不同的细胞信号分子完成信号转导。
>
> 受体具有两个基本作用：①识别作用，能选择性地与配体结合；②信号传递作用，引起细胞产生生物效应。
>
> 总之，通过跨膜信号转导系统，使细胞之间能相互联系和沟通，协调不同的组织、器官中各个细胞的代谢、分泌、分化和增殖等活动，保证人体整体功能的顺利进行。

第三节 肌细胞的收缩功能

人体各种形式的运动，主要是靠肌纤维（肌细胞）的收缩来完成的。由肌纤维构成的肌组织包括骨骼肌、心肌和平滑肌。三种肌组织在结构和功能上虽有差异，但收缩的基本形式和原理是相似的。本节以骨骼肌为例，讨论肌纤维收缩的基本原理。

一、骨骼肌的收缩原理

每块骨骼肌都是由大量相互平行的肌纤维及它们所附着的肌腱构成的。每条肌纤维即是一个骨骼肌细胞。骨骼肌细胞在结构上最突出的特点是含有大量的肌原纤维和丰富的肌管系统，且其排列高度规则有序。肌细胞是体内耗能做功并完成机体多种机械运动的功能单位。

（一）肌原纤维和肌小节

肌原纤维纵贯肌纤维全长，并行排列的各肌原纤维的全长呈现出规则的明带和暗带交替排列现象，使肌细胞在光学显微镜下呈现横纹的外观，因此骨骼肌也称为横纹肌。明带与暗带的形成与肌原纤维中粗肌丝和细肌丝的交替平行排列和相互重叠的程度密切相关（图2-7）。

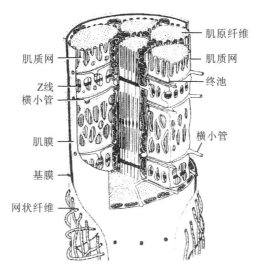

图 2-7 横纹肌的微细结构示意图

在明带的中央有一条横向的暗线,称为 Z 线。相邻两 Z 线之间的一段肌原纤维称为肌节,是肌肉收缩和舒张的最基本单位。

粗肌丝主要由肌球蛋白(也称肌凝蛋白)分子构成,每个肌球蛋白分子呈杆状,杆的一端有个球形的头,称为横桥(图 2-8)。横桥有两个主要作用:一是可以和细肌丝上的肌动蛋白的分子呈可逆性的结合,同时出现横桥的扭动;二是具有 ATP 酶的活性,可分解 ATP 获得能量,作为横桥扭动做功的能量来源。

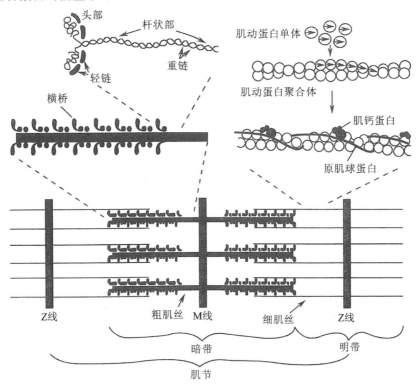

图 2-8 肌丝的分子结构示意图

细肌丝由肌动蛋白(亦称肌纤蛋白)、原肌球蛋白和肌钙蛋白三种蛋白质分子组成。肌动蛋白构成细肌丝的主干。原肌球蛋白能阻止肌动蛋白分子与横桥头部结合,肌钙蛋白可与Ca^{2+}结合而启动收缩过程。

(二)肌丝滑行学说

目前公认的肌肉收缩机制是肌丝滑行学说。该学说认为,肌纤维收缩并不是肌纤维中肌丝本身的缩短或卷曲,而是细肌丝在粗肌丝之间滑行的结果。

骨骼肌的收缩过程:当肌细胞膜上的动作电位引起肌浆中Ca^{2+}浓度升高时,肌钙蛋白与Ca^{2+}结合,引起肌钙蛋白分子构象的改变,这种改变使原肌球蛋白发生扭转、移位,于是横桥得以和肌动蛋白结合;进而横桥分解ATP获得能量拉动细肌丝向肌节中心方向滑行,结果使肌节缩短,肌纤维收缩。当肌浆中Ca^{2+}浓度降低时,肌钙蛋白与Ca^{2+}分离,原肌球蛋白又回归原位将肌动蛋白上的结合点掩盖起来。横桥停止扭动,与肌动蛋白脱离,细肌丝滑出,肌节恢复原长度,表现为肌纤维舒张(图2-9)。

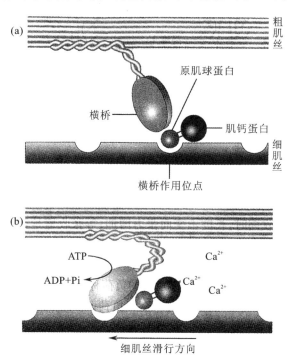

图2-9 肌丝滑行过程示意图

二、骨骼肌的兴奋-收缩耦联

在人体,骨骼肌受躯体运动神经支配。当神经冲动经运动终板传至肌纤维时,肌膜产生动作电位,可沿横管膜迅速传到三联体,使终池膜上Ca^{2+}通道开放,终池内的Ca^{2+}释放入肌浆中,导致肌浆中Ca^{2+}浓度迅速升高,引发上述肌丝滑行过程。

肌纤维兴奋时,首先在肌膜上产生动作电位,然后才发生肌纤维收缩,把肌纤维的兴奋与机械收缩耦联起来的中介过程称为兴奋-收缩耦联。

兴奋-收缩耦联过程包括三个步骤:①肌细胞兴奋时产生的动作电位沿肌细胞膜表面传导

并通过横管膜传入细胞内部。②在三联管结构处,横管处的动作电位产生的膜去极化直接引起终板膜上钙通道的开放,Ca^{2+}顺浓度差扩散入肌浆,使肌浆 Ca^{2+} 浓度升高,触发肌丝滑行,肌肉收缩。③当动作电位停止时,横管膜电位恢复,终池膜上的 Ca^{2+} 通道关闭,同时终池膜上 Ca^{2+} 泵将 Ca^{2+} 泵回终池内,肌浆中的 Ca^{2+} 浓度降低,Ca^{2+} 即与肌钙蛋白解离,引起肌肉舒张。

由此可见,三联管是兴奋-收缩耦联的结构基础,Ca^{2+} 是兴奋-收缩耦联的关键物质。

三、骨骼肌的收缩形式

骨骼肌收缩是指肌肉张力增加和(或)肌肉长度缩短的机械变化,其收缩形式有以下几种。

(一)等长收缩和等张收缩

等长收缩是指肌肉收缩时,长度不变而张力增加;等张收缩是指肌肉收缩时,张力不变而长度缩短。肌肉收缩究竟表现为哪种方式,主要看其所承受的负荷情况。负荷有两种:肌肉在收缩前所承受的负荷称为前负荷,其作用是可以增加肌肉收缩前的长度(初长度),进而增加肌肉的收缩力。在肌肉收缩过程中所承受的负荷称为后负荷,由于有后负荷的存在,肌肉不可能立即缩短,首先表现为张力增加,以克服负荷,即处于等长收缩状态。当张力增加到等于或大于后负荷时,肌肉缩短而张力不再增加,即处于等张收缩状态。

人体骨骼肌的收缩大多数情况下为混合形式,没有单纯的等长或等张收缩。如在维持身体姿势时,有关的骨骼肌以产生张力为主,偏于等长收缩;而肢体自由运动时,有关的骨骼肌以长度缩短为主,偏于等张收缩。

(二)单收缩和强直收缩

骨骼肌受到一次刺激,引起一次收缩,称为单收缩。骨骼肌受到连续刺激时,可出现持续的收缩状态,称为强直收缩。由于刺激的频率不同,强直收缩可分为两种:①不完全强直收缩:连续刺激的频率较低,新刺激落在前一次收缩的舒张期内,会表现出舒张不完全。②完全强直收缩:连续刺激的频率较高,新刺激落在前一次收缩的收缩期内,会出现收缩的叠加现象。据测定,完全强直收缩的肌张力可达单收缩的 3～4 倍,因而可产生强大的收缩效果。正常情况下,人体内骨骼肌的收缩都属于完全强直收缩,这是因为躯体运动神经传来的冲动频率总是连续的(图 2-10)。

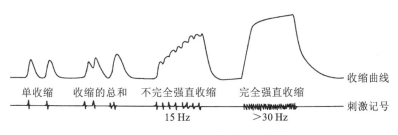

图 2-10 骨骼肌的单收缩与强直收缩

(郭　红)

直通执考

一、选择题

1. 钠泵本质是（ ）。
   A. Na^+-K^+ 依赖式 ATP 酶　　B. 载体蛋白
   C. 膜蛋白　　　　　　　　　　D. 通道蛋白
2. 大分子蛋白质进入细胞膜的方式是（ ）。
   A. 单纯扩散　　B. 易化扩散　　C. 主动转运　　D. 入胞作用
3. 葡萄糖在小肠黏膜的重吸收是通过（ ）。
   A. 单纯扩散　　　　　　　B. 载体易化扩散
   C. 通道易化扩散　　　　　D. 主动转运
4. 以静息电位为准，膜内电位向负值减小的方向变化称为（ ）。
   A. 极化　　B. 超极化　　C. 去极化　　D. 复极化
5. 阈电位是指（ ）。
   A. 造成膜对 K^+ 通透性突然增大的临界膜电位
   B. 造成膜对 K^+ 通透性突然减小的临界膜电位
   C. 造成膜对 Na^+ 通透性突然增大的临界膜电位
   D. 造成膜对 Na^+ 通透性突然减小的临界膜电位
6. 关于神经细胞动作电位的叙述不正确的是（ ）。
   A. 动作电位的幅度随传导距离的增大而减小
   B. 上升支是 Na^+ 内流的结果，下降支是 K^+ 外流的结果
   C. 动作电位具有可扩布性
   D. 动作电位具有"全或无"的特点
7. O_2 和 CO_2 在细胞膜上的扩散方式是（ ）。
   A. 单纯扩散　　B. 通道易化扩散　　C. 载体易化扩散　　D. 主动转运
8. 可兴奋细胞产生兴奋的共同特征是产生（ ）。
   A. 收缩反应　　B. 分泌　　C. 动作电位　　D. 离子运动
9. 参与细胞膜易化扩散的蛋白质是（ ）。
   A. 载体蛋白和通道蛋白　　B. 通道蛋白
   C. 泵蛋白　　　　　　　　D. 载体蛋白
10. 细胞膜内电位由 $-70\ mV$ 变为 $-50\ mV$ 时称为（ ）。
    A. 极化　　B. 去极化　　C. 超极化　　D. 反极化
11. 细胞安静时膜两侧电位呈内负外正的状态称为（ ）。
    A. 极化　　B. 去极化　　C. 超极化　　D. 反极化
12. 白细胞吞噬异物或细菌的过程是（ ）。
    A. 单纯扩散　　B. 易化扩散　　C. 主动转运　　D. 入胞作用
13. 易化扩散的特点不包括（ ）。

A. 消耗能量　　B. 顺浓度差进行　C. 饱和性　　　　D. 竞争性抑制

14. 细胞内的 K^+ 向膜外扩散属于（　　）。

A. 单纯扩散　　B. 易化扩散　　C. 主动转运　　　D. 入胞作用

15. 骨骼肌收缩的机制是（　　）。

A. 暗带、明带、H 带均缩短　　　　　　　　B. 细肌丝向粗肌丝间的滑行

C. 粗肌丝向细肌丝间的滑行　　　　　　　　D. 粗肌丝本身长度的缩短

16. 神经细胞动作电位的上升支是由于（　　）。

A. K^+ 内流　　B. Na^+ 内流　　C. Na^+ 外流　　D. K^+ 外流

二、简答题

1. 请叙述小分子物质或离子跨膜转运的方式和特点。

2. 临床采血时，针刺手指会引起疼痛，请阐述其动作电位的产生机制、传导及其特点。

第三章 血 液

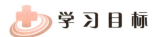
学习目标

1. 掌握血浆渗透压的形成及生理意义,血细胞的正常值及功能,血液凝固的概念和基本步骤,ABO 血型系统的分型依据及输血原则。
2. 熟悉血液的组成及理化特性,红细胞的生成条件与生成调节。
3. 了解血浆的成分及作用,纤维蛋白溶解,血量,Rh 血型系统。
4. 能够熟练掌握 ABO 血型的鉴定方法,学会制备血清、血浆的方法。

案例引导

大学生小田,自从成年以来一直坚持定期献血,帮助他人,他已经无偿献血近 40 次,累计 7200 mL 血液,并获得了国家无偿献血贡献奖。

问题:
1. 血液是由什么成分组成的呢?
2. 血液有哪些功能呢?

血液是在心血管系统内循环流动的液体,是体液的重要组成部分,也是内环境中最为活跃的部分,还是人体各组织细胞和外环境之间进行物质交换的媒介。血液具有运输、调节体温、维持血液 pH 值的相对稳定、防御和保护等功能。当人体血量不足、血液的成分或理化性质发生特征性改变时,可造成机体生理功能异常,产生疾病,因此,血液学检测在医学诊断上具有重要价值。

第一节 血液的组成和理化性质

一、血液的组成

血液由血浆和悬浮于其中的血细胞组成。血细胞包括红细胞、白细胞和血小板。将抗凝血注入比容管进行离心处理,离心后血液被分为三层(图3-1),上层淡黄色的液体是血浆,中间层灰白色的是白细胞和血小板,最下层深红色不透明的是红细胞。

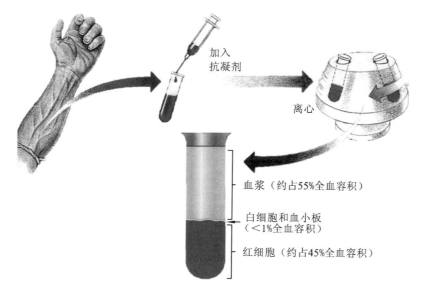

图3-1 血液的组成

血细胞在血液中所占的容积百分比,称为血细胞比容。正常人的血细胞比容值:成年男性40%～50%,成年女性37%～48%,新生儿约为55%。临床上通过测定血细胞比容可以反映出血液中血细胞的相对浓度,如严重呕吐、腹泻、大面积烧伤等患者由于体液失水较多,血细胞比容增高;某些贫血患者由于红细胞数量减少,血细胞比容降低。

二、血液的理化性质

(一)颜色

血液呈红色,是由红细胞内的血红蛋白决定的。动脉血含氧合血红蛋白较多,呈鲜红色;静脉血含氧合血红蛋白较少,血液呈暗红色。血浆因含胆色素而呈淡黄色,空腹时血浆相对清澈透明,进食较多的脂类食物后,血浆中由于悬浮着较多的脂蛋白微粒而变得较混浊。因此,临床进行血液生化检验时要求空腹采血,以避免食物对检测结果产生影响。

(二)比重

正常人全血比重为1.050～1.060,其高低主要取决于血液中红细胞的数量,红细胞数越多,全血比重越大。血浆的比重为1.025～1.030,红细胞的比重为1.090～1.092,两者的高低分别取决于血浆蛋白和血红蛋白的含量多少。

(三)黏度

液体的黏度是由其内部分子或颗粒间的摩擦引起的。全血的黏度为水的4～5倍,主要取决于红细胞的数量;血浆的黏度取决于血浆蛋白的含量。血液的黏度是形成血流阻力的重要因素之一。血液的黏度增大,血流阻力则随之增大。

(四)血浆渗透压

正常人体血浆渗透压约为5790 mmHg,其大小与血浆中溶质颗粒数目的多少成正比。

（五）酸碱度

正常人血液呈弱碱性，血浆 pH 值为 7.35～7.45，血浆 pH 值的相对稳定依赖于血液中的缓冲对和正常的肺、肾功能，其中主要取决于血浆中最重要的缓冲对——$NaHCO_3/H_2CO_3$。血浆 pH 值的相对稳定对维持正常生命活动至关重要。当 pH < 7.35 时，称为酸中毒；当 pH > 7.45 时，称为碱中毒，两者均会影响组织细胞的正常生理活动。

第二节　血　浆

一、血浆的成分及作用

血浆是血细胞的细胞外液，是机体内环境的重要组成部分。血浆中水占 91%～92%，溶质占 8%～9%。溶质主要为血浆蛋白、电解质、小分子有机物（图 3-2）。由于血浆中的小分子物质和水很容易透过毛细血管壁与组织液进行物质交换，因此，血浆中各种电解质含量和组织液基本相同。临床检测血浆中电解质的浓度可大致反映组织液中电解质的浓度。

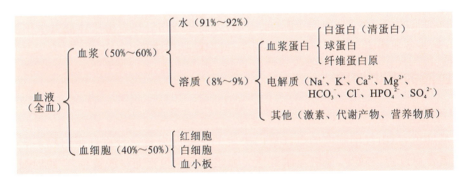

图 3-2　血浆的成分

（一）血浆蛋白

血浆蛋白是血浆中各种蛋白质的总称，正常含量为 60～80 g/L，主要包括白蛋白（清蛋白）、球蛋白和纤维蛋白原三类，它们的正常含量及相应生理功能见表 3-1。白蛋白和球蛋白含量的比值又称为白球比（A/G），正常为（1.5～2.5）∶1，肝功能异常时，A/G 的值下降或倒置，这是由于血浆中的白蛋白主要在肝内合成。

表 3-1　正常成人血浆蛋白的种类、含量及生理功能

种类	正常含量	生理功能
白蛋白	40～48 g/L	形成血浆胶体渗透压，运输 Ca^{2+}、脂质等物质
球蛋白	15～30 g/L	参与机体免疫功能，运输激素、脂质等物质
纤维蛋白原	2～4 g/L	参与血液凝固

(二)无机盐

血浆中的无机盐含量约为 0.9%,大部分以离子形式存在。其中主要的阳离子为 Na^+,主要的阴离子为 Cl^-,还有少量的 K^+、Ca^{2+}、Mg^{2+}、HCO_3^-、HPO_4^{2-} 等。这些离子对维持血浆晶体渗透压,维持酸碱平衡,维持神经和肌肉正常兴奋性等方面起重要作用。

(三)非蛋白含氮化合物

非蛋白含氮化合物是血浆中除蛋白质以外的含氮化合物的总称,包括尿素、尿酸、肌酸、肌酐、氨基酸等,临床上把这些物质所含的氮称为非蛋白氮(NPN)。正常人血液中 NPN 的含量为 14～25 mmol/L。血中 NPN 是蛋白质和核酸的代谢产物,主要由肾排出体外。测定血中 NPN 含量可以了解蛋白质的代谢状况和肾的排泄功能。

二、血浆渗透压

渗透现象是指被半透膜隔开的两种不同浓度的溶液,水分子从低浓度溶液向高浓度溶液中扩散的现象(图 3-3)。渗透现象发生的动力是渗透压。渗透压是指溶液中的溶质颗粒吸引水分子透过半透膜的力量。渗透压的高低与溶质颗粒数目的多少成正比,而与溶质的种类及颗粒的大小无关。溶液越浓,其渗透压越高,对水的吸引力越大;反之,则对水的吸引力越小。

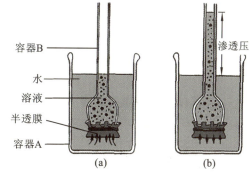

图 3-3 渗透压原理示意图

(一)血浆渗透压的形成和正常值

血浆渗透压由血浆晶体渗透压和血浆胶体渗透压两部分构成。血浆晶体渗透压是由血浆中的电解质、葡萄糖、尿素等小分子晶体物质形成的,占血浆总渗透压的 99% 以上;血浆胶体渗透压是由血浆蛋白(以白蛋白为主)等大分子胶体物质形成的,只占总渗透压的 0.4%。正常人的血浆总渗透压约为 5790 mmHg,其中血浆晶体渗透压为 5765 mmHg,血浆胶体渗透压为 25 mmHg。

在临床工作或生理实验中使用的各种溶液,渗透压与血浆渗透压相近的溶液称为等渗溶液,如 0.9% 氯化钠溶液(生理盐水)和 5% 葡萄糖溶液。高于或低于血浆渗透压的溶液分别称为高渗溶液或低渗溶液。

> **知识链接**
>
> **等渗溶液与等张溶液**
>
> 溶液的张力是指溶液中不能通过细胞膜的溶质颗粒所形成的渗透压。只有在既是等渗又等张的溶液中红细胞才能维持其正常的体积和形状。例如,生理盐水(0.9%NaCl)即为等渗等张溶液;而 1.9% 尿素溶液是等渗溶液,但并不是等张溶液,因其可以自由通过红细胞膜,故将红细胞置于 1.9% 尿素溶液中,也会发生溶血。

(二)血浆渗透压的生理作用

由于细胞膜和毛细血管壁是具有不同通透性的半透膜,因此,血浆晶体渗透压和胶体渗透压表现出不同的生理作用(图3-4)。

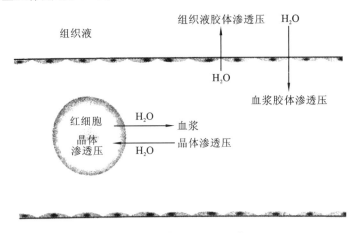

图3-4 血浆渗透压作用示意图

1. 血浆晶体渗透压的作用 血浆中的晶体物质大部分不易通过细胞膜,而水分子可以自由通过。正常情况下,细胞膜内、外的渗透压是相等的,水分子出、入细胞的量保持动态平衡,红细胞在血浆中的形态和功能可以保持正常。若改变一侧溶液的渗透压,膜内、外就会因渗透压差而发生渗透现象。如在高渗溶液中,可将红细胞内的水分子吸出,引起红细胞脱水、皱缩;在低渗溶液中,水分子将顺渗透压差进入红细胞内而使红细胞膨胀,甚至破裂,血红蛋白溢出,称为溶血(图3-5)。因此,血浆晶体渗透压的相对稳定,对维持红细胞内、外的水平衡和保持红细胞的正常形态有重要作用。

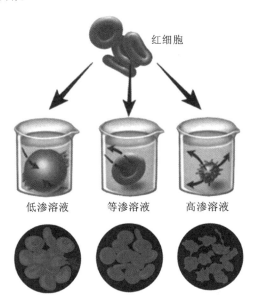

图3-5 不同晶体渗透压对红细胞的作用

注:箭头方向代表水的进、出方向。

2. 血浆胶体渗透压的作用 正常情况下,血浆晶体物质能够自由通过毛细血管壁,在血管内、外不能形成晶体渗透压,因此血浆晶体渗透压不会影响毛细血管内、外水分的分布。而血浆蛋白不能透过毛细血管壁,能够在毛细血管内、外形成胶体渗透压差,血浆胶体渗透压可以吸引组织液中水分子进入毛细血管。如肝、肾功能异常或营养不良等引起机体血红蛋白减少,血浆胶体渗透压降低,会导致组织液滞留在组织间隙,引起水肿。因此,血浆胶体渗透压在调节血管内、外的水平衡,维持血容量的相对稳定中起重要作用。

血浆晶体渗透压和胶体渗透压的区别见表3-2。

表 3-2　血浆晶体渗透压和血浆胶体渗透压的区别

分类	血浆晶体渗透压	血浆胶体渗透压
形成因素	电解质、葡萄糖、尿素等晶体物质,主要是氯化钠	血浆蛋白等胶体物质,主要是白蛋白
溶质特点	分子小,易透过毛细血管壁,不易透过细胞膜	分子大,不易透过毛细血管壁
生理意义	维持红细胞内、外的水平衡,保持红细胞的正常形态	调节血管内、外的水平衡,维持血容量的相对稳定

第三节　血　细　胞

一、红细胞

(一)红细胞的形态、数量和功能

1. 形态　红细胞(RBC)是血液中数量最多的血细胞。正常成熟的红细胞呈双凹圆盘状,无核,内有大量的血红蛋白(Hb)(彩图3-1)。

2. 数量　我国成年男性红细胞的正常值为$(4.0\sim5.5)\times10^{12}$/L,成年女性为$(3.5\sim5.0)\times10^{12}$/L,新生儿为$6.0\times10^{12}$/L。另外,红细胞内血红蛋白的正常值,成年男性为$120\sim160$ g/L,成年女性为$110\sim150$ g/L,新生儿可达到$170\sim200$ g/L,生理情况下,红细胞数量和血红蛋白含量随性别、年龄、生活环境不同而有一定的差异,如高原居民的红细胞数量和血红蛋白含量高于平原居民。外周血液红细胞数量或血红蛋白含量低于正常值,称为贫血。

3. 功能　红细胞的生理功能是运输O_2和CO_2,并能缓冲血液酸碱度的变化。这些功能都依靠血红蛋白实现,如红细胞破裂溶血,血红蛋白溢出,血液即失去其正常功能。

知识链接

煤气中毒

血液中血红蛋白与CO的结合能力比与O_2的结合能力要强200多倍,但血红蛋白与O_2的分离速度却很慢。当人吸入CO,血红蛋白将丧失携带O_2和CO_2的能力,使组织细胞无法从血液中获得足够的氧气,致使呼吸困难,迅速发生抽搐、昏迷,两颊、前胸皮肤及口唇呈樱桃红色,如救治不及时,可因呼吸抑制而死亡。

(二)红细胞的生理特性

1. 可塑变形性 可塑变形性是指红细胞在外力作用下变形的能力。红细胞在血管中运行时,常需挤过口径比其直径还小的毛细血管或血窦,这时红细胞将发生变形,通过之后,又可恢复正常的双凹圆盘状。红细胞的可塑变形性与其表面积和体积成正比关系。衰老的红细胞、遗传性球形红细胞增多症的患者红细胞的可塑变形性均会降低。

2. 渗透脆性 渗透脆性是指红细胞在低渗溶液中发生膨胀、破裂的特性。红细胞在等渗溶液才能维持其正常的形态和大小。正常情况下,红细胞在0.6%~0.8%氯化钠溶液中,会膨胀成球形但并不破裂;在0.42%~0.46%氯化钠溶液中,开始有部分红细胞破裂溶血;在0.35%氯化钠溶液中,全部红细胞破裂溶血。这一现象说明红细胞对低渗溶液具有一定的抵抗力,这种抵抗力的大小用渗透脆性表示。渗透脆性越大,表示红细胞对低渗溶液的抵抗力越小,越容易发生溶血。生理情况下,新生的红细胞渗透脆性小,衰老的红细胞渗透脆性大。

3. 悬浮稳定性 悬浮稳定性是指红细胞能相对稳定地悬浮于血浆中不易下沉的特性。红细胞悬浮稳定性的大小可以用红细胞沉降率(ESR)表示,又称血沉。将抗凝血置于垂直静置的血沉管中,以红细胞在第1 h末下沉的距离(mm)表示红细胞沉降的速度。红细胞沉降率越大,表示其悬浮稳定性越小。用魏氏法检测,正常成年男性血沉为0~15 mm/h,成年女性血沉为0~20 mm/h。

红细胞沉降率的大小与红细胞是否发生叠连有关,而红细胞的叠连主要取决于血浆成分的改变。发热、活动性肺结核、风湿热等疾病以及女性月经期都可使血沉明显加快。

(三)红细胞的生成与破坏

1. 红细胞的生成

(1)生成部位 胚胎时期,红细胞的生成部位为卵黄囊、肝、脾和骨髓;出生后主要由骨髓造血;成人的红骨髓是生成红细胞的唯一场所。骨髓造血功能正常是红细胞生成的前提。红细胞在红骨髓内发育成熟的过程中,细胞体积由大变小,细胞核由大变小最后消失,血红蛋白从无到有,直至增多达正常含量。当骨髓受到某些药物(如抗癌药、氯霉素等)、射线等理化因素的作用时,其造血功能受到抑制,出现全血细胞减少,称为再生障碍性贫血。

(2)造血原料 红细胞的主要成分是血红蛋白,铁和蛋白质是合成血红蛋白的主要原料。造血原料不足使血红蛋白合成减少而导致的贫血,称为缺铁性贫血(又称小细胞低色素性贫血),常见于慢性失血性疾病患者、儿童生长期、女性妊娠期和哺乳期、胃酸缺乏患者等。

(3)成熟因子 在红细胞分裂和成熟过程中,需要叶酸和维生素B_{12}参与,叶酸是DNA合成酶的辅酶,维生素B_{12}可促进叶酸的活化和利用。当叶酸和维生素B_{12}缺乏时,红细胞分裂延缓甚至发育停滞,引起巨幼细胞贫血(也称为大细胞性贫血),常见于萎缩性胃炎、胃癌及胃大部切除术后的患者。

2. 红细胞生成的调节 红细胞的生成主要受促红细胞生成素和雄激素的调节。

(1)促红细胞生成素(EPO) 一种由肾合成分泌的糖蛋白。当机体贫血、缺氧或肾血流量减少,均可刺激肾脏合成和分泌促红细胞生成素,进而使红细胞生成加速,红细胞数量增多。某些肾脏疾病,可使促红细胞生成素减少而出现肾性贫血。

(2)雄激素 雄激素能够促进促红细胞生成素的合成,使红细胞生成增多,还能直接刺激骨髓造血,这是成年男性红细胞数量和血红蛋白含量高于女性的重要原因。

3. 红细胞的破坏 正常人红细胞的平均寿命约为120天。衰老及受损的红细胞可塑变形性差而脆性增加,容易滞留于脾和骨髓中,被单核-巨噬细胞所吞噬。脾脏是衰老红细胞破坏的重要场所。脾功能亢进时,红细胞破坏增加,引起脾性贫血。

二、白细胞

(一)白细胞的分类和正常值

白细胞(WBC)是无色、有核的血细胞。正常成人白细胞总数为$(4.0\sim10.0)\times10^9/L$,新生儿白细胞总数可达$(12.0\sim20.0)\times10^9/L$,根据细胞质中是否含有特殊颗粒,白细胞可分为有粒白细胞和无粒白细胞两类。有粒白细胞又可根据其嗜色性不同分为中性粒细胞、嗜酸性粒细胞和嗜碱性粒细胞;无粒白细胞包括淋巴细胞和单核细胞(表3-3)。在各种急慢性炎症、组织损伤或白血病等情况下,白细胞总数和分类计数可发生特征性的变化,在临床诊断中有重要参考价值。

表3-3 白细胞分类计数及主要生理功能

分类	名称	百分比/(%)	生理功能
有粒白细胞	中性粒白细胞	50~70	吞噬细菌和异物
	嗜酸性粒细胞	0.5~5	抑制过敏反应,参与蠕虫的免疫反应
	嗜碱性粒细胞	0~1	参与过敏反应,释放肝素抗凝
无粒白细胞	单核细胞	3~8	吞噬各种病原微生物和衰老或死亡的细胞;识别和杀伤肿瘤细胞;诱导特异性免疫应答
	淋巴细胞	20~40	T淋巴细胞参与细胞免疫;B淋巴细胞参与体液免疫

(二)白细胞的生理功能

白细胞的主要功能是通过吞噬作用和免疫反应,实现对机体的防御和保护。白细胞具有变形、游走、趋化和吞噬等特性,是执行防御功能的生理基础。

中性粒细胞是白细胞的主要成分,具有非特异性吞噬能力。当细菌侵入或局部有炎症时,中性粒细胞通过变形运动从血管壁渗出,游走到病灶处将细菌吞噬,并在细胞内溶酶体酶的作用下将其消化分解。当中性粒细胞吞噬数十个细菌后,自身解体并释放出溶酶体酶溶解周围组织形成脓液。在非特异性免疫中,中性粒细胞是机体抵抗病原微生物,尤其是急性化脓性细菌入侵的第一道防线。临床上,白细胞总数增多或中性粒细胞比例增高,常提示急性化脓性细菌感染。当血液中中性粒细胞减少到$1.0\times10^9/L$时,机体抵抗力明显降低,容易发生感染。

三、血小板

(一)血小板的形态和数量

1. 形态 血小板(PLT)是从成熟的巨核细胞胞质中脱落下来的碎片,体积小,无细胞核,在血液中呈圆形,可伸出伪足而变成不规则形。平均寿命为7~14天。

2. 数量 正常成人血小板数量为$(100\sim300)\times10^9/L$,进食、运动、妊娠及缺氧可使血小板增多,女性月经期血小板减少。若血小板数量超过$1000\times10^9/L$,易发生血栓;若血小板数量少于$50\times10^9/L$,有出血倾向。

(二)血小板的生理功能

1. 维持血管内皮的完整性 血小板能附着于受损的毛细血管内皮,填补内皮细胞脱落留下的空隙,及时修复和更新内皮细胞,以维持毛细血管壁的正常通透性。临床上当血小板数量减少到 $50\times10^9/L$ 以下时,毛细血管通透性增大,皮肤黏膜下出现出血点、淤斑甚至紫癜,称为血小板减少性紫癜。

2. 参与生理性止血和血液凝固 生理性止血是指小血管损伤引起的出血,在数分钟后自行停止的现象。生理性止血主要是由血管、血小板和血浆凝血因子协同作用的结果。其过程包括:首先,受损的血管收缩,破损口缩小,减少出血;其次,血小板黏附、聚集在破损处形成松软的止血栓以堵塞破损伤口,进行初步止血;同时,在血小板的参与下,破损处吸附大量凝血因子,血液发生凝固,形成牢固的止血栓,达到有效止血。

临床上把血管破损,血液自行流出到自然停止所需的时间称为出血时间,正常人为 $1\sim4$ min。若血小板数量减少或功能障碍,可引起出血时间延长。

第四节 血液凝固与纤维蛋白溶解

一、血液凝固

血液凝固(blood coagulation)是指血液由流动的液体状态变成不能流动的凝胶状态的过程,简称血凝。其实质是血浆中的可溶性纤维蛋白原变成不溶性纤维蛋白的过程。血液凝固后,血凝块逐渐回缩,析出的淡黄色液体称为血清。血清与血浆的主要区别在于血清中缺乏纤维蛋白原和在血液凝固过程中被消耗掉的某些凝血因子。

(一)凝血因子

血浆中与组织中直接参与血液凝固的物质统称为凝血因子。目前已知的凝血因子主要有12种,国际上按照凝血因子发现的顺序,用罗马数字进行编号(表3-4)。由于因子Ⅵ是由因子Ⅴ活化而来,后被取消。此外,还有前激肽释放酶、激肽原和血小板磷脂等。

表 3-4 按国际命名法编号的凝血因子

编号	中文名称	编号	中文名称
Ⅰ	纤维蛋白原	Ⅷ	抗血友病因子
Ⅱ	凝血酶原	Ⅸ	血浆凝血激酶
Ⅲ	组织因子	Ⅹ	斯图亚特因子
Ⅳ	钙离子	Ⅺ	血浆凝血激酶前质
Ⅴ	前加速素	Ⅻ	接触因子
Ⅶ	前转变素	ⅩⅢ	纤维蛋白稳定因子

这些凝血因子中,①除因子Ⅳ是 Ca^{2+} 外,其余均属于蛋白质;②绝大部分是以无活性的酶

原形式存在,激活后才有酶的活性,活性形式以右下角加"a"表示;③除因子Ⅲ由组织细胞释放外,其余因子均存在于血浆中;④绝大部分是在肝脏合成,其中因子Ⅱ、Ⅶ、Ⅸ、Ⅹ的生成需要维生素K的参与,当肝功能损害或者维生素K缺乏时,可出现凝血功能障碍。

(二)血液凝固的过程

血液凝固是一系列复杂的酶促连锁反应,属于正反馈。一旦触发,凝血因子相继激活,犹如"瀑布"一样迅速进行,直至血液凝固。

血液凝固的过程分为三个基本步骤:①凝血酶原激活物的形成;②凝血酶的形成;③纤维蛋白的形成(图3-6)。

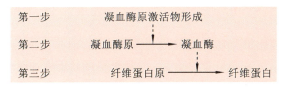

图3-6 血液凝固的基本步骤

1. 凝血酶原激活物的形成 依据凝血的启动机制及是否有血液以外的凝血因子参与,将凝血过程分为内源性凝血和外源性凝血两条途径(图3-7)。

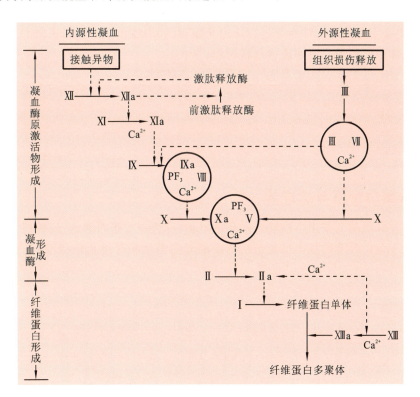

图3-7 血液凝固过程示意图

注:⟶表示变化方向;----▶表示催化作用。

(1)内源性凝血:凝血过程完全由血浆中的凝血因子参与,从激活因子Ⅻ开始启动,至激活因子Ⅹ的过程。

(2)外源性凝血:启动机制是在因子Ⅲ参与下,激活因子Ⅹ的过程。

通过以上两条途径,最终均可形成由因子X、V、Ca^{2+}、PF_3(血小板磷脂表面)构成的凝血酶原激活物。

2. 凝血酶的形成 内源性凝血或外源性凝血形成的凝血酶原激活物可激活因子凝血酶原(Ⅱ),使之成为具有活性的凝血酶(Ⅱa)。

3. 纤维蛋白的形成 在Ca^{2+}的参与下,凝血酶能迅速将可溶性纤维蛋白原(Ⅰ)转化为不溶性的纤维蛋白多聚体,后者呈丝状,交织成网,把血细胞网罗其中,形成血凝块。

(三)抗凝和促凝

1. 抗凝 正常情况下,血液在血管内保持循环流动而不发生凝固,原因在于血管内皮光滑,血流速度快,血液中含有多种抗凝物质及纤溶系统的作用等。血液中的抗凝物质主要有抗凝血酶Ⅲ和肝素。

(1)抗凝血酶Ⅲ:主要由肝细胞和血管内皮细胞合成,能与凝血酶结合使其失活。正常情况下,其抗凝作用慢而弱,但它与肝素结合后,抗凝作用可显著增加。

(2)肝素:主要由肥大细胞和嗜碱性粒细胞产生,几乎存在于所有组织中,能与抗凝血酶Ⅲ结合而增强其与凝血酶的亲和力,使凝血酶失活。肝素还能抑制凝血酶原的激活过程,阻止血小板的黏附、聚集和释放反应。因此,肝素是一种很强的抗凝物质,已在临床实践中广泛应用于体内、外抗凝和防治血栓形成。

2. 促凝 临床工作中常需要采取各种措施加速血液凝固或延缓血液凝固(表3-5)。例如,外科手术中常用温热盐水纱布等进行压迫止血,是利用纱布作为粗糙表面的异物以激活凝血因子和适当加温使酶促反应加速而加快凝血。

表3-5 血液凝固的加速与延缓

影响因素	加速或促凝	延缓或抗凝
接触面	粗糙	光滑
温度	适当加温	低温
化学物质	维生素K	草酸盐、柠檬酸盐、肝素

二、纤维蛋白溶解与抗纤溶

纤维蛋白在纤溶酶的作用下被降解液化的过程,称为纤维蛋白溶解,简称纤溶。止血栓的溶解主要依赖于此。纤溶的基本过程包括纤溶酶原的激活和纤维蛋白、纤维蛋白原的降解两个阶段(图3-8)。

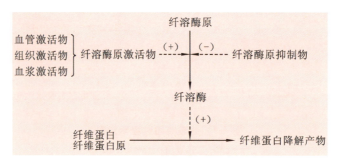

图3-8 纤溶系统示意图

注:(+)表示促进;(-)表示抑制;──▶表示变化方向;----▶表示催化作用。

(一)纤溶酶原的激活

纤溶酶原主要由肝脏产生,机体内多种物质都可使纤溶酶原转变为纤溶酶,它们统称为纤溶酶原激活物,主要有以下几类:①血管内皮细胞释放的血管激活物。②组织损伤时释放的组织激活物,子宫、前列腺、甲状腺、肾上腺、卵巢和肺等组织中含量较高。因此,这些部位手术后伤口易渗血,术后应严密观察伤口出血情况。月经血因含有此类激活物而不凝固。③依赖因子Ⅻ的激活物,如被因子Ⅻa激活的激肽释放酶可激活纤溶酶原。

(二)纤维蛋白与纤维蛋白原的降解

被激活的纤溶酶通过水解作用,将纤维蛋白与纤维蛋白原降解为可溶性的纤维蛋白降解产物(FDP)。

(三)纤溶抑制物

血浆中存在许多对抗纤维蛋白溶解的物质,统称为纤溶抑制物,主要有两类:一类抑制纤溶酶原的激活;一类抑制纤溶酶的活性,称为抗纤溶酶。

综上所述,正常情况下,机体的凝血与纤溶处于动态平衡状态,既保证出血时能有效止血,又能疏通血管,维持血流的正常进行。凝血过强或纤溶过弱,易形成血栓;反之,纤溶过强或凝血过弱,易有出血倾向。

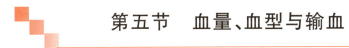

第五节 血量、血型与输血

一、血量

血量是指人体内血液的总量。足够的血量是维持动脉血压稳定、保证组织器官血液供应的必要条件。正常成人的血量占体重的7%~8%,即70~80 mL/kg。据此推算,一个体重为60 kg 的人,血量为4.2~4.8 L。大部分血液在心血管中循环流动,称为循环血量;小部分血液滞留在肝、脾、肺以及静脉等储血库中称为储存血量。机体在剧烈活动、情绪激动或大量失血等应急状态下,储血库中的血液可以补充循环血量。

人体血量的相对恒定是维持机体正常生命活动的重要保证。机体一次失血量不超过全身血量的10%,由于机体的代偿功能(如心脏活动增强、血管收缩等),可以很快得到恢复,无明显临床症状,故少量失血(如一次献血200~400 mL)一般不会影响人体的健康。若一次急性失血量超过全身血量的20%,人体功能难以代偿,会出现血压下降、脉搏加快、四肢冰冷、口渴等一系列症状。若急性失血达总血量的30%及以上时,可危及生命,应立即输血抢救。

> **知识链接**
>
> **献血的益处**
>
> 2005年,世界卫生组织通过决议,将每年的6月14日确定为"世界献血者日",献血不但不影响健康,而且有下列几点好处。

(1) 献血后会刺激造血器官即骨髓加速血细胞的生产，使造血机能更加旺盛，促进机体的新陈代谢，有利于健康。

(2) 定期献血可以降低血液中铁等一些重金属的含量，减轻解毒器官如肝脏的负担，增强肝脏的功能。

(3) 献血可以降低血脂和胆固醇的浓度，降低血液黏度，起到稀释血液，加快血流速度，改善心、脑等器官的供血的作用。

(4) 科学规律地献血，由于血脂、胆固醇降低，血流加速，血液中的脂肪、重金属等物质就不容易沉积，黏附于血管壁，可预防血管弹性下降、硬化，起到防治高血压、血栓性疾病、心脑血管疾病和癌症的作用。

二、血型

血型(blood group)是指血细胞膜上特异性抗原的类型，一般所说的血型是指红细胞膜上特异性抗原的类型。这些抗原是人体免疫系统识别"自我"与"异己"的标志，鉴定血型不仅是输血的需要，而且对组织、器官移植以及法医学上的亲子鉴定都具有重要价值。

目前已发现30个不同的红细胞血型系统，其中与临床关系最密切的是ABO血型系统和Rh血型系统。

(一) ABO血型系统

1. 分型依据　ABO血型系统的分型是根据红细胞膜上A凝集原(抗原)和B凝集原(抗原)的有无和种类划分为四型。

红细胞膜上只含A抗原为A型血，只含B抗原为B型血，既含有A抗原又含有B抗原为AB型血，两种抗原都不含有为O型血。血清中存在天然抗体(凝集素)，包括抗A抗体和抗B抗体两种(表3-6)。

表3-6　ABO血型系统的分型

血型	红细胞膜上的抗原	血清中的抗体
A型	A	抗B
B型	B	抗A
AB型	A和B	无
O型	无	抗A和抗B

2. 红细胞凝集反应　当含有某种抗原的红细胞与相对应血清抗体相遇时(A抗原与抗A抗体相遇或者B抗原与抗B抗体相遇)，形成抗原-抗体免疫复合物，使红细胞形成一簇簇不规则的细胞团，即红细胞凝集，这是一个不可逆的反应(彩图3-2)。在机体内，一旦发生凝集反应，成簇的红细胞团会堵塞毛细血管，导致红细胞破裂溶血，出现严重的输血反应，甚至危及生命。临床上输血遵循的基本原则是在输血时避免发生红细胞凝集反应，输血首选同型血。输血前必须进行交叉配血试验。紧急情况下，遇到必须输血而无同型血时，可考虑少量(不超过300 mL)、缓慢异型输血，同时必须密切观察受血者的反应，如发生输血反应，应立即停止输血。同时必须符合供血者的红细胞不被受血者血浆中的抗体所凝集的原则。

3. 交叉配血试验　为了避免凝集反应，即使已知供血者和受血者的血型相同，在输血前也必须进行交叉配血试验(图3-9)。供血者的红细胞与受血者的血清相混合,称为主侧;受血者的红细胞与供血者的血清相混合,称为次侧。交叉配血试验的结果有三种:①主侧和次侧均无凝集反应,为配血相合,属于同型输血,最为安全;②主侧有凝集反应,为配血不合,绝对不能输血;③主侧不发生凝集反应,而次侧发生凝集反应,一般不宜输血,在紧急情况下应遵循临床输血原则慎重处理。

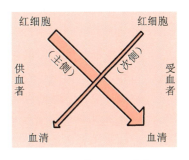

图3-9 交叉配血试验

(二)Rh血型系统

Rh血型系统是人类红细胞表面与ABO血型系统同时存在的另一种血型系统,因最先发现于恒河猴的红细胞而得名。

1. 分型依据 红细胞膜上含有多种Rh抗原,与临床关系密切相关的有C、c、D、E、e五种抗原,其中D抗原的抗原性最强,凡红细胞表面有D抗原的称为Rh阳性血型,没有D抗原的称为Rh阴性血型。

2. Rh血型的特点及临床意义 血清中不存在能与D抗原起反应的天然抗体,但Rh阴性者经D抗原刺激后可以产生抗体。当Rh阴性者第一次接受Rh阳性供血者的血液时,由于体内没有天然抗体,不会发生凝集反应,但Rh阴性者经输血后会产生抗D抗体。若Rh阴性者再次接受Rh阳性者的血液时,就可发生红细胞的凝集反应而溶血。故临床上给患者重复输血时,即使是同一供血者,也应重新做交叉配血试验。同理,Rh阴性血型的母亲,第一次分娩时若胎儿为Rh阳性血型,可刺激母体产生抗D抗体。当该母亲再次妊娠时,母体体内的抗D抗体就可以通过胎盘进入体内,使Rh阳性血型的胎儿发生新生儿溶血或胎儿死亡。因此,对Rh阴性者的输血及多次妊娠的妇女应特别重视。

> **知识链接**
>
> **成分输血**
>
> 成分输血,将血液的各种成分加以分离提纯通过静脉输入体内的治疗方法。优点:一血多用,节约血源,针对性强,疗效好,副作用少,便于保存和运输。例如,对严重贫血患者输注红细胞悬液,对血小板减少患者输注血小板悬液。成分输血是目前临床常用的输血类型。

(胡文茜)

直通执考

一、选择题

1. 下列关于红细胞的叙述,错误的是( )。
    A. 有细胞核和细胞器　　　　B. 成年男性的正常值为$(4.0\sim5.5)\times10^{12}/L$
    C. 悬浮稳定性是其生理特性　D. 细胞质中充满大量的血红蛋白

2. 不在骨髓中发育成熟的血细胞是（   ）。
   A. 红细胞   B. 中性粒细胞   C. 单核细胞   D. 淋巴细胞
3. 具有携带氧气和二氧化碳的功能，且数量最多的血细胞是（   ）。
   A. 红细胞   B. 中性粒细胞   C. 淋巴细胞   D. 血小板
4. 输血时主要考虑供血者的（   ）。
   A. 红细胞不被受血者的血浆所凝集   B. 红细胞不被受血者的红细胞所凝集
   C. 红细胞不发生叠连   D. 血浆不使受血者的血浆发生凝固
5. 构成血浆晶体渗透压的主要成分是（   ）。
   A. 氯化钾   B. 氯化钠   C. 碳酸氢钾   D. 钙离子
6. 影响毛细血管内、外水分移动的主要因素是（   ）。
   A. 中心静脉压   B. 细胞外晶体渗透压
   C. 血浆和组织间的胶体渗透压   D. 脉压
7. 调节红细胞生成的主要体液因素是（   ）。
   A. 雄激素   B. 促红细胞生成素
   C. 雌激素   D. 红细胞提取物
8. 维生素 B_{12} 和叶酸缺乏引起的贫血是（   ）。
   A. 再生障碍性贫血   B. 缺铁性贫血
   C. 巨幼细胞贫血   D. 肾性贫血
9. 可加强抗凝血酶Ⅲ活性的物质是（   ）。
   A. 枸橼酸钠   B. 草酸钾   C. 维生素 K   D. 肝素
10. 内源性凝血的始动因子是（   ）。
    A. 因子Ⅲ   B. 因子Ⅹ   C. 因子Ⅻ   D. 因子Ⅴ
11. 血液凝固后析出的液体是（   ）。
    A. 血清   B. 体液   C. 血浆   D. 细胞外液
12. 血管外破坏红细胞的主要场所是（   ）。
    A. 肾和肝   B. 脾和肝   C. 胸腺   D. 淋巴结
13. 当机体急性化脓性炎症时，常伴有下列哪种白细胞的数目增多？（   ）
    A. 中性粒细胞   B. 嗜酸性粒细胞
    C. 嗜碱性粒细胞   D. 单核细胞
14. 某人的红细胞与 B 型血的血清凝集，而与 B 型血红细胞不凝集，此人的血型为（   ）。
    A. A 型   B. B 型   C. AB 型   D. O 型
15. 通常说的血型是指（   ）。
    A. 红细胞膜上受体的类型   B. 红细胞膜上特异性凝集原的类型
    C. 红细胞膜上特异性凝集素的类型   D. 血浆中特异性凝集原的类型
16. 如果将血沉增快人的红细胞放入血沉正常人的血浆中，血沉会出现下述哪种情况？（   ）
    A. 不变   B. 减慢   C. 加快   D. 先不变，后加快

17. 在 0.6%NaCl 溶液中正常人的红细胞形态是（　　）。
   A. 缩小　　　B. 不变　　　C. 膨大　　　D. 先缩小后破裂
18. 血液凝固的本质是（　　）。
   A. 凝血酶原激活物形成　　　　　　B. 凝血酶形成
   C. 抗凝血酶Ⅲ与肝素结合　　　　　D. 纤维蛋白的形成
19. 肝硬化患者容易发生凝血障碍，主要是因为（　　）。
   A. 血小板减少　　　　　　B. 某种凝血因子减少
   C. 维生素 K 减少　　　　　D. 抗凝物质增多
20. 交叉配血试验呈现何种结果最适合输血？（　　）
   A. 主侧不凝集，次侧凝集　　　　　B. 主侧凝集，次侧不凝集
   C. 主侧、次侧都凝集　　　　　　　D. 主侧、次侧都不凝集

二、简答题
1. 血浆渗透压包括哪两个部分？分别如何形成？各自有何生理意义？
2. 输血的基本原则是什么？如何进行交叉配血试验？

第四章 血液循环

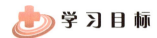

1. 掌握心脏的生理学特征，心肌静息电位与动作电位的形成机制，心动周期的形成及其特点，动脉血压的形成及影响因素，组织液与淋巴液的生成和回流，颈动脉窦和主动脉弓压力感受器反射及其生理学意义，心血管活动的体液调节，心、脑、肺的血液循环特点。
2. 熟悉心电图的三个主波的生理学意义，心肌细胞的分类，机体活动的三种调节方式，心脏、血管的神经支配及其作用。
3. 了解心、肺感受器反射与颈动脉体和主动脉体化学感受器反射。

案例引导

某卫校护理专业学生小明，在宿舍卫生间里玩手机游戏，游戏结束起身时发现头晕、双眼发黑、腿脚发麻。

问题：
1. 这是什么生理现象？
2. 为什么会出现这种现象？

血液在循环系统中按照一定方向周而复始地流动，称为血液循环。循环系统主要由心脏和血管组成。心脏是血液循环的动力器官。血管是输送血液的管道系统，还有分配血液和调节器官血流量的作用。血液循环的主要功能是运输物质，通过运输营养物质和代谢产物，保证机体新陈代谢的正常进行；运输内分泌激素和其他体液因素，实现机体的体液调节；机体内环境相对稳定和血液防御功能的实现，也有赖于血液不断地循环流动。近年来的研究证实，心脏和血管还具有内分泌的功能。

第一节 心脏生理

在人的生命过程中，心脏不断地、有节律地收缩与舒张，将血液从静脉输入心脏，并射入动脉实现其泵血功能。心脏的主要功能是泵血。心内瓣膜起着活门的作用,控制血液沿一个方向流动。心脏这种节律性收缩和舒张产生的泵血活动是在心肌生理特性的基础上产生的,而心肌的各种生理特性又与心肌细胞的电生理学特点密切相关。

一、心肌细胞的生物电现象

(一)心肌细胞的分类

心脏主要由心肌细胞组成。心肌细胞依其生物电特点分为不同的类型。

1. 自律细胞和非自律细胞 根据心肌细胞的自律性有无,可分为两大类:①非自律细胞:为构成心房和心室壁的普通心肌细胞,主要执行心肌的收缩功能,故又称为工作细胞。②自律细胞:一些特殊分化的心肌细胞,如窦房结P细胞和浦肯野细胞等,它们具有自动产生节律性兴奋的能力,细胞中肌原纤维含量甚少,故收缩性弱,其主要功能是产生和传播兴奋,控制心脏的节律性活动。

2. 快反应细胞和慢反应细胞 根据心肌细胞动作电位去极化速率的快慢,心肌细胞又分为快反应细胞和慢反应细胞。心肌细胞膜上有钠通道和钙通道,钙通道激活和失活的速度比钠通道慢得多。主要由快钠通道激活而引发动作电位的心肌细胞称为快反应细胞,其去极化速率快;主要由慢钙通道激活引发动作电位的心肌细胞称为慢反应细胞,其去极化速率慢。

综上所述,依照电生理特性可以将心肌细胞分为四种类型:①快反应非自律细胞:包括心室肌细胞和心房肌细胞。②快反应自律细胞:包括房室束及其分支和浦肯野细胞。③慢反应自律细胞:包括窦房结P细胞和房室交界内房结区和结希区的细胞。④慢反应非自律细胞:存在于房室交界的结区。

(二)心肌细胞的生物电现象

心肌细胞的跨膜电位和神经细胞、骨骼肌细胞跨膜电位的形成机制相似,也是由跨膜离子流形成。但心肌细胞生物电有显著特点,其波形和离子机制要复杂得多,不同类型心肌细胞的跨膜电位也不完全相同。

1. 工作细胞的生物电现象 心室肌细胞的静息电位约为 -90 mV,其形成机制与骨骼肌细胞、神经纤维相似。心肌细胞膜内 K^+ 浓度比膜外浓度高,且安静状态下心肌细胞膜对 K^+ 有较高的通透性,因此 K^+ 顺浓度梯度由膜内向膜外扩散而形成的 K^+ 电-化学平衡电位,是形成心室肌细胞静息电位的主要原因。

心室肌细胞动作电位的波形上升支与下降支不对称,下降支和神经纤维、骨骼肌细胞有明显的不同(图4-1)。心室肌细胞的动作电位可分为0、1、2、3、4五个时期。

0期:动作电位的去极化过程,又称去极化期。在适宜刺激作用下,膜内电位由静息时的 -90 mV 迅速上升到 $+30$ mV 左右,即膜两侧由原来的极化状态,迅速转变成反极化状态,构成了动作电位的上升支。决定0期去极化的 Na^+ 通道是一种快通道,它激活和失活的速度均很快,开放时间为1 ms左右。

1期:动作电位达到峰值后,出现快速而短暂的复极化,膜内电位迅速由 $+30$ mV 恢复到 0 mV 左右,历时10 ms,称为动作电位的1期,又称为快速复极初期。0期去极化和1期复极化的速度均较快,构成峰电位。1期形成的原因是以 K^+ 为主要离子成分的一过性外向电流。

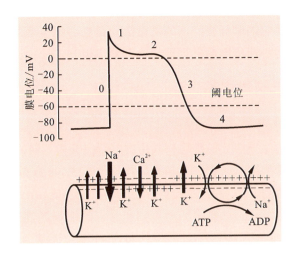

图 4-1 心室肌细胞动作电位和主要离子流示意图

2期：又称为平台期或缓慢复极期。1期复极结束，膜内电位降到 0 mV 左右时，复极化过程变得非常缓慢，膜电位基本停滞于 0 mV 水平，历时 100～150 ms，在下降支上形成坡度很小的平台，故常称为平台期。这是心室肌细胞动作电位的主要特征之一。平台期主要由于 Ca^{2+} 内流和 K^+ 外流的同时存在，Ca^{2+} 内流和 K^+ 外流的跨膜电荷量相当，因此膜电位稳定于 0 mV 左右，随着时间推移，Ca^{2+} 通道逐渐失活，K^+ 外流逐渐增加，使平台期延续为复极 3 期。

3期：又称为快速复极末期。此期心肌细胞复极化速度加快，膜内电位由平台期的 0 mV 左右迅速恢复到 −90 mV，形成快速复极化末期，历时 100～150 ms。3 期复极化主要是由于 K^+ 外流进行性增加所致。

4期：又称为静息期或恢复期。3 期之后，膜内电位虽然恢复并稳定在 −90 mV（静息电位）水平，但是膜内、外离子的分布尚未恢复。此时，通过 Na^+-K^+ 泵活动，将动作电位期间进入细胞内的 Na^+ 泵出，将流到细胞外的 K^+ 泵入，同时通过 Na^+-Ca^{2+} 交换活动，Ca^{2+} 逆浓度梯度运出细胞，使细胞内、外离子分布恢复至原先的水平，从而保证心肌细胞正常的兴奋性。

从 0 期去极化结束到膜电位恢复到静息电位状态（或极化状态）的过程称为复极化过程，它包括心肌动作电位的 1、2、3 期，共历时 300～400 ms。

心房肌细胞动作电位和心室肌细胞相似，但时程较短，为 150～200 ms（图 4-2）。

2. 自律细胞的生物现象 自律细胞与心室肌细胞相比，主要体现在 4 期的不同。心室肌细胞在未受到刺激时不会产生动作电位，4 期膜电位稳定。而自律细胞在动作电位复极化达到最大值，即最大复极电位时，膜电位开始自动去极化，当去极化达到阈电位水平，可引发新的动作电位。因此，4 期自动去极化是自律细胞产生自动节律性兴奋的基础。

不同类型的自律细胞，4 期自动去极化的速度和离子基础各不相同。

(1) 窦房结 P 细胞：窦房结 P 细胞属于慢反应自律细胞，其电活动有以下主要特点（图 4-3）。①动作电位 0 期去极化速度慢、幅度小，膜内电位仅上升到 0 mV 左右；②无明显的 1 期和平台期；③3 期复极化时，膜内电位下降到 −60 mV 左右，为最大复极电位；④4 期膜电位不稳定，由最大复极电位开始自动去极化，当去极化达到阈电位水平（−40 mV）时，引发一次动作电位；⑤4 期自动去极化的速度较快。

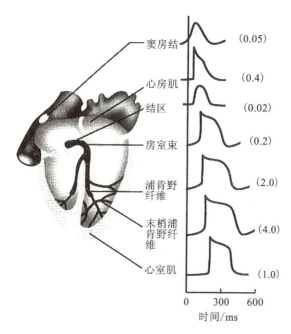

图 4-2 心脏各部分心肌细胞的跨膜电位
（兴奋传导速度：m/s）

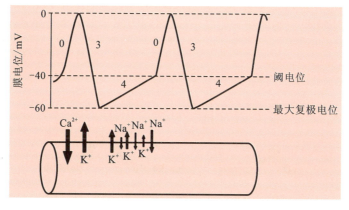

图 4-3 窦房结 P 细胞动作电位和离子流示意图
注：在 4 期，K^+ 外流进行性减少，Na^+ 内流进行性增加。

P 细胞动作电位的离子机制是，当膜电位由最大复极电位自动去极化达到阈电位水平时，膜上钙通道被激活，Ca^{2+} 内流，引起 0 期去极化。由于钙通道激活和失活缓慢，故 P 细胞 0 期去极化缓慢，持续时间长。此后，钙通道逐渐失活，Ca^{2+} 内流减少，同时有 K^+ 通道被激活，K^+ 外流增加，形成了 3 期复极化。当达到最大复极电位 -60 mV 时，K^+ 通道逐渐失活，K^+ 外流进行性减少，而内向的 Na^+ 内流逐渐增加，导致膜内电位缓慢上升，因而出现 4 期自动去极化。

（2）浦肯野细胞：浦肯野细胞属于快反应自律细胞，最大复极电位约为 -90 mV，其动作电位的 0、1、2、3 期的形态及离子机制与心室肌细胞相似，不同之处在于它的 4 期自动去极化的速度较窦房结P细胞更为缓慢(图4-4)。

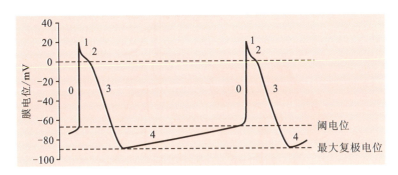

图4-4 浦肯野细胞的动作电位示意图

浦肯野细胞4期自动去极化的离子基础是,外向K^+电流的进行性衰减,而内向Na^+电流的逐渐增强,造成4期净内向离子电流,导致自动去极化。

(三)体表心电图

心脏在每一次周期性活动中,都是由窦房结产生兴奋,依次传向心房、心室,引起心房、心室先后发生兴奋。心脏内兴奋产生和传播时所发生的电变化,可通过组织和体液传至体表。将心电图机的测量电极放置在体表一定位置,即可记录到这些电变化的波形,称为心电图(ECG)(图4-5)。心电图是反映心脏内兴奋产生、传导和恢复过程中电位变化的综合波形,每一个周期的波形基本上都包含有P波、QRS波群、T波以及各波之间代表时间的线段。它不仅与单个心肌细胞动作电位的曲线有明显不同,而且因测量电极放置的位置和连接方式的不同而有所差异。详情见表4-1。

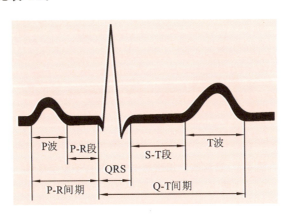

图4-5 正常心电图

表4-1 心电图各波形及间期

波形	时间/s	波幅/mV	生理意义
P波	0.08~0.11	0.05~0.25	代表左、右心房的去极化过程,反映兴奋在心房内传导时的电位变化
P-R间期	0.12~0.20		反映从心房开始兴奋到心室开始兴奋所需要的时间

续表

波形	时间/s	波幅/mV	生理意义
QRS 波群	0.06～0.10		反映左、右心室去极化过程的电位变化,以及兴奋在左、右心室肌扩布所需要的时间
S-T 段	0.05～0.15		反映心室肌细胞全部处于兴奋状态的一个时期,它们之间没有电位差
T 波	0.05～0.25	0.1～0.8	反映两心室复极化过程的电位变化
Q-T 间期	0.36～0.44		反映从心室开始兴奋去极化到完全复极化至静息状态的时间

心电图在临床应用中比较普遍,对心律失常、心肌梗死、心室肥大等疾病有诊断性的价值,同时在各种危重患者的抢救、手术中麻醉、用药观察等过程中也可进行持续的心电监测等。为判断患者心悸、头晕、昏厥等症状是否与心律失常有关,是否有心动过缓、传导阻滞等疾病,还可以通过 24 h 动态心电图。24 h 动态心电图是一种通过随身携带的记录器,连续不断地监测人体 24 h 心电图变化,再经信息处理分析系统记录的心电图,是监测心肌缺血的标准化方法之一。

二、心肌生理特性

心肌的基本生理特性包括自律性、兴奋性、传导性和收缩性。自律性、兴奋性、传导性是在心肌细胞生物电活动的基础上形成的,属于心肌细胞的电生理学特性;收缩性是以肌细胞收缩蛋白的功能活动为基础,属于心肌细胞的机械特性。

(一)自律性

自律性是指组织或细胞在没有外来因素作用下,能够自动地发生节律性兴奋的特性,是自动节律性的简称。心脏的自律性来源于自律细胞的 4 期自动去极化。在心脏特殊传导系统中,由于心脏不同部位自律细胞的 4 期自动去极化速度不同,其自律性高低也不同。正常情况下,窦房结 P 细胞的自律性最高,约 100 次/分,房室交界区次之,约 50 次/分,浦肯野纤维自律性最低,约 25 次/分。正常情况下,由自律性最高的窦房结发出的兴奋向外扩布,心脏各部分按一定顺序接收由窦房结传来的冲动而发生兴奋和收缩,故把窦房结称为心脏的正常起搏点。由窦房结控制的心搏节律,称为窦性心律。其他部位自律细胞的自律性较窦房结低,正常生理情况下受到来自窦房结冲动的控制,本身的自律性表现不出来,只起到传导兴奋的作用,故称为潜在起搏点。在某些异常情况下,窦房结自律性降低、兴奋的传导受阻或潜在起搏点的自律性异常升高时,潜在起搏点的自律性也会表现出来,取代窦房结引发心房或心室的兴奋和收缩,这些起搏部位称为异位起搏点。由异位起搏点引起的心脏活动,称为异位心律。影响心肌自律性的因素包括自律细胞 4 期自动去极化的速度、最大复极电位和阈电位之间的差距两个方面。凡是能影响自律细胞 4 期自动去极化速度、最大复极电位和阈电位水平的神经、体液因素以及药物等都能影响心肌的自动节律性。

(二)兴奋性

兴奋性是指心肌受到刺激后产生兴奋(动作电位)的能力。心肌细胞与其他可兴奋细胞相似,一次兴奋过程中,兴奋性发生一系列的周期性变化,这种兴奋性的周期性变化主要是由于膜电位变化引起离子通道的功能状态(备用、激活和失活三种)。

1. 心肌细胞兴奋性的周期性变化 心肌细胞发生一次兴奋时,其兴奋性的周期性变化分为以下几个时期(图 4-6)。

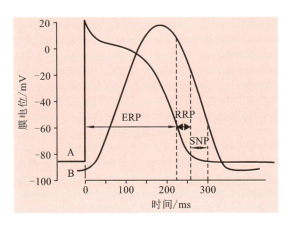

图 4-6 心室肌动作电位期间兴奋性的变化及其与机械收缩的关系

注:A 表示动作电位;B 表示机械收缩;ERP 表示有效不应期;RRP 表示相对不应期;SNP 表示超常期。

(1)有效不应期:从 0 期去极化开始到 3 期复极化至 -60 mV 这段期间内,Na^+ 通道完全失活或大部分没有恢复到备用状态,任何刺激均不能产生动作电位的时期,包括绝对不应期和局部反应期。在有效不应期内心肌细胞是不可能发生兴奋和收缩的。

(2)相对不应期:从复极化 -60 mV 至 -80 mV 的时间内,若给予阈上刺激可以使心肌细胞膜产生可传导的动作电位,这一段时间称为相对不应期。在此期内钠通道活性逐渐恢复,但开放能力尚未达到正常状态,细胞的兴奋性仍低于正常水平。

(3)超常期:从复极化 -80 mV 到 -90 mV 的时间,钠通道已基本恢复到备用状态,膜电位水平与阈电位之间的差距小于正常值,因而细胞兴奋性高于正常水平,用阈下刺激即可引起细胞兴奋的时期。此期复极化完毕,膜电位恢复至静息水平,细胞的兴奋性也恢复到正常状态。

心肌兴奋性呈周期性变化,是神经和肌组织的共性,但是心肌兴奋性的特点是有效不应期特别长,相当于整个收缩期和舒张早期。这一特点使心肌不会发生强直收缩,而是保持了收缩与舒张交替的节律性活动,以保证实现泵血功能。

2. 期前收缩和代偿间歇 正常情况下,心脏是按照窦房结的节律进行活动,但是在某些情况下,如在有效不应期之后,下一次窦房结的兴奋到达之前,心室受到一次"额外"的刺激,可使心肌产生一次提前的兴奋和收缩,称为期前收缩,临床上称为"早搏"(图 4-7)。期前收缩也有自己的有效不应期。如果下一次窦房结传来的正常节律性兴奋正好落在心室期前收缩的有效不应期中,便不能引起心室兴奋,即出现一次兴奋"脱失",必须待下一次窦房结的兴奋到来才能引起心室的兴奋和收缩。因此,在一次期前收缩之后往往出现一段较长时间的心室舒张期,称为代偿间歇。

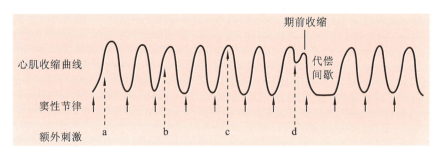

图 4-7 期前收缩与代偿间歇

注：刺激 a、b、c 落在有效不应期内不引起反应，刺激 d 落在相对不应期内，引起期前收缩和代偿间歇。

> **知识链接**
>
> **心脏起搏器**
>
> 小小的、可以植入胸腔的心脏起搏器，已经成为很多人离不开的医疗设备，它的发明入选"人类历史上十大伟大而偶然的发现"。大多数情况下，起搏器是为那些心率过慢而引起不适的人准备的。两类最常见的需要安装起搏器的疾病是窦房结病变和心脏传导系统病变。由于患者的心脏无法泵出足够的血液满足患者全身的需要，会出现头晕眼花、乏力、健忘、心慌及眼前发黑等症状，甚至发生突然晕倒、猝死。当出现这些情况后，一般均需安装起搏器治疗。起搏器通常是植入到右侧锁骨下的上半胸皮下。起搏器的导线是绝缘的，沿着静脉进入到心脏内，把脉冲发生器和心脏联系起来，一方面把起搏器发放的电刺激传输到心脏，从而刺激心脏跳动，另一方面又会从心脏收集电信息反馈给起搏器，以保证心脏本身的跳动与起搏器发出电刺激的跳动同步。

(三) 传导性

心肌的传导性是指心肌细胞之间传导兴奋的能力。其传导兴奋的机制与神经纤维相同。心肌细胞传导性的高低可用兴奋的传播速度来衡量。

心房和心室能按一定顺序先后收缩与舒张，是因为心脏内由特殊传导系统传导兴奋，如图 4-8 所示。心脏的传导系统由窦房结，房室交界区，房室束（或称 His 束），左、右束支和浦肯野纤维网共同组成。心脏内正常的兴奋来自窦房结，窦房结发出的兴奋通过心房肌直接传到右心房和左心房，引起两心房的兴奋和收缩。同时窦房结发出的兴奋通过"优势传导通路"传导至房室交界区，再经过房室束，左、右束支和浦肯野纤维网传到左、右心室肌，引起心室肌兴奋。房室交界区是兴奋从心房传至心室的唯一通路。

兴奋在心脏各部位传导的速度不同。传导速度最快的是浦肯野纤维网（约 4 m/s），以保证两侧心室肌细胞几乎同步兴奋和收缩。传导最慢的是房室交界区（低至 0.02 m/s），耗时 0.1 s，这种兴奋在房室交界区传导速度缓慢而使兴奋在此延搁一段时间的现象，称为房-室延搁，其生理意义是使心房收缩完毕后心室才开始收缩，心房和心室不同时收缩，这有利于心室

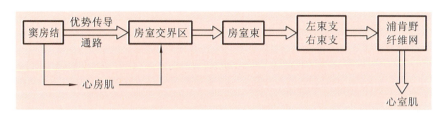

图4-8 心脏内兴奋传导途径示意图

的充盈和射血。因此,心脏内兴奋传播的途径、特点和传导速度的差异,对心脏内各部分有序协调地进行舒缩活动具有重要的意义。

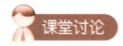

患者,男性,66岁,近期出现胸闷、心悸,甚至产生眩晕和晕厥的不适感觉,来院就诊后,护士听诊发现其心率迟缓,节律不规则,进行心电图检查提示2度房室传导阻滞。

讨论:运用心肌生理学知识分析房室传导阻滞产生的生理机制。

(四)收缩性

心肌的收缩原理与骨骼肌基本相同,但其收缩性也具有其自身的特点。

1. 不发生强直收缩 由于心肌细胞动作电位的有效不应期特别长,它相当于心肌的整个收缩期和舒张早期,在此期间任何刺激都不会产生动作电位,故心肌在一次收缩之后必定跟随一个舒张期,不会发生强直收缩,不会形成强直收缩。

2. "全或无"式收缩 心肌细胞之间由闰盘连接,局部电流可以随意跨越细胞之间,而使心房和心室各自构成了一个功能合胞体,能够实现同步性的收缩和兴奋。当刺激强度达到阈值后,可引起所有的心房(或心室)肌细胞几乎同步收缩,即为"全或无"式收缩。这种方式的收缩力量大,有利于提高泵血的效率。

3. 依赖细胞外液中的Ca^{2+} 兴奋-收缩耦联的耦联因子是Ca^{2+}。心肌的肌质网不发达,Ca^{2+}的储存和释放量均较少,兴奋-收缩耦联过程所需的Ca^{2+}主要依赖于平台期细胞外液中的Ca^{2+}内流。在一定范围内,细胞外液的Ca^{2+}浓度升高,心肌收缩力增强。当细胞外液Ca^{2+}浓度显著降低到一定程度时,心肌虽仍然可以兴奋,但不发生收缩,称为兴奋-收缩脱耦联。

4. "绞拧"作用 心室肌较厚,尤以左心室为甚。部分心肌纤维呈螺旋状走行(图4-9)。当它收缩时产生"绞拧"作用,收缩合力使心尖做顺时针方向旋转,能够最大程度地减小心室的容积,更有效地将血液射入动脉。

上述心肌生理特性多与心肌细胞生物电活动的特点有关,而心肌细胞的生物电活动又是以跨膜离子流为基础的。因此,细胞外液中离子浓度的变化必然会对心肌生理特性产生影响。其中以Ca^{2+}、K^+对心肌的影响最为重要。例如,血液Ca^{2+}浓度增高可使心肌收缩力增强。血液Ca^{2+}浓度在多种激素的调节下,保持相对稳定状态。一般生理条件下,Ca^{2+}浓度的变化达不到明显影响心功能的水平。

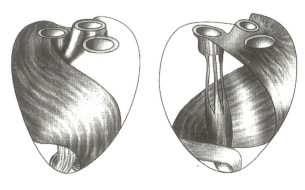

图 4-9 心室肌纤维排列形式模式图

注:心肌外层呈螺旋状走向心尖然后向内返折,成为心肌内层。

知识链接

血 K^+ 浓度对心肌的影响

细胞外液中 K^+ 浓度的变化对心肌活动有明显的影响。在临床上常见的高血钾对心肌的主要影响是抑制,所以在给患者补 K^+ 时,不能直接由静脉推注,必须低浓度缓慢滴注,以防心搏骤停;低血钾对心肌的主要作用为兴奋,容易导致期前收缩和异位心律。

三、心脏的泵血功能

(一)心动周期

1. 概念 心房或心室每一次收缩和舒张构成的一个机械活动周期,称为心动周期或称一次心跳。每分钟心跳的次数称为心率。在一个心动周期中,心房和心室的机械活动均可分为收缩期和舒张期。心动周期可以作为分析心脏机械活动的基本单元。

2. 心动周期与心率的关系 心动周期的时程取决于心率的快慢,两者成反比关系。按照平均心率75次/分计算,则每个心动周期历时 0.8 s。在一个心动周期中,两心房首先收缩,持续 0.1 s,继而舒张,约 0.7 s;心房进入舒张期时,两心室开始收缩,约 0.3 s,继而舒张,约 0.5 s。从心室开始舒张到下一个心动周期心房开始收缩,约 0.4 s 时间,心房和心室都处于舒张状态,称为全心舒张期(图 4-10)。可见,在心动周期中,心房、心室舒张期均长于收缩期,这使心脏有足够的时间接纳由静脉回流的血液,既保证心室有充分的血液充盈,又能让心肌得到充分休息。

心动周期的时程因心率而异。心率减慢时,心动周期延长;心率加快时,心动周期缩短,舒张期缩短得更为明显,这样心脏休息时间缩短,血液充盈不足,泵血量减少,机体出现供血不足,对心脏的持久活动不利。这也是临床上快速心律失常导致心力衰竭的原因之一。

(二)心脏的泵血过程

在心脏泵血过程中,左、右心室基本保持同步,射出血量基本相等,现以左心室为例来分析心脏的泵血过程(图 4-11、图 4-12)。

1. 心室收缩期 心室收缩期包括等容收缩期、快速射血期和减慢射血期。

(1)等容收缩期:心室收缩开始前,室内压低于房内压和动脉压,房室瓣处于开放状态,动

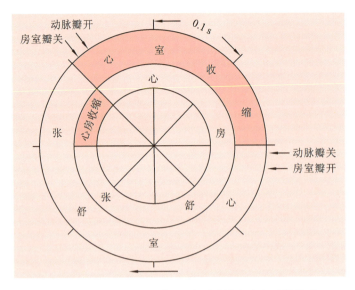

图 4-10 心动周期中心房、心室活动的顺序和时间关系

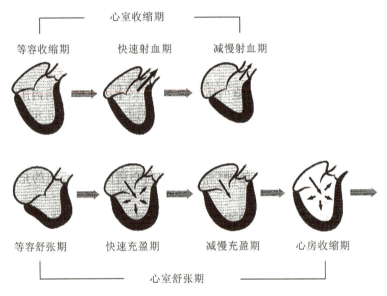

图 4-11 心脏泵血过程示意图

脉瓣处于关闭状态。心室开始收缩,室内压急速上升,当室内压超过房内压后,房室瓣关闭,血液不能倒流入心房。同时,室内压仍低于动脉压,动脉瓣仍关闭,血液不能射入动脉。从房室瓣关闭至动脉瓣开启的这段时间,血液停止流动,心室内血量不减少,心室容积不变,室内压力急剧升高,称为等容收缩期,历时约 0.05 s。

(2)快速射血期:等容收缩期末,当室内压超过动脉压时,动脉瓣开放,血液由心室迅速射入动脉内,此期称为快速射血期,历时约 0.1 s。快速射血期射入动脉的血量相当于整个心缩期内总射血量的 2/3,心室容积减小,室内压随着心室强烈收缩而继续升高达峰值。

(3)减慢射血期:随着心室内血液减少以及心室肌收缩的减弱,室内压自峰值逐渐下降,射血速度减慢,称为减慢射血期,历时约 0.15 s。减慢射血期末,心室容积缩至最小。

2. 心室舒张期 心室舒张期包括等容舒张期、快速充盈期、减慢充盈期和心房收缩期。

(1) 等容舒张期:心室开始舒张后,室内压急剧下降。当室内压低于动脉压时,动脉瓣关闭。此时室内压高于房内压,房室瓣仍处于关闭状态,心室腔再次处于密闭状态,血流停止,心室容积不变,故称为等容舒张期,历时约 0.08 s。

(2) 快速充盈期:随着心室的继续舒张,室内压进一步下降,当室内压低于房内压时,血液顺压力差推开房室瓣快速流入心室,心室容积急剧增大,此期称为快速充盈期,历时约 0.1 s。此时心房内的血液向心室内快速流动,主要是由于心室舒张时,室内压下降所形成的"抽吸"作用。此期进入心室的血液量约占心室总充盈量的 2/3。

(3) 减慢充盈期:随着心室内血量的增多,房、室间压力梯度逐渐减小,血液充盈心室的速度减慢,心室容积进一步增大,称为减慢充盈期,历时约 0.22 s。

(4) 心房收缩期:在心室舒张的最后 0.1 s,心房开始下一个周期的收缩。心房收缩使房内压升高,房内血液继续流入心室,使心室得到进一步充盈。此期流入心室的血量占总充盈量的 10%~30%。

综上所述,在心脏泵血过程中,心室收缩与舒张引起的心室内压力变化,导致心房和心室、心室和动脉之间产生压力差是引起瓣膜开闭的直接原因。血液顺压力差流动时推动瓣膜开放,使血液只能单向流动,即从心房流向心室,再从心室流向动脉,经毛细血管回流至静脉,最后返回心房。

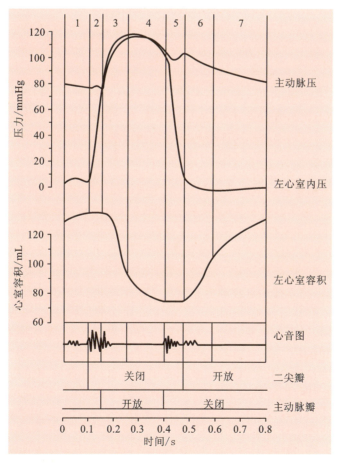

图 4-12 心动周期中左心室内压力、容积和瓣膜等的变化

注:1 表示心房收缩期;2 表示等容收缩期;3 表示快速射血期;4 表示减慢射血期;5 表示等容舒张期;6 表示快速充盈期;7 表示减慢充盈期。

(三) 心脏泵血功能的评价

1. 每搏输出量 每搏输出量是指一侧心室一次收缩时射入动脉的血量,简称搏出量,相当于心室舒张期末容量与收缩期末容量之差。正常成人在安静时搏出量为60～80 mL,平均约为70 mL。

2. 每分输出量 每分输出量是指每分钟一侧心室射入动脉的血量总量,简称心输出量(cardiac output),它等于搏出量与心率的乘积。如心率按75次/分计算,搏出量为60～80 mL,心输出量为4.5～6.0 L/min,平均约为5 L。

3. 心指数 由于心输出量可因性别、年龄、体型等差异而不同,为比较不同个体间的心泵血功能,可用体表面积对心输出量进行验证。资料显示心输出量与其体表面积(m^2)成正比关系。以每平方米体表面积计算的心输出量[L/(min·m^2)]称为心指数(cardiac index)。按体表面积1.6～1.7 m^2进行计算,正常成年人在安静和空腹情况下心指数为3.0～3.5 L/(min·m^2)。心指数是临床上评价不同个体心功能好坏的常用指标。

4. 射血分数 搏出量占心室舒张期末容积的百分比称为射血分数(EF),健康成年人的射血分数为55%～65%。射血分数更能准确地反映心脏泵血功能状态,将其作为评价心功能的指标更为全面,对早期发现泵血功能状态具有重要意义。

5. 心脏做功量 心脏活动时所做的功推动血液流动,故心脏做功量也是衡量心功能的主要指标之一。心室收缩一次所做的功称为搏出功。心室每分钟做的功称为每分功,它是搏出功与心率的乘积。以左心室为例:

$$左心室搏出功 = 搏出量 \times (平均主动脉压 - 平均左心房压)$$

可见,心脏做功不仅与搏出量有关,还与血压有关。因此,用心脏做功量作为评价心功能的指标,比单用心脏射出的血量作为评价心功能的指标更为合理。

(四) 影响心脏泵血功能的因素

心输出量等于搏出量和心率的乘积,故凡影响搏出量和心率的因素都能影响心输出量。

1. 搏出量 搏出量受心肌的前负荷、后负荷和心肌收缩能力的影响。

(1) 前负荷:心室舒张末期容积,其大小主要取决于静脉回心血量。在一定范围内,静脉回心血量增多,心室舒张末期容积增大,即前负荷增大,心肌初长度增长,心肌收缩力增强,搏出量增多,心输出量增多。心脏的这种不需要神经、体液因素参与,而是通过改变自身长度调节心脏泵血功能的方式,称为异长自身调节。其意义在于防止心室舒张末期压力和容积发生过久和过度的改变。但静脉回心血量超出一定范围,心肌的前负荷过大,可导致心肌收缩力急剧下降而引起心力衰竭,特别是年老、体弱、心功能下降的人。因此,在临床静脉输液、输血中应严格控制输液速度和量。

(2) 后负荷:动脉血压。心室收缩时,必须克服动脉血压才能将血液射入动脉。当其他因素不变,动脉血压增大时,即后负荷增大,推迟动脉瓣开放的时间,等容收缩期延长,射血期缩短,搏出量减少,心输出量减少;反之,动脉血压降低则有利于射血。因此,临床上常用舒血管药物降低后负荷来改善心脏的泵血功能。

(3) 心肌收缩能力:心肌细胞不依赖于前负荷和后负荷而改变其力学活动(内部功能状态)的一种内在特性。兴奋-收缩耦联过程中横桥活化的数量和ATP酶的活性是影响心肌收缩能力的主要因素。心肌收缩能力增强,搏出量即增大,心输出量增多;反之则减少。这种与心肌初长度无关,通过心肌本身收缩强度和速度的变化,使心脏泵血功能发生改变的方式,称为等长自身调节。

2. 心率 在一定范围内,心率与心输出量成正比关系,即心输出量随心率的加快而增大。当心率超过180次/分时,由于心率过快导致舒张期缩短而影响心室的充盈,搏出量减少,心输出量反而减少。当心率低于每分钟40次时,舒张期虽然延长,但心室充盈量有限,心输出量减少。

(五) 心力储备

心输出量随人体代谢需要而提高的能力称为心力储备,包括心率储备和搏出量储备。

1. 心率储备 一般情况下,动用心率储备是提高心输出量的主要途径,可使心输出量增加2～2.5倍。心率储备的上限是180次/分,如超过这个限度,搏出量将大幅度减少,而使心输出量减少。

2. 搏出量储备 正常人安静时搏出量约为70 mL,剧烈活动时可增加到150 mL左右。搏出量的增加,一方面是收缩期射血量增加,称为收缩期储备(通过增加心肌收缩力,使搏出量增加50～60 mL),另一方面是舒张期充盈量增加,称为舒张期储备(通过增加心肌初长度引起自我调节,使搏出量增加15 mL)。

(六) 心音

心动周期过程中心肌收缩、瓣膜开闭、血液流速改变和血流冲击等因素引起的机械振动,形成声音,通过心脏周围组织的传导,用听诊器在胸壁上可以听到,称为心音(cardiac sound)。正常情况下,一般能听到第一心音(S_1)和第二心音(S_2)(表4-2)。

表4-2 第一心音和第二心音的对比

	第一心音	第二心音
形成	心室收缩、房室瓣关闭及血液撞击动脉壁引起振动	心室舒张、动脉瓣关闭、血液冲击动脉根部引起振动
标志	心室收缩期的开始	心室舒张期的开始
特点	音调低,持续时间长	音调高,持续时间短
听诊区	二尖瓣听诊区	肺动脉瓣、主动脉瓣听诊区
意义	反映心肌收缩的强弱和房室瓣的功能状态	反映动脉血压的高低和动脉瓣的功能状态

第一心音(S_1)发生在心室收缩期,主要由心室肌收缩、房室瓣关闭以及心室射出的血液冲击动脉壁引起振动而形成的。其特点是音调较低,持续时间较长,0.12～0.14 s,第一心音是心室收缩期开始的标志。

第二心音(S_2)发生在心室舒张期,是心室舒张时,动脉瓣关闭、血液返回冲击动脉根部引起振动而形成的。其特点是音调较高,持续时间较短,0.08～0.10 s。第二心音是心室舒张期开始的标志。

第三心音(S_3)发生在快速充盈期末,由于心室从快速充盈转入减慢充盈时,血流速度突然减慢,使心室壁和瓣膜产生振动而形成的。通常只在儿童或青少年身上听得见。

第四心音(S_4)是心房肌收缩使血液注入心室引起振动而形成的,故又称为心房音。

心脏发生某些病理性变化时,可出现杂音或其他异常的心音。因此,听取心音或记录心音图,对心脏病的诊断有重要价值。

> **知识链接**
>
> **心脏杂音**
>
> 由于心音可反映心脏舒缩和心脏瓣膜开闭的情况,因而在心肌发生病变或心脏瓣膜开闭发生障碍时,心音便出现异常,此称为心脏杂音。例如,房室瓣关闭不全或动脉瓣狭窄时,在第一心音后可以出现杂音,此称为收缩期杂音;动脉瓣关闭不全或房室瓣狭窄时,在第二心音后可以出现杂音,此称为舒张期杂音。心音听诊在心脏疾病的诊断中具有重要意义。

第二节 血管生理

血管是血液运行的管道,人体的血管分为动脉、毛细血管和静脉三大类。血液由心室射出至动脉,经毛细血管和静脉返回心房。各类血管因管壁的组织结构和所在部位不同,可以分为以下五类。

(1)弹性储器血管:大动脉和主动脉,血管管壁厚,富含弹性纤维,具有较大的弹性和可扩张性,可以缓冲动脉血压的波动,并维持血流的连续性。

(2)分配血管:中动脉,不断发出分支,能将血液输送到各器官和组织。

(3)阻力血管:小动脉、微动脉和微静脉,血管口径小,富含平滑肌,通过平滑肌收缩改变血管的口径,对血流的阻力大(约占总外周阻力的47%)。

(4)交换血管:毛细血管,血管口径最小,数量最多,分布广,管壁最薄,通透性最大,血流缓慢,是血液与组织之间进行物质交换的场所。

(5)容量血管:静脉血管,血管口径大,管壁薄,易扩张,安静时循环血量的60%~70%容纳在静脉内,有储存血液的作用。

血管不单是血液运输的管道,在形成和维持血压、调节组织器官的血流量、实现血液与组织细胞之间的物质交换等方面具有重要作用。

一、血流量、血流阻力和血压

血液在心血管系统中流动的力学称为血流动力学。血流动力学研究的基本问题是流量、阻力和压力以及三者之间的关系。

(一)血流量

1. 血流量 单位时间内通过血管某一截面的血量称为血流量,也称为容积速度(Q),通常以 mL/min 或 L/min 为单位。按照流体力学理论,液体在某段管道中的流量(Q)与该段管道两端的压力差(Δp)成正比,与管道对液体的阻力(R)成反比,可用 $Q=\Delta p/R$ 表示。

2. 血流速度 血液中的一个质点在血管内移动的速度,称为血流速度。血流速度与血流量成正比,而与血管总横截面积成反比。主动脉总横截面积最小,故此处血流速度最快(180～220 mm/s),毛细血管总横截面积最大,其血流速度最慢(0.3～0.7 mm/s)(图4-13)。

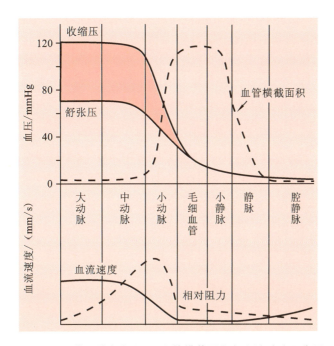

图4-13 血管系统各段血压、血管横截面积与血流速度示意图

(二)血流阻力

血液在血管内流动所遇到的阻力称为血流阻力,主要来自血液内部各种成分之间的摩擦和血液与血管壁之间的摩擦。血流阻力(R)的大小与血管半径(r)、血液黏度(η)和血管长度(L)有关,可用下式表示:

$$R=\frac{8\eta L}{\pi r^4}$$

由上述公式可知,血流阻力与血管长度和血液黏度成正比,与血管半径的4次方成反比。由于血管长度一般不会变化,因此血流阻力主要取决于血管半径和血液黏度。机体主要通过调节血管的口径,改变血流阻力,进而调节各器官的血流量。在各类血管中,小动脉、微动脉是形成血流阻力的主要部分,由此处产生的血流阻力称为外周阻力。

(三)血压

血压(blood pressure,BP)是指血管内流动的血液对于单位面积血管壁的侧压力(压强)。在不同血管内分别称为动脉血压、毛细血管血压和静脉血压。血压的计量单位用水银柱的高度即毫米汞柱(mmHg)或千帕(kPa)来表示,1 mmHg = 0.133 kPa(1 kPa = 7.5 mmHg)。

血压形成的前提是心血管系统内足够的血液充盈。其大小取决于血液容量与血管容量之间的比值,只有当比值大于1时(即血液容量大于血管容量时),血液才能形成对血管壁的压力。

二、动脉血压与动脉脉搏

(一)动脉血压的概念及正常值

1. 概念 临床上所说的血压,通常是指动脉血压,是血液对单位面积动脉血管壁的侧压力。在一个心动周期中,动脉血压随心脏的舒缩活动而发生周期性变化。心室收缩期动脉血压上升达到的最高值,称为收缩压(systolic pressure);心室舒张期动脉血压下降达到的最低值,称为舒张压(diastolic pressure);收缩压与舒张压之差称为脉压,它反映了一个心动周期中动脉血压的波动幅度。在整个心动周期中动脉血压的平均值称为平均动脉压。其计算公式为

$$平均动脉压 = 舒张压 + \frac{1}{3}脉压$$

2. 正常值 临床上测量动脉血压的位置主要是肱动脉,通常将此处的测量值作为动脉血压。血压记录方式为:收缩压/舒张压 mmHg。例如,110/80 mmHg。我国健康成年人的动脉血压在安静状态下:

收缩压为 90~139 mmHg(12~18.5 kPa)。

舒张压为 60~89 mmHg(8.0~11.8 kPa)。

脉压为 30~40 mmHg(4.0~5.3 kPa)。

平均动脉压为 100 mmHg(13.3 kPa)左右。

成年人安静时收缩压高于 140 mmHg(18.6 kPa)和(或)舒张压持续高于 90 mmHg(12.0 kPa),称为高血压。如果收缩压持续低于 90 mmHg(12.0 kPa),舒张压低于 60 mmHg(8.0 kPa)时,则称为低血压。

> **知识链接**
>
> 正常情况下,血压比较稳定,但个体差异性较大,受性别、年龄、身体状态及环境温度等因素影响。
>
> (1)年龄:随着年龄增长,血压会逐渐上升,并以收缩压最明显。
>
> (2)性别:更年期前,男性血压高于女性,更年期后区别不明显。
>
> (3)年龄:成人血压>儿童血压>新生儿血压。
>
> (4)身体状态:精神刺激、情绪激动或运动后可暂时升高,而睡眠时降低。
>
> (5)环境温度:通常清晨血压最低,傍晚血压最高;寒冷季节血压偏高,炎热季节血压偏低。

(二)动脉血压的形成

形成动脉血压的前提条件是心血管系统内有足够的血液充盈,心肌收缩射血产生的动力和血流过程中遇到的外周阻力是形成动脉血压的根本条件——心室肌收缩射血为血液提供动能,在外周阻力的存在下,两者相互作用,使血液对血管壁产生侧压力;除此之外,还有大动脉管壁的弹性作为调节因素,能够缓冲收缩压、维持舒张压,并保持血流的连续性。

心室收缩期,血液从心室射入大动脉,由于受到外周阻力的作用,只有约 1/3 的血液流至外周血管,其余 2/3 暂时储存于富有弹性的大动脉内,大动脉内血液增多,血压升高达到最高值,即收缩压。心室舒张期,心室射血停止,由于大动脉管壁的弹性储器作用,管壁弹性回缩,

推动管壁内储存的血液流向外周,这就使心室舒张期血液仍以一定速度继续向前流动,不会中断,同时动脉血压缓慢下降到达最低值(但是仍维持在一定水平,不致过低),即舒张压(图4-14)。

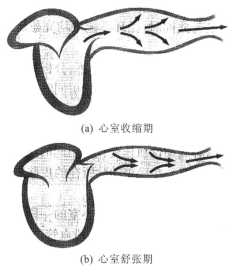

(a) 心室收缩期

(b) 心室舒张期

图 4-14 大动脉管壁弹性作用示意图

(三)影响动脉血压的因素

1. 搏出量 搏出量增加,射血期射入大动脉的血量增多,对管壁的侧压力增强,则收缩压明显升高。由于收缩压升高,血液流向外周的速度加快,至舒张期末,动脉内存留的血液量增加并不明显,故舒张压升高较少,脉压增大。反之,搏出量减少时,则主要表现为收缩压的降低,脉压增大。因此,收缩压的高低主要反映搏出量的多少。

2. 心率 心率加快,对动脉血压的影响表现为舒张压明显升高,脉压减小。因为心率加快时,心动周期缩短,舒张期的缩短较收缩期明显,使舒张期流向外周的血量减少,舒张期末存留在动脉内的血液增多,舒张压升高较多。反之,心率减慢则舒张压的降低较收缩压明显,脉压增大。

3. 外周阻力 外周阻力增大时,血液流动的速度减慢,流向外周的血量减少,舒张期末存留于主动脉内的血量增多,因而舒张压明显增高,收缩压的升高不明显,脉压减小。反之,当外周阻力减小时,舒张压的降低也较收缩压明显,脉压加大。临床上常见的原发性高血压多是由于小动脉、微动脉弹性降低、管腔变窄,使外周阻力增大,故以舒张压的增高为主。因此,舒张压的高低主要反映外周阻力的大小。

4. 大动脉管壁的弹性储器作用 大动脉的弹性对动脉血压有缓冲作用,使收缩压不致过高,舒张压不致过低。老年人大动脉管壁弹性降低,缓冲血压的功能减弱,导致收缩压升高;同时老年人多伴有小动脉、微动脉硬化,外周阻力增加,使舒张压也升高,但升高幅度不如收缩压明显,因此老年人的脉压较大。

5. 循环血量与血管容量 循环血量与血管容量之间保持相适应的相对关系,是维持正常循环系统平均充盈压的基本条件。如血管容量不变,循环血量减少(如大失血、脱水等情况),或循环血量不变,血管容量增大(如过敏、中毒等情况),均会导致循环系统平均充盈压下降,使动脉血压降低。

上述分析,均在假设其他因素不变的前提下,分析某一因素改变对动脉血压的影响。实际上,人体动脉血压的维持是多种因素共同整合作用的结果。

知识链接

> 　　动脉血压是循环功能的重要指标之一,动脉血压过高或过低都会影响各器官的血液供应和导致心脏的负担。若动脉血压过低,将引起器官血液供应减少,尤其是脑和心脏等重要器官的供血不足,将产生器官功能障碍的严重后果。若血压持续缓慢升高,往往引起心脏代偿性肥大、心功能不全,甚至导致心力衰竭。血管长期受到高压,血管壁本身易发生病理性改变,若血压忽然升高可导致脑血管破裂而引起脑出血等严重后果,所以保持动脉血压相对稳定的状态是十分重要的。

(四)动脉脉搏

在心动周期中动脉管壁随着心脏的收缩和舒张活动产生周期性的扩张与回缩称为动脉脉搏,即脉搏。正常成人为60~100次/分,平均为75次/分。脉搏在浅表动脉所在的皮肤表面可以用手指触摸到或用脉搏描记仪进行记录,桡动脉是临床上最常用的检测部位。

三、静脉血压和静脉血流

静脉血管是血液回流入心脏的通道,且起着储存血液的作用,人体安静时循环血量的60%~70%容纳于静脉系统内。静脉的收缩和舒张可使其容积发生较大变化,从而有效地调节回心血量和心输出量,以适应人体不同情况的需要。

(一)静脉血压

体循环血液经过动脉和毛细血管到达微静脉时,血压已降低至15~20 mmHg,而且已不受心室舒缩活动的影响,故静脉血压无收缩压与舒张压的波动。至下腔静脉时血压为3~4 mmHg(0.4~0.5 kPa),回流至终点右心房,血压降至最低,接近于0。

1. 中心静脉压　通常把右心房和胸腔内大静脉的血压称为中心静脉压(CVP),其正常值为4~12 cmH$_2$O(1 mmH$_2$O≈9.8 Pa)。中心静脉压的高低取决于心脏射血能力和静脉回心血量之间的相互关系:如心脏射血能力较强,能将经静脉回心的血液及时射入动脉,则中心静脉压维持在正常水平不致升高;反之,心脏射血能力减弱(右心衰竭),血液在右心房和腔静脉中可能潴留,中心静脉压就会升高;在心脏射血能力不变时,静脉回心血量增多(输血、输液过多过快),心脏不能及时泵出回心血液,中心静脉压也会增高。临床上,中心静脉压的高低可以作为判断心血管功能的指标之一,也是控制输液速度和输液量的主要指标。

知识链接

> **中心静脉压的临床应用**
>
> 　　临床上当输液治疗危重患者时,除需观察动脉血压的变化外,也要观察中心静脉压的变化来控制输液速度和输液量。如中心静脉压偏低或有下降趋向,常提示输液量不足;中心静脉压偏高超过16 cmH$_2$O,或有进行性升高趋向时,则提示输液过多或心功能减弱,输液需慎重或暂停。

2. 外周静脉压　各器官的静脉压称为外周静脉压,正常值为5~14 cmH$_2$O。当心功能减弱导致中心静脉压升高时,静脉血回流减慢,血液滞留于外周静脉,外周静脉压增高。因此,外周静脉压也可作为判断心功能的参考指标。

(二)影响静脉回心血量的因素

外周静脉压与中心静脉压之差,决定了静脉回心血量的多少。凡能改变两者之间压力差的因素,均能影响静脉血液的回流。

1. 循环系统平均充盈压 循环系统平均充盈压是反映血管系统充盈程度的重要指标,它取决于循环血量和血管容量之间的相对关系。当循环血量增加或血管容量减小时,循环系统平均充盈压升高,静脉回心血量增多;反之,当循环血量减少或血管容量增大时,循环系统平均充盈压降低,静脉回心血量减少。

2. 心肌收缩力 心肌收缩力增强时,心输出量多,心室排空较充分,使心室舒张末期室内压力较低,对心房和大静脉内血液的"抽吸"作用增强,而使中心静脉压降低,回心血量增多。反之,如心肌收缩力减弱时,回心血量即减少。因此,如右心衰竭时,由于右心室收缩力降低,体循环的静脉血回流减慢,淤积于右心房和体静脉系统,可出现颈静脉怒张、肝肿大、下肢水肿等体征。如左心衰竭时,血液淤积于肺静脉系统,则出现肺淤血、肺水肿等体征。

3. 骨骼肌的挤压作用 大部分外周静脉内有向心开放的静脉瓣,防止血液倒流。当骨骼肌收缩时,肌肉间的静脉血管受到挤压,血液向心脏方向的流动加速。当骨骼肌舒张时,由于血液受静脉瓣的阻挡不能回流,静脉内压力下降,有利于毛细血管和微静脉的血液流入静脉。因此,骨骼肌的节律性舒缩活动和静脉瓣的协助,具有肌肉泵的作用,促进静脉血回流。长期站立工作的人,不能充分发挥肌肉泵的作用,易引起下肢静脉淤血,乃至形成下肢静脉曲张。

4. 呼吸运动 胸膜腔内压低于大气压,称为胸膜腔负压。吸气时,胸膜腔负压值增加,胸膜腔内的大静脉和右心房被牵引而扩张,中心静脉压降低,促使静脉血回流;呼气时,胸内负压值减小,由腔静脉回流入右心房的血量也相应减少。因此,呼吸运动对静脉回流也起着"泵"的作用。

5. 重力和体位 由于静脉管壁薄、易扩张,且静脉内压力较低,因此静脉血压与静脉血流受重力和体位的影响明显。人体在平卧位时,全身静脉大体上与心脏处于同一水平,重力对静脉血压和静脉血流不起重要作用。当由卧位变为直立体位时,因重力关系,心脏以下静脉血管内的血液充盈量增加,静脉回心血量减少,心输出量随之减少。这种变化在健康人由于神经系统的迅速调节不易被察觉。长期卧床或体弱多病的人,由卧位变为直立体位时,可因大量血液淤积在下肢,回心血量减少,继而心输出量减少,引起动脉血压下降,导致脑、视网膜一过性供血不足而出现眩晕、眼前发黑,甚至晕厥等症状,称为体位性低血压。

四、微循环

微动脉经毛细血管网到微静脉之间的血液循环称为微循环(microcirculation),其最主要的功能是实现血液与组织液之间的物质交换。

(一)微循环的组成和血流通路

典型的微循环是由微动脉、后微动脉、毛细血管前括约肌、真毛细血管、通血毛细血管、动-静脉吻合支和微静脉七部分组成(图4-15)。

血液流经微循环有直捷通路、迂回通路、动-静脉短路这三条不同通路(表4-3)。

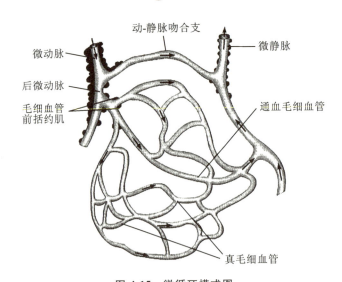

图 4-15 微循环模式图

注：圆黑点表示血管壁上的平滑肌。

表 4-3 微循环通路的主要途径、开放情况和生理功能

	主要途径	开放情况	主要生理功能
直捷通路	通血毛细血管	经常开放	保证回心血量
迂回通路	真毛细血管	交替开放	进行物质交换
动-静脉短路	动-静脉吻合支	必要时开放	调节体温

1. 直捷通路 血液由微动脉、后微动脉、通血毛细血管到微静脉称为直捷通路。通血毛细血管是后微动脉的直接延伸，阻力较小，血流较快。直捷通路经常处于开放状态，其主要功能不是进行物质交换，而是使一部分血液迅速通过微循环进入静脉，以保证静脉回心血量。在骨骼肌中这类通路较多。

2. 迂回通路 血液经微动脉、后微动脉、毛细血管前括约肌和真毛细血管网汇集到微静脉称为迂回通路。真毛细血管穿行于组织细胞间隙之中，迂回曲折，交织成网。血液流经迂回通路时速度缓慢，加之真毛细血管管壁有良好的通透性，这就成为血液与组织液之间进行物质交换的场所，故又称"营养通路"。真毛细血管是交替开放的。安静时骨骼肌中大约只有20%的真毛细血管处于开放状态。体内大部分毛细血管经常处于关闭状态对维持循环血量和动脉血压的稳定具有重要意义。

3. 动-静脉短路 血液经微动脉、动-静脉吻合支流入微静脉称为动-静脉短路。此通路血流速度快，血流量大，不能进行物质交换，一般情况下处于关闭状态。当人体需要大量散热时，皮肤内的动-静脉短路开放，血流量增加，有利于体热的散发。反之，皮肤内的动-静脉短路关闭则有利于体热的保存。因此动-静脉短路对体温调节有一定作用。

（二）微循环血流量的调节

微循环血流量受前后阻力的影响。微动脉是前阻力血管，通过舒缩活动控制进入微循环的血量，有微循环"总闸门"之称；毛细血管前括约肌控制微循环内血量的分配，称为微循环的"分闸门"；微静脉是后阻力血管，通过舒缩活动控制微循环的血液流出量，起着微循环"后闸门"的作用。

五、组织液与淋巴液的生成和回流

存在于组织、细胞间隙内的细胞外液称为组织液,是组织、细胞和血液之间的物质交换的中介。组织液必须不断更新,才能保证组织细胞新陈代谢的正常进行。绝大部分组织液呈胶冻状,不能自由流动。组织液的成分除蛋白质浓度明显低于血浆外,其他与血浆相同。组织液渗入淋巴管又成为淋巴液,经淋巴管系统回流入静脉。

(一)组织液的生成与回流

组织液是血浆经毛细血管壁滤过生成的,与组织细胞进行物质交换后,又通过重吸收回流入毛细血管。因此毛细血管壁的通透性是组织液生成的结构基础,而有效滤过压是组织液生成的动力。

有效滤过压取决于四种力量的对比,即毛细血管血压、血浆胶体渗透压、组织液静水压和组织液胶体渗透压(图4-16)。其中毛细血管血压和组织液胶体渗透压是促使液体从毛细血管内向毛细血管外滤过的力量,即组织液生成的力量;血浆胶体渗透压和组织液静水压是促使组织液被重吸收,向毛细血管内回流的力量。滤过的力量减去重吸收的力量,所得的差称为有效滤过压,可用下式表示:

有效滤过压=(毛细血管血压+组织液胶体渗透压)-(血浆胶体渗透压+组织液静水压)

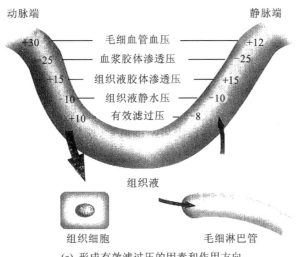

(a) 形成有效滤过压的因素和作用方向

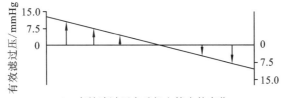

(b) 有效滤过压在毛细血管内的变化

图 4-16 组织液生成与回流示意图

注:"+"表示促进液体滤出毛细血管的力;
"-"表示阻止液体滤出毛细血管的力(图中数字的单位为 mmHg)。

当有效滤过压为正值时,液体从毛细血管内滤出,组织液生成;当有效滤过压为负值时,液体被重吸收入毛细血管,即组织液回流。经实验测量,按照上式计算后发现,毛细血管动脉端的有效滤过压为 10 mmHg,表明有组织液不断生成;血液流经毛细血管至静脉端时血压降低,故毛细血管静脉端的有效滤过压等于 －8 mmHg,表明有组织液回流入毛细血管。组织液的生成和回流是一个逐渐变化移行的过程。从数值上分析,在毛细血管壁两侧,滤过的力量(10 mmHg)大于重吸收的力量(8 mmHg),因此生成的组织液大约 90％ 被重吸收回血液,其余 10％ 则进入毛细淋巴管形成淋巴液,经淋巴系统回流入血。

(二)影响组织液生成和回流的因素

组织液的生成与回流保持着动态平衡,使组织总量维持相对稳定。一旦滤过增多或重吸收减少,动态平衡受到破坏,可导致液体在组织间隙潴留,形成水肿。主要影响组织液生成和回流的因素如下。

1. 毛细血管血压　在其他因素不变的情况下,毛细血管血压增高,有效滤过压增大,组织液生成大于回流,可引起水肿。例如,右心衰竭时,射血量减少致中心静脉压升高,静脉回流障碍,血液淤积于毛细血管中,毛细血管血压增高,可引起全身水肿;局部炎症时,炎症部位小动脉扩张,毛细血管前阻力减小,进入毛细血管的血量增加而使毛细血管血压增高,引起局部水肿。

2. 血浆胶体渗透压　血浆胶体渗透压是促进组织液回流的因素,主要由血浆蛋白质分子形成。在某些肾脏疾病时,蛋白质可以随尿排出,使血浆蛋白含量减少,血浆胶体渗透压降低,导致有效滤过压增大而引起水肿。如患有肝脏疾病或机体营养不良时蛋白质合成或摄入减少,均可使血浆蛋白浓度降低,而发生水肿。

3. 淋巴液回流　组织液中约 10％ 经淋巴系统回流,因此淋巴循环的畅通与否也影响组织液的回流。当局部淋巴管病变(如丝虫病)或被肿物压迫,使淋巴管阻塞时,受阻部位远心端的组织液回流受阻可出现局部水肿。

4. 毛细血管壁通透性　当毛细血管壁通透性异常增大时(如过敏、烧伤等情况),部分血浆蛋白渗出毛细血管,使病变部位组织液胶体渗透压升高,有效滤过压增大而发生局部水肿。

(三)淋巴循环

组织液进入毛细淋巴管,成为淋巴液。除淋巴细胞外,其余成分和组织液相同。淋巴液在淋巴系统内流动称为淋巴循环。它是血液循环的辅助与重要补充,具有以下功能。

(1)回收蛋白质:这是淋巴回流最为重要的功能,是组织液中的蛋白质回流入血液循环的唯一途径。人体每天有 75～100 g 蛋白质由淋巴液带回血液。这样就使组织液的蛋白质保持较低水平,有利于组织液的正常回流。

(2)运输脂肪及其他营养物质:脂肪吸收的主要途径是淋巴。每天经这一途径输送入血液的脂肪占小肠总吸收量的 80％～90％,因此小肠淋巴液呈白色乳糜状。

(3)调节血浆和组织液之间的液体平衡:生成的组织液中约有 10％ 是经由淋巴系统回流入血的,对于血浆和组织液之间的液体平衡起着调节作用。

(4)淋巴结的防御屏障作用:淋巴结内具有吞噬功能的巨噬细胞可以将进入淋巴液的红细胞、细菌等异物清除。同时淋巴结所产生的淋巴细胞和浆细胞还参与免疫反应。

第三节 心血管活动的调节

当机体的内、外环境发生变化时,通过神经和体液调节等机制,心血管活动会发生相应的变化,从而使各组织、器官的血流量能够适应当时活动的需要。

一、神经调节

(一)心脏的神经支配

心脏接受心迷走神经和心交感神经双重神经支配。

1. 心迷走神经　心迷走神经的节前纤维起自延髓心迷走神经中枢,节后纤维分布于心传导系统和心房肌,心室肌分布较少。心迷走神经兴奋时,其节后纤维末梢释放乙酰胆碱,与心肌细胞膜上M型胆碱受体结合,对心脏的活动产生抑制作用,表现为心房肌收缩力减弱、房室传导减慢,因此,心输出量减少,血压降低。阿托品是M型胆碱受体阻滞药,它能阻断心迷走神经对心脏的抑制作用。

2. 心交感神经　心交感神经节前纤维起自脊髓第1～5胸段侧角神经元,节后神经纤维分布于心传导系统、心房肌和心室肌。心交感神经兴奋时,其节后纤维末梢释放的递质是去甲肾上腺素,它与心肌细胞膜的肾上腺素β_1受体结合,对心脏的活动产生兴奋作用,表现为心率加快,心肌收缩力加强,房室传导加快,因此心输出量增加,血压升高。β受体阻滞剂(如普萘洛尔等)可阻断心交感神经对心脏的兴奋作用。

(二)血管的神经支配

除真毛细血管外的血管平滑肌大部分均接受自主神经支配,支配血管平滑肌的神经纤维可分为两大类。

1. 交感缩血管神经　交感缩血管神经起自延髓的交感缩血管中枢,其纤维支配着全身的大多数血管平滑肌。交感缩血管神经兴奋,节后纤维释放去甲肾上腺素,与血管平滑肌细胞膜的α受体结合,引起缩血管效应,血管平滑肌收缩,外周阻力增大,动脉血压升高。

2. 舒血管神经　体内有部分血管接受舒血管神经的支配,舒血管神经主要有以下两种。

(1)交感舒血管神经:这类神经主要支配骨骼肌血管,其节后纤维释放的递质是乙酰胆碱,与血管平滑肌的M型胆碱受体结合,使血管舒张。在安静状态下这类神经纤维无紧张性活动,只在人体情绪激动、恐慌或肌肉运动时才发放冲动,使骨骼肌血管舒张,血流量增加。

(2)副交感舒血管神经:这类神经主要支配脑、唾液腺、胃肠道外分泌腺和外生殖器等少数器官的血管平滑肌,作用在于调节局部的血流量。

(三)心血管中枢

中枢神经系统内调节心血管活动的神经元群,称为心血管中枢。心血管中枢广泛地分布在从脊髓至大脑皮质的各级水平。心血管中枢活动的基本中枢位于延髓,包括心交感中枢、心迷走中枢和交感缩血管中枢。它们分别发出心交感神经、心迷走神经和交感缩血管神经支配着心脏和血管,通过中枢的反射活动完成调节功能。正常情况下,延髓心血管中枢的神经元经常发放一定频率的冲动,通过各自的传出神经调节心脏和血管的活动,这种现象称为心血管中枢的紧张性活动。心迷走中枢和心交感中枢的紧张性活动对心脏的作用是相互拮抗的。人体安静时的心率为75次/分,正是两者相互作用的综合表现,是由于人体在安静情况下心迷走紧张比心交感紧张占优势,使窦房结的自律性受到一定抑制。

（四）心血管活动的反射性调节

心血管系统的功能活动时刻随人体的功能状态、活动水平、环境变化以及心理状况的不同而调整。这种及时、准确的调整是通过各种心血管反射实现的,其意义在于维持人体内环境的相对稳定并适应外环境的各种变化。

1. 颈动脉窦和主动脉弓压力感受器反射 颈动脉窦和主动脉弓血管壁外膜下的压力感受器是机械感受器或牵张感受器。它们的适宜刺激是血液对动脉壁的机械牵张（图4-17）。

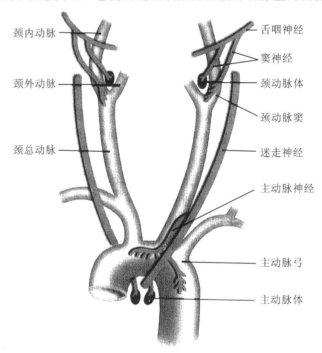

图 4-17 颈动脉窦和主动脉弓区的压力感受器及化学感受器

颈动脉窦压力感受器的传入神经为窦神经,后并入舌咽神经,主动脉弓压力感受器的传入神经是迷走神经,两者最后都进入心血管基本中枢——延髓。传出神经为心迷走神经、心交感神经和交感缩血管神经,效应器为心脏和血管。

压力感受器反射的过程:当动脉血压上升时,压力感受器接受的牵张刺激增加,沿窦神经和迷走神经传至中枢后,心迷走中枢的紧张性活动增强,心交感中枢和缩血管中枢的紧张性活动减弱,通过各自支配的神经传出到达心脏和血管,使心率减慢、心肌收缩力减弱,心输出量减少;血管舒张,外周阻力下降;静脉血管舒张,回心血量减少,总的结果是动脉血压回降至正常范围。因此,颈动脉窦和主动脉弓压力感受器反射又称为"减压反射"（图4-18）。相反,当血压下降时,通过压力感受器反射的调节可使血压上升至正常范围。

综上所述,当动脉血压快速升高时,刺激压力感受器,可引发减压反射,对动脉血压进行快速、准确的调节。减压反射是负反馈调节,对波动在 60～180 mmHg 范围内的快速血压变化

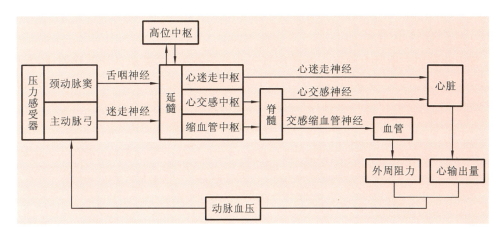

图 4-18 减压反射途径示意图

非常敏感,但对慢性血压变化不敏感。其生理意义在于防止或缓冲动脉血压的急剧波动,维持正常动脉血压的相对稳定。

2. 颈动脉体和主动脉体化学感受器反射 位于颈总动脉的分支处和主动脉弓下方的颈动脉体和主动脉体能感受血压某些化学成分的变化,称为颈动脉体和主动脉体化学感受器。当血液中某些化学成分发生变化时,如 O_2 含量降低、CO_2 含量升高、H^+ 浓度升高时,都可以刺激这些化学感受器,产生的冲动经由传入神经进入延髓,主要是兴奋呼吸中枢,使呼吸加深加快,同时对缩血管中枢也有兴奋作用,使皮肤、内脏和骨骼肌的血管收缩,外周阻力增大,动脉血压升高,称为升压反射。在正常情况下,化学感受器的反射作用主要是调节呼吸运动。只有在低氧、窒息、动脉血压低于 60 mmHg(8.0 kPa)和酸中毒等情况下,才明显发挥对心血管活动的调节作用。因此,其主要是参与机体应急状态(如大量失血)时循环功能的调节,维持血压,使血液重新分配,保证心、脑等重要生命器官的血液供应。

> **知识链接**
>
> **颈动脉窦综合征**
>
> 一些老年人,特别是颈动脉有动脉粥样硬化者,压迫颈动脉窦常引起强烈反应,如动脉压急剧下降,甚至心跳停止。甚至有些人因穿较紧的领子或者理发师用剃刀在颈动脉窦部位刮剃胡须而引起血压明显降低,甚至产生昏厥。这可能是因为颈动脉窦综合征(carotid sinus syndrome)是一组自发的突发性头昏、乏力、耳鸣以致晕厥的临床综合征。这是由于患者的颈动脉窦对外界刺激的敏感性异常增高,当感受外界刺激时,窦性心率明显减慢,心输出量明显减少而引起脑缺血,还因交感神经兴奋性降低,血压下降引起脑血流灌注压骤然降低。

二、体液调节

心血管活动的体液调节是指血液和组织液中一些化学物质对心肌和血管平滑肌活动的调节作用。这些化学物质主要通过血液运输,广泛作用于心血管系统,有些则主要作用于局部血管,调节局部血流量。

(一)全身性体液调节

1. 肾上腺素和去甲肾上腺素 两者都属于儿茶酚胺类,主要来自肾上腺髓质,其中肾上腺素约占80%,去甲肾上腺素约占20%。肾上腺素和去甲肾上腺素对心脏和血管的作用,基本上与交感神经兴奋的作用一致,但两种激素的作用又有不同之处,详情参考表4-4。

表4-4 肾上腺素和去甲肾上腺素

作用异同点	肾上腺素(强心药)	去甲肾上腺素(升压药)
选择的受体	α受体、β受体	主要是α受体,其次是β受体
对心脏的作用	心跳加快、心输出量增多	心跳加快、心输出量增多
对血管的作用	皮肤、腹腔脏器血管收缩,骨骼肌及冠状血管扩张	除冠状动脉外的其他血管收缩,尤其是小血管强烈收缩
外周阻力变化	变化不大	增大
对血压的作用	升高(通过强心)	明显升高,尤其是舒张压(主要通过收缩血管)
对心率的作用	加快	减慢(减压反射效应)

2. 肾素-血管紧张素系统 肾球旁细胞合成并分泌肾素,可在体内一系列酶的作用下,分解成血管紧张素Ⅰ、血管紧张素Ⅱ、血管紧张素Ⅲ。其中血管紧张素Ⅱ具有很强的缩血管作用,使血压升高。由于肾素、血管紧张素、醛固酮三者关系密切,故合称为肾素-血管紧张素-醛固酮系统,此系统对维持动脉血压长期稳定有重要意义。如果机体大量失血时,血压迅速下降,肾血流量减少,可刺激肾球旁细胞大量分泌肾素,使血液中血管紧张素增多,从而促使血压回升和血量增加。

3. 血管升压素 血管升压素(VP)在下丘脑的视上核和室旁核合成,它的主要作用是促进肾远曲小管和集合管对水的重吸收,使尿量减少,引起全身血管平滑肌收缩,具有很强的缩血管效应,使血压升高。在正常生理情况下,血管升压素不参与血压的调节,但是在人体大量失血、严重失水等情况下,血管升压素大量释放,对维持动脉血压和循环血量具有重要作用。

(二)局部性体液调节

局部性体液调节包括激肽、组胺、前列腺素等,都能使组织微血管扩张,对局部组织和血液循环起一定的调节作用。

1. 激肽释放酶-激肽系统 主要作用是舒张血管,增加血管壁的通透性。

2. 组胺 舒张小动脉,增加局部毛细血管和微静脉的通透性,组织液生成增加。

3. 前列腺素 使心率加快、心肌收缩力增强、血管舒张、血压下降。

4. 局部组织代谢产物 舒张血管,使局部组织血流量增加。

三、社会、心理因素对心血管活动的影响

人作为高等动物,不仅具有生物属性,还有社会属性。人体的循环功能和其他生理现象一样,除了受自然因素影响外,还受各种社会、心理因素的影响。在日常生活中,经常可以见到社

会、心理因素对心血管活动影响的实例。如惊恐时心跳加强、加快,愤怒时血压升高,羞怯时面部血管扩张以及一些语言刺激所引起的心血管反应等。

事实证明,许多心血管疾病的发生和发展与社会、心理因素有着密切的关系。如长期巨大的生活、工作压力,极度紧张的工作氛围等,如果没有良好的生理和心理调节,会使原发性高血压的发病率明显增加。此外,在染有吸烟、酗酒等不良生活习惯的人群中,冠心病、高血压的发病率明显高于无此类不良习惯的人群。这说明社会、心理因素对心血管系统的生理活动以及心血管疾病的发生、发展有着不可忽视的影响,需要引起高度的重视。

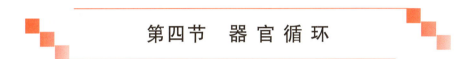

第四节 器官循环

人体器官的血流量取决于灌注该器官的动、静脉之间的压力差和该器官的血流阻力。各器官的结构及功能不同,内部血管分布也各有特点。本节主要叙述心、脑、肺几个主要器官的血液循环特点。

一、冠脉(冠状动脉)循环

(一)冠脉循环的解剖特点

(1)冠脉的主干走行于心脏表面,其小分支常以垂直于心脏表面的方向穿入心肌。因此心肌收缩时容易压迫冠脉血管影响血流量。

(2)心肌纤维之间的毛细血管网分布极为丰富,通常两者数量比例为1∶1,使心肌和冠脉之间的物质交换能很快地进行。但心肌发生病理性肥厚时,毛细血管数量不能相应增加,易发生供血不足。

(3)冠脉侧支吻合细小,血流量少,当冠脉血管突然阻塞时,侧支循环难以快速建立,极易导致心肌梗死。但如果阻塞是缓慢形成的,则侧支可逐渐扩张,形成有效的侧支循环起到代偿作用。

(二)血流特点

1. 血流量大,耗氧量多 冠脉循环途径短,血压较高,血流快,故血流量大。足够的冠脉血流量是心脏泵血功能的基本保证。在安静状态下冠脉血流量占心输出量的4%～5%,剧烈运动时可增至4～5倍。在安静状态下,心肌的耗氧量在全身组织中占首位。

2. 受心肌收缩的影响,呈周期性波动 舒张期血流量大于收缩期。由于冠脉的分支垂直穿行于心肌组织之中,心肌每次收缩对其内血管产生压迫,血流阻力增大,从而使收缩期血流量减少。舒张期虽主动脉血压下降,但由于心肌舒张,解除对血管的压迫,血流阻力减少,血流量增加。因此,舒张期的长短和主动脉舒张压的高低可影响冠脉血流量。

3. 动静脉血的氧差大 心肌富含肌红蛋白,摄氧能力强。正常安静情况下,动脉血流经心脏后,其中65%～70%的氧被心肌摄取,比骨骼肌的摄氧率约大一倍,从而能满足心肌较大的耗氧量。因此,血液流经冠脉毛细血管后,冠状静脉血液中的氧含量较低。当冠脉循环供血不足时,极易出现心肌缺氧的现象。

(三)冠脉循环的调节

1. 心肌代谢水平的影响　　冠脉血管扩张主要是心肌代谢产物的作用,其中腺苷最为重要。腺苷是在心肌代谢增强和局部氧含量降低的情况下,ATP分解过程中的产物,它具有强烈的舒张小动脉的作用。心肌其他代谢产物如H^+、CO_2、乳酸、缓激肽等,也有使冠脉血管舒张的作用。

2. 神经和体液调节　　冠脉血管接受交感神经和迷走神经支配。①交感神经对冠脉血管的作用表现为先收缩后舒张。交感神经兴奋时,作用在冠脉平滑肌α受体上,使血管收缩,同时作用在心肌β受体上使心肌活动增强,代谢产物增多,交感神经的缩血管作用很快被代谢产物的舒血管作用所掩盖。②迷走神经对冠脉血管的直接作用是使其舒张。同样,迷走神经兴奋,其直接的舒血管作用会被心肌代谢水平降低所引起的继发性缩血管作用所抵消。③肾上腺素和去甲肾上腺素通过增加心肌耗氧量,使冠脉舒张;血管升压素通过收缩冠脉使血流减少。

二、肺循环

(一)肺循环的特点

1. 血流阻力小、血压低　　肺动脉管壁厚度仅为主动脉的1/3,其分支短、直径大、扩张性高,故肺循环是一个低阻力、低压力系统,易受心功能的影响。当左心功能不全时常引起肺淤血和肺水肿,导致呼吸功能障碍。

2. 血容量变化大　　通常肺循环血容量约为450 mL,占全身血量的9%左右。由于肺组织和肺循环血管的可扩张性大,故血容量变化也大,起到储血库的作用。

3. 肺组织液压为负压　　肺循环血压低,毛细血管血压平均为7 mmHg,远低于血浆胶体渗透压,有效滤过压为负值,能吸收肺泡内的液体,保持肺泡干燥,从而有利于肺泡和血液间的气体交换。某些病理原因使肺静脉压升高,肺毛细血管压也随之升高时,可使肺组织间隙和肺泡内积聚液体,形成肺水肿。

(二)肺循环的调节

1. 肺泡气氧分压的调节　　当肺泡内氧含量降低时,氧分压下降,肺血管收缩,血流阻力增大,使该局部的血流量减少。

2. 神经和体液调节　　肺循环血管接受交感神经和迷走神经支配。刺激交感神经使肺血管收缩,刺激迷走神经引起肺血管轻度舒张。在体液调节因素中,肾上腺素、去甲肾上腺素、组胺、血管紧张素Ⅱ均能引起肺循环血管收缩,乙酰胆碱使肺血管舒张。

三、脑循环

(一)脑循环的特点

1. 血流量大、耗氧量多　　在安静情况下,脑循环总血流量为750 mL/min,相当于心输出量的15%,而脑的重量仅占体重2%左右。脑组织的耗氧量很大,占全身总耗氧量的20%左右。脑对缺氧、缺血的耐受性很低,因此脑功能活动的维持主要依赖于血液循环。如果脑血流中断10 s左右,通常会出现意识丧失;脑血流中断超过4 min,脑细胞将发生不可恢复的损伤。

2. 血流量变化小　由于颅腔是固定的，脑组织、脑血管和脑脊液三者充满颅腔，相对不可压缩，脑血管扩张容积受限，加上自身调节，可使血流量相对稳定。增加脑的血液供给主要依靠提高脑循环的血流速度。

3. 存在血脑脊液屏障和血脑屏障　在毛细血管血液和脑脊液之间存在限制某些物质自由扩散的屏障，称为血脑脊液屏障。在毛细血管血液和脑组织之间也存在类似的屏障，称为血脑屏障。脂溶性物质（如 O_2、CO_2 等）、某些脂溶性麻醉药物容易通过血脑脊液屏障和血脑屏障。血脑屏障和血脑脊液屏障的存在，对保持脑组织周围化学环境的稳定和防止血液中的有害物质进入脑内具有重要意义。

(二)脑循环的调节

1. 自身调节　脑血流量主要取决于脑动、静脉之间的压力差，其中主要影响因素是颈动脉血压。当动脉血压在 60~140 mmHg(8.0~18.6 kPa)的范围内变动时，脑血管可通过其自身调节机制使脑血流量保持稳定；当动脉血压低于 60 mmHg(8.0 kPa)时，脑血流量明显减少，可引起脑功能障碍；当动脉血压高于 140 mmHg(18.6 kPa)时，脑血流量增加，脑毛细血管血压过高可导致脑水肿。

2. 体液调节　脑血管的舒缩活动主要受血液中化学因素，如 CO_2、O_2 和 H^+ 等的影响，其中 CO_2 起着主导作用。$PaCO_2\uparrow$、$[H^+]\uparrow$ 和 $PaO_2\downarrow$ 时，均可使脑血管舒张，脑血流量增多。

3. 神经调节　脑血管接受交感缩血管纤维和副交感舒血管纤维的支配，但神经活动在脑血管调节中所起作用甚小。

（高福元）

直通执考

一、选择题

1. 心室肌细胞动作电位平台期是下列哪些离子跨膜流动的综合结果?（　　）
   A. Na^+ 内流，Cl^- 外流　　　　　　　　B. Na^+ 内流，K^+ 外流
   C. Na^+ 内流，Cl^- 内流　　　　　　　　D. Ca^{2+} 内流，K^+ 外流

2. 窦房结称为心脏正常起搏点的原因是（　　）。
   A. 静息电位仅为 −60 mV　　　　　　　B. 4 期去极化速度快
   C. 动作电位没有平台期　　　　　　　　D. 0 期去极化速度快

3. 心内兴奋传导最容易发生阻滞的部位是（　　）。
   A. 心房肌　　　　　　　　　　　　　　B. 房室交界
   C. 浦肯野纤维网　　　　　　　　　　　D. 心室肌

4. 心动周期中，心室充盈主要是由于（　　）。
   A. 血液依赖地心引力而回流　　　　　　B. 心房收缩的挤压作用
   C. 心室舒张的抽吸作用　　　　　　　　D. 骨骼肌的挤压作用

5. 心动周期中，占时间最长的是（　　）。
   A. 心房收缩期　B. 等容收缩期　C. 射血期　D. 充盈期

6. 舒张压的高低主要反映（　　）。
   A. 心脏搏出量的增减　　　　　　　　　B. 外周阻力的大小

C. 大动脉弹性的大小　　　　　D. 循环血量的多少

7. 正常人心率超过每分钟180次时,心输出量减少的主要原因是(　　)。
   A. 心室充盈不足　　　　　　B. 心室射血无力
   C. 射血分数减少　　　　　　D. 心力储备不足

8. 正常心电图中,反映兴奋从心房传到心室所需的时间是(　　)。
   A. P-R 间期　　B. Q-T 间期　　C. QRS 波群　　D. S-T 段

9. 房室延搁的生理意义是(　　)。
   A. 使心室肌不会产生完全强直收缩　　　　B. 增强心肌收缩能力
   C. 使心室肌有效不应期延长　　　　　　　D. 保证心室充分充盈

10. 心室肌的前负荷是指(　　)。
    A. 收缩末期容积或压力　　　　　　　　B. 舒张末期容积或压力
    C. 等容收缩期容积或压力　　　　　　　D. 等容舒张期容积或压力

11. 下列情况中,静脉回心血量增多的是(　　)。
    A. 心脏射血分数减少　　　　　　　　　B. 呼吸运动的吸气时
    C. 骨骼肌舒张状态下　　　　　　　　　D. 由卧位转为直立位

12. 第二心音产生是由于(　　)。
    A. 心室收缩时,血液冲击动脉壁引起的振动
    B. 心室舒张时,动脉管壁回缩引起的振动
    C. 心室收缩时,动脉瓣突然开放时的振动
    D. 心室舒张时,动脉瓣迅速关闭时的振动

13. 下列关于中心静脉压的叙述,错误的是(　　)。
    A. 是指胸腔大静脉和右心房的血压
    B. 其正常值变动范围为 4~12 mmHg
    C. 其高低取决于心脏射血能力和静脉回心血量的多少
    D. 可作为临床控制输液速度和量的参考指标

14. 中心静脉压的高低主要取决于以下哪些因素?(　　)
    A. 血管容量与血量　　　　　　　　　　B. 动脉血压和静脉血压之差
    C. 心脏射血能力和静脉回心血量　　　　D. 心脏射血能力和外周阻力

15. 下列各项中,可使组织液生成增加的是(　　)。
    A. 毛细血管血压降低　　　　　　　　　B. 血浆胶体渗透压升高
    C. 组织液静水压升高　　　　　　　　　D. 组织液胶体渗透压升高

16. 下列关于正常心电图的描述,哪一项是正确的?(　　)
    A. P 波代表窦房结的去极　　　　　　　B. QRS 波群代表心室的去极
    C. T 波代表心房的复极　　　　　　　　D. P-R 间期代表心房内传导时间

17. 心肌不产生强直收缩是因为心肌(　　)。
    A. 有效不应期很长　　　　　　　　　　B. 对细胞外液 Ca^{2+} 有依赖性
    C. 有特殊传导组织,具有自律性　　　　D. 窦房结的节律性兴奋频率低

18. 进行物质交换的血液不流经下列哪个微循环血管?(　　)
    A. 微动脉　　　　　　B. 后微动脉
    C. 通血毛细血管　　　D. 真毛细血管

19. 衡量心肌自律性高低的指标是（　　）。
A. 4期自动去极化速度　　　B. 阈电位水平
C. 最大舒张电位水平　　　　D. 单位时间内自动兴奋的频率

20. 心交感神经兴奋后，可引起（　　）。
A. 心率减慢，心内传导加快，心肌收缩力减弱
B. 心率加快，心内传导加快，心肌收缩力减弱
C. 心率减慢，心内传导减慢，心肌收缩力增强
D. 心率加快，心内传导加快，心肌收缩力增强

21. 心迷走神经节后纤维释放的神经递质是（　　）。
A. 乙酰胆碱　　　　　　B. 去甲肾上腺素
C. 血管升压素　　　　　D. 肾上腺素

22. 心动周期中，左心室容积最大的时期是（　　）。
A. 等容收缩期末　　　　B. 等容舒张期末
C. 充盈期初　　　　　　D. 心房收缩期末

23. 影响收缩压的主要因素是（　　）。
A. 每搏输出量　B. 外周阻力　C. 心率　D. 大动脉壁的弹性

24. 调节心血管活动的基本中枢位于（　　）。
A. 脊髓　　B. 延髓　　C. 脑桥　　D. 下丘脑

25. 影响血流外周阻力的主要因素是（　　）。
A. 血管口径　B. 血流量　C. 管壁弹性　D. 血液黏度

二、简答题

1. 动脉血压是如何形成的？影响动脉血压的因素有哪些？
2. 试述心室肌细胞一次兴奋后，其兴奋性的变化及其机制。
3. 试述心脏泵血功能的各项评价指标。

第五章 呼吸

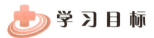

学习目标

1. 掌握呼吸的基本过程,胸内负压形成及其生理意义,肺活量和肺泡通气量,肺换气和组织换气,动脉血液中 PaO_2、$PaCO_2$ 和 H^+ 浓度的变化对呼吸运动的影响。

2. 熟悉肺通气的动力及过程,肺容量和肺通气量,O_2 和 CO_2 在血液中的运输,呼吸中枢。

3. 了解肺通气的阻力,影响肺换气的主要因素,呼吸运动的其他调节方式,氧解离曲线的特点和意义。

案例引导

小明暑假中与同学结伴去水库游玩,不幸溺水,同学和路人将其救起后立即为小明做胸外心脏按压和口对口人工呼吸,经过大家的共同努力,小明终于转危为安。

问题:

1. 对呼吸骤停的患者为什么要实施人工呼吸?
2. 临床上人工呼吸的原理是什么?

人体在生命活动过程中需要不断地从外界摄取 O_2,并将其所产生的 CO_2 排出体外,以确保人体新陈代谢的正常进行。人体与环境之间的气体交换过程,称为呼吸。呼吸是人体生命活动的最基本过程之一,一旦呼吸停止,生命也将终止。呼吸过程包括外呼吸(包括肺通气和肺换气)、气体在血液中的运输、内呼吸(即组织换气)(图5-1)。

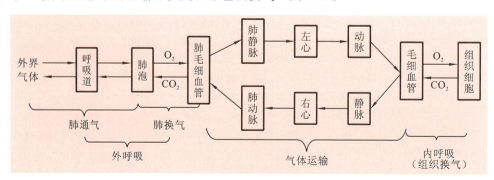

图 5-1　呼吸全过程示意图

第一节 肺通气

肺通气（pulmonary ventilation）是指肺泡气与外界空气之间经呼吸道进行气体交换的过程。

一、肺通气的原理

气体进、出肺取决于两个因素的相互作用：一是推动气体流动的动力，二是阻止其流动的阻力。要实现肺通气，前者必须克服后者。

（一）肺通气的动力

气体进出肺泡，是由于肺内压与大气压之间出现了差值。当肺内压低于大气压时，空气流入肺泡，即为吸气；当肺内压高于大气压时，肺泡内气体流出到外界，即为呼气。肺内压与大气压之间的差值是人体进行呼吸运动的结果。可见，肺内压与大气压之间的差值是肺通气的直接动力，而呼吸运动则是肺通气的原动力。

1. 呼吸运动 呼吸肌收缩和舒张引起胸廓节律性扩大和缩小的过程称为呼吸运动，包括吸气运动和呼气运动。呼吸肌分为吸气肌和呼气肌，吸气肌有膈肌和肋间外肌，此外还有斜角肌、胸锁乳突肌等辅助吸气肌；呼气肌主要有肋间内肌和腹肌。

1）吸气运动 平静呼气时，吸气运动是由膈肌和肋间外肌的收缩来实现的。膈肌收缩增加了胸廓的上下径，肋间外肌收缩则增加了胸廓的前后径和左右径，随之胸腔和肺容积增大，肺内压降低；当低于大气压时，外界气体入肺，产生吸气。

2）呼气运动 平静呼气时，膈肌和肋间外肌舒张，肺依靠本身的回缩力而回位，并牵引胸廓缩小，向吸气开始前的位置恢复，胸腔和肺容积减小，肺内压增高，当大于大气压时，肺内气体被呼出，产生呼气。

平静呼吸时，吸气运动由吸气肌收缩引起。因膈肌收缩而增加的胸腔容积相当于总通气量的 4/5，所以膈肌的舒缩在肺通气中起重要作用。

3）呼吸形式

（1）平静呼吸与用力呼吸：人体在安静状态下的呼吸运动称为平静呼吸，其特点是呼吸运动较为平稳均匀，每分钟为 12~18 次。平静呼吸时，吸气运动由吸气肌收缩引起，故吸气是主动的；而呼气运动时吸气肌舒张，呼气则是被动的。

人体在特殊状态下呼吸加深、加快时的呼吸运动称为用力呼吸或深呼吸。用力吸气时，除了吸气肌收缩外，辅助吸气肌也参与收缩；用力呼气时，除吸气肌舒张外，还有呼气肌收缩。所以吸气和呼气都是主动的。

（2）腹式呼吸和胸式呼吸：以膈肌舒缩为主的呼吸运动，称为腹式呼吸，主要表现为腹壁明显的起伏。以肋间外肌舒缩为主的呼吸运动，称为胸式呼吸，主要表现为胸廓的扩大和缩小。一般情况下，正常成人胸式呼吸和腹式呼吸同时存在，只有在胸部或腹部活动受限时才会出现某种单一的呼吸形式。

2. 肺内压　肺内压是指肺泡内的压力。吸气初,肺容积扩大,肺内压下降,低于大气压 1~2 mmHg,外界空气入肺;吸气末,肺内压等于大气压。呼气初,肺容积缩小,肺内压升高,高于大气压 1~2 mmHg,肺内气体出肺;呼气末,肺内压等于大气压。由此可见,在呼吸运动过程中,正是由于肺内压的周期性的变化,形成大气压与肺内压之差,从而决定了气体流动的方向和气体进出肺的量。

3. 胸膜腔和胸膜腔内压　肺与胸廓在结构上并不相连,呼吸运动过程中肺能随胸廓的运动而扩张和回缩,这与胸膜腔的特征和胸膜腔内压的作用有关。

胸膜腔是由胸膜壁层和脏层围成的密闭的潜在的腔隙。正常胸膜腔内没有气体,仅有少量浆液,浆液有两方面的作用:一是在两层胸膜之间起到润滑作用;二是浆液分子的内聚力使两层胸膜紧密相贴,肺可以随胸廓的运动而扩张和回缩。

(1)胸内负压的概念及形成:胸膜腔内的压力称为胸膜腔内压,简称胸内压。测量表明,平静呼吸过程中,胸内压通常低于大气压,为负压,习惯上称胸内负压(图5-2)。平静呼气末胸内压为 -5~-3 mmHg(-0.67~-0.4 kPa),吸气末为 -10~-5 mmHg(-1.33~-0.67 kPa)。

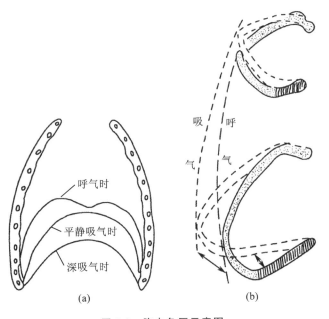

图 5-2　胸内负压示意图

胸内负压的形成与作用于胸膜腔的两种力有关,一种是促使肺泡扩张的肺内压,另一种是促使肺泡缩小的肺回缩力。胸膜腔内压是这两种方向相反的力的代数和,可表示为

$$胸内压 = 肺内压 - 肺回缩力$$

在吸气末或呼气末,肺内压等于大气压。因此

$$胸内压 = 大气压 - 肺回缩力$$

若将大气压视为零,则

$$胸内压 = -肺回缩力$$

可见胸内负压实际上是由肺回缩力所决定的,故其值也随呼吸过程的变化而变化。

(2)胸内负压的生理意义：①有利于维持肺的扩张状态，并使肺能随胸廓的运动而变化。如果胸膜腔破裂，空气进入胸膜腔而形成气胸，则胸内负压消失，肺因其回缩力而萎缩，导致肺不张。②使胸膜腔内一些壁薄低压的管道（如腔静脉、胸导管等）扩张，从而有利于静脉血和淋巴液的回流。

> **知识链接**
>
> ### 人工呼吸
>
> 当人体呼吸停止而心跳还未停止时，可采用人工呼吸的方法进行急救。人工呼吸是通过人工的方式建立起肺内压与大气压之间的压力差，以维持肺通气的过程。人工呼吸分为正压法和负压法两类。正压法主要是指口对口人工呼吸，负压法主要是指节律性地挤压胸廓。

（二）肺通气的阻力

肺通气的阻力包括弹性阻力和非弹性阻力。前者包括肺和胸廓弹性阻力，约占总阻力的70%；后者包括气道阻力、黏滞阻力和惯性阻力，约占30%。

1. 弹性阻力

（1）肺弹性阻力：肺弹性阻力来自两个方面。一是肺组织本身的弹性回缩力（主要来自弹性纤维等），约占肺弹性阻力的1/3；二是肺泡表面液体层所形成的表面张力（使肺泡趋向于缩小），约占肺弹性阻力的2/3。肺弹性阻力是构成肺通气的阻力之一。根据Laplace定律：

$$p=\frac{2T}{r}$$

式中：p 为肺泡内压；T 为表面张力；r 为肺泡半径。

依照公式，如果大、小肺泡表面张力一样，则大肺泡因半径大，肺泡内压就小；小肺泡因半径小，肺泡内压就大。而正常人的肺是由大小不等的肺泡构成，肺内的大、小肺泡又是彼此连通的，按此公式推导，气体将从小肺泡不断地流入大肺泡，结果使大肺泡膨胀，小肺泡萎缩，肺泡将失去稳定性。但是，这种情况在正常人是不会出现的。因为肺泡内尚存在一种可降低肺泡表面张力的物质，即肺泡表面活性物质。

肺泡表面活性物质由肺泡Ⅱ型细胞合成并释放，它是一种复杂的脂蛋白混合物，主要成分是二棕榈酰卵磷脂，其作用是降低肺泡液-气界面的表面张力。

肺泡表面活性物质的生理意义：①有助于维持肺泡的稳定性；②减少肺组织液生成，防止肺水肿；③降低吸气阻力，有利于肺的扩张，减少吸气做功。

> **知识链接**
>
> ### 新生儿呼吸窘迫综合征
>
> 早产儿常常在出生后出现短暂（数分钟至数小时）的自然呼吸，继而发生进行性呼吸困难、发绀、呻吟等急性呼吸窘迫症状和呼吸衰竭，这称为新生儿呼吸窘迫综合征。造成这一病症的原因主要就是缺乏肺泡表面活性物质。胎儿在六七个月或以后，肺泡Ⅱ型细胞才开始合成和分泌肺泡表面活性物质。由于肺泡液可进入羊水，所以可抽取羊水检查其中表面活性物质的含量和成分，以了解胎肺发育的成熟状况。

(2)胸廓弹性阻力：胸廓的弹性阻力来自于胸廓的弹性组织。胸廓是一个双向弹性体，其弹性回缩力的方向随胸廓所处的位置而改变。当肺容量约为肺总量的67%时，胸廓处于自然容积的位置；肺容量大于肺总量的67%时，胸廓被扩大而产生向内的弹性回缩力；而在肺容量小于肺总量的67%时，胸廓被压缩产生向外的弹性回缩力。

(3)顺应性：顺应性是指弹性组织在外力作用下的可扩张性。容易扩张即顺应性大，不易扩张则顺应性小。它与弹性阻力成反比。

2. 非弹性阻力 非弹性阻力主要指气道阻力，是气体通过呼吸道时，气体分子间及气体分子与气道管壁之间的摩擦力。气道阻力与呼吸道半径的4次方成反比，占非弹性阻力的80%~90%。

呼吸道平滑肌受自主神经支配。交感神经兴奋，呼吸道平滑肌舒张，阻力减小；副交感神经兴奋，呼吸道平滑肌收缩，阻力增大。支气管哮喘患者发作时，因支气管平滑肌痉挛，气道阻力明显增大，表现为呼吸困难，临床上可用支气管解痉药来缓解。

二、通气功能的评价指标

1. 肺容量 肺容量是指肺内所容纳气体的容积。在通气过程中，肺容量的大小取决于呼吸运动的深浅。肺容量描记图见图5-3。

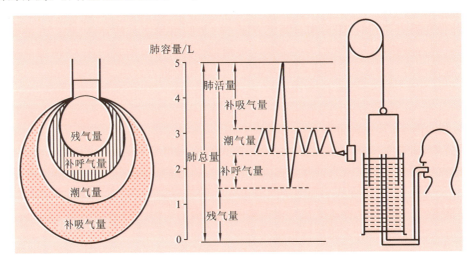

图5-3 肺容量描记图

(1)潮气量(TV)：每次呼吸时，吸入或呼出的气量。正常成人平静呼吸时潮气量为0.4~0.6 L，平均为0.5 L。

(2)补吸气量和深吸气量：平静吸气末再尽力吸气，所能增加的吸入气量，称为补吸气量。正常成人补吸气量为1.5~2.0 L。补吸气量与潮气量之和称为深吸气量。

(3)补呼气量：平静呼气末再尽力呼气，所能增加的呼出气量。正常成人补呼气量为0.9~1.2 L。

(4)残气量(RV)和功能残气量：用力呼气末，肺内所残留的气量，称为残气量。正常成人为1.0~1.5 L。平静呼气末，肺内所残留的气量，称为功能残气量，它是补呼气量和残气量之和。正常成人功能残气量约为2.5 L。功能残气量的存在有重要的生理意义，它能缓冲呼吸过程中肺泡内O_2和CO_2分压的急剧变化，从而保证肺泡内和血液中O_2和CO_2分压不会随呼吸运动而出现大幅度的波动。

(5)肺活量(VC)和用力呼气量(FEV):尽力吸气后,从肺内所能呼出的最大气量称为肺活量,它是潮气量、补吸气量和补呼气量三者之和。正常成年男子平均约为3.5 L,女子约为2.5 L。肺活量有较大的个体差异。它反映了一次通气的最大能力,在一定程度上可作为评价肺通气功能的指标。

用力呼气量,过去也称为时间肺活量,指的是尽力吸气后再尽力尽快呼气,在一定时间内所能呼出的气量,通常以它占用力肺活量的百分数表示。正常人第1、2、3 s的用力呼气量(FEV_1、FEV_2、FEV_3)分别约为83%、96%、99%。其中,第一秒末的用力呼气量(FEV_1)在临床最为常用,如低于60%,提示有一定程度的气道阻塞,见于肺弹性降低或阻塞性肺疾病。用力肺活量略小于在没有时间限制条件下测得的肺活量,是评价肺通气功能的较好指标。

(6)肺总量:肺所能容纳的最大气体量称为肺总量,它是肺活量与残气量之和。成年男子平均约为5.0 L,女子约为3.5 L。

2. 肺通气量

(1)每分通气量与最大随意通气量:每分钟吸入或呼出的气体量称为每分通气量,其值为潮气量与呼吸频率的乘积,它是肺通气功能的重要指标。正常成人平静状态下的每分通气量为6.0~9.0 L,其随年龄、性别、身材和活动量的不同而有差异。尽力做深快呼吸时,每分钟所能吸入或呼出的最大气量称为最大随意通气量。最大随意通气量能反映单位时间内呼吸器官发挥最大潜能后所能达到的通气量,是估计一个人能进行多大运动量的生理指标之一。

(2)每分肺泡通气量:每分肺泡通气量是指每分钟吸入肺泡与血液进行气体交换的新鲜气体量。每次吸气时,总有一部分气体留在鼻或口与终末细支气管之间的呼吸道内,不参与肺泡与血液之间的气体交换,故将这部分呼吸道的容积称为解剖无效腔。其容积约为150 mL。进入肺泡的气体也可以因血流在肺内分布不均而未能都与血液进行交换,未能发生交换的肺泡容积称为肺泡无效腔。解剖无效腔与肺泡无效腔合称为生理无效腔。正常人的肺泡无效腔接近于零,因此,生理无效腔与解剖无效腔基本相等。气体交换量应以肺泡通气量为准。其计算公式为

$$肺泡通气量=(潮气量-生理无效腔气量)×呼吸频率$$

正常成人在安静时,肺泡通气量约为4.2 L,相当于每分通气量的70%。在正常人,无效腔的气量变化不大,影响肺泡通气量的主要是呼吸频率和潮气量。如果潮气量增加一倍,呼吸频率减少一半,肺通气量仍然不变,而肺泡通气量则明显增加。如果潮气量减少一半,呼吸频率增加一倍,肺通气量不变,但肺泡通气量则明显减少。由表5-1可见,对肺换气而言,在一定范围内,深而慢的呼吸比浅而快的呼吸更有效。

表5-1 不同呼吸形式时的肺通气量、肺泡通气量比较

呼吸形式	呼吸频率/(次/分)	潮气量/mL	肺通气量/mL	肺泡通气量/mL
平静呼吸	12	500	6000	4200
浅而快呼吸	24	250	6000	2400
深而慢呼吸	6	1000	6000	5100

第二节　气体交换与运输

一、气体交换

气体交换包括肺换气和组织换气。

(一)气体交换的原理

气体分子总是由气体压力高处向压力低处移动,直至气体分子分布均匀为止,这一过程称为气体扩散。肺换气和组织换气就是以扩散方式进行的。单位时间内气体扩散的量主要与气体的分压差、气体的理化性质及其他因素有关。

1. 气体的分压差　在混合气体中,每种气体所占的压力称为该气体的分压。其大小与该气体占混合气体的容积百分比成正比。根据气体扩散的原理,气体交换的动力是气体的分压差,并且决定了气体交换的方向。人体内肺泡气、血液及组织中氧分压(PaO_2)和二氧化碳分压($PaCO_2$)见表5-2。

表5-2　体内不同部位的氧分压(PaO_2)和二氧化碳分压($PaCO_2$)　　　　单位:mmHg

分压	肺泡气	静脉血	动脉血	组织
PaO_2	104	40	100	30
$PaCO_2$	40	46	40	50

2. 气体扩散速率　单位时间内气体扩散的容积为气体扩散速率,受到气体的分压差、溶解度、相对分子质量及气体的扩散面积、扩散距离等因素的影响,其关系如下:

$$气体扩散速率 \propto \frac{分压差 \times 溶解度 \times 温度 \times 扩散面积}{扩散距离 \times \sqrt{相对分子质量}}$$

由于CO_2在血浆中的溶解度(51.5)约为O_2(2.14)的24倍,CO_2的相对分子质量(44)略大于O_2的相对分子质量,在相同分压差时,CO_2的扩散速率是O_2的20倍。

(二)气体交换过程

1. 肺换气　肺泡气的PaO_2大于静脉血的PaO_2,而肺泡气的$PaCO_2$则小于静脉血的$PaCO_2$,来自肺动脉的静脉血流经肺毛细血管时,在分压差的推动下,O_2由肺泡扩散入血液,CO_2则由静脉血扩散入肺泡,完成肺换气过程,结果使静脉血变成含O_2较多、含CO_2较少的动脉血。

2. 组织换气　在组织部位,由于细胞代谢不断消耗O_2,同时产生CO_2,故组织内PaO_2较动脉血的低,而组织内$PaCO_2$较动脉血的高。当动脉血流经组织毛细血管时,在分压差的推动下,O_2由血液扩散入组织细胞,CO_2则从组织细胞扩散入血液,完成组织换气,结果使动脉血变成了含O_2较少、CO_2较多的静脉血。

(三)影响气体交换的因素

影响气体扩散速率的因素都可以影响气体交换的进行,其中扩散距离和扩散面积在人体肺内是影响气体交换的主要因素。另外,肺换气过程还受通气/血流的值(V/Q的值)影响。

1. 呼吸膜的厚度和扩散面积

(1)呼吸膜的厚度:呼吸膜是指肺泡腔与肺毛细血管腔之间的膜,它由6层结构组成(图5-4),即含有表面活性物质的液体分子层、肺泡上皮细胞层、肺泡上皮基膜层、肺泡与毛细血管之间的间质、毛细血管内皮基膜层、毛细血管内皮细胞层。正常呼吸膜非常薄,平均厚度不到1 μm,有的部位仅厚约0.2 μm,气体易于扩散通过。任何使呼吸膜增厚的疾病,如肺纤维化、肺水肿等,都会降低扩散速率,影响气体交换。

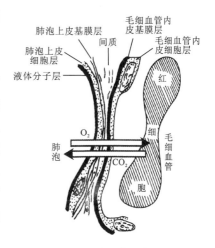

图5-4 呼吸膜示意图

(2)呼吸膜的面积:正常成人,两肺约有3亿个肺泡,总扩散面积达100 m^2。平静呼吸时,可供气体交换的呼吸膜面积约为40 m^2;用力呼吸时,肺毛细血管开放增多,扩散面积可增大到约70 m^2。呼吸膜广大的面积及良好的通透性,保证了肺泡与血液间能迅速地进行气体交换。扩散面积可因肺本身的疾病(如肺不张、肺气肿等)或因毛细血管关闭和阻塞而减小。

2. 通气量/血流量的值(V/Q的值) V/Q的值是指每分肺泡通气量(V)与肺血流量(Q)之间的比值。正常成人在安静状态下,每分肺泡通气量约为4.2 L,肺血流量即心输出量约为5.0 L/min,V/Q的值为0.84。

V/Q的值正常表示由右心射出的静脉血通过肺毛细血管时能够进行充分的气体交换,全部成为动脉血,满足全身组织代谢对气体更新的需要。当V/Q的值增大时,表示肺通气过度或肺血流量不足,部分肺泡气体未能与血液进行充分的交换,导致肺泡无效腔增大;当V/Q的值减小时,表示肺通气不足或肺血流量过多,部分血液流经通气不良的肺泡,得不到充分的气体更新,形成功能性动-静脉短路。比值增大或减小均可使肺换气效率降低。

二、气体在血液中的运输

在呼吸过程中,血液起着运输气体的作用。它将O_2从肺运送到全身组织,又将组织产生的CO_2运送到肺部。O_2和CO_2在血液运输有物理溶解和化学结合两种形式,其中以化学结合为主要运输形式。物理溶解运输的气体量尽管很少,但却是实现化学结合所必需的中间环节。气体必须先溶解于血液,才能进行化学结合;结合状态的气体,也必须先解离成溶解状态,才能逸出血液。

(一)O_2的运输

1. 物理溶解 血液中以物理溶解形式存在的O_2量,仅占血液总O_2含量的1.5%。

2. 化学结合 化学结合是O_2的主要运输形式,约占血液总O_2量的98.5%。O_2进入红细胞,与红细胞内的血红蛋白(Hb)结合,形成氧合血红蛋白(HbO_2),并以此形式进行运输。O_2和Hb结合是一种亲和力很强的可逆性结合,称为氧合。氧合的多少取决于血液中PaO_2的高低。

当血液流经PaO_2高的肺部时,O_2与Hb结合,形成氧合血红蛋白;当血液流经PaO_2低的组织时，HbO_2 迅速解离，释放出 O_2，成为去氧合血红蛋白，如下式所示：

$$Hb + O_2 \underset{PaO_2低(组织)}{\overset{PaO_2高(肺)}{\rightleftharpoons}} HbO_2$$

(1) O_2 与 Hb 结合的特征：该反应迅速、可逆，不需要酶参与，决定反应方向的因素是 PaO_2，如上式所示。因 Hb 中的 Fe^{2+} 与 O_2 结合后仍是 Fe^{2+}，所以该反应是氧合而不是氧化。如果 Hb 中的 Fe^{2+} 被氧化成 Fe^{3+}（如亚硝酸盐中毒），就不能再结合 O_2，导致机体缺氧。1 分子 Hb 可结合 4 分子 O_2，100 mL 血液中 Hb 所能结合的最大 O_2 量称为 Hb 氧容量。而 100 mL 血液中 Hb 实际结合的 O_2 量称为 Hb 氧含量。Hb 氧含量占 Hb 氧容量的百分比称为 Hb 氧饱和度（又称血氧饱和度）。氧合血红蛋白呈鲜红色，去氧血红蛋白呈暗红色。当每升血液中去氧血红蛋白含量达到 50 g 以上时，在毛细血管丰富的表浅部位，如口唇、甲床等处可出现青紫色，称为发绀。发绀通常是人体缺氧的标志。Hb 还可与 CO 结合，生成一氧化碳血红蛋白（HbCO），呈樱桃红色。由于 Hb 与 CO 的结合能力是 O_2 的 210 倍，故 CO 中毒时，O_2 很难与 Hb 结合，引起机体缺氧。

知识链接

CO 中毒

CO 中毒即通常所说的煤气中毒。空气中的 CO 含量如果达到 0.04%～0.06% 时，就可使人中毒。常见中毒原因：①在密闭的居室里用煤气、煤球炉取暖、做饭；②管道煤气漏气；③使用燃气热水器洗浴，通风不良；④冬季在车库内长时间发动汽车或开动车内空调后在车内睡眠等。

CO 进入人体血液后，可与 Hb 结合，占据 Hb 分子中 O_2 的结合位点，因此使血液中 HbO_2 的含量减少。CO 与 Hb 的亲和力是 O_2 的 210 倍，这意味着在极低的 $PaCO$ 下，CO 即可从 HbO_2 中取代 O_2。此外，当 CO 与 Hb 分子中 1 个血红素结合后，将增加其与 3 个血红素对 O_2 的亲和力，妨碍 O_2 的解离。表现为缺 O_2、呼吸困难，口唇呈樱桃红色等症状，严重者可造成死亡。因此，CO 中毒既可妨碍 Hb 对 O_2 的结合，又能妨碍 Hb 对 O_2 的解离，危害极大。

煤气中毒现场急救要点：立即打开门窗通风，尽快把患者搬离中毒环境；呼吸心跳停止时，立即进行人工呼吸和心脏按压；同时呼叫 120 急救服务。

(2) 氧解离曲线：表示血液 PaO_2 与 Hb 氧饱和度关系的曲线，称为氧解离曲线。此曲线呈 S 形（图 5-5）。

氧解离曲线的主要特点和意义：①曲线上段相当于血液中 PaO_2 为 60～100 mmHg 的区段，比较平坦，反映了 Hb 与 O_2 结合的特点，即 PaO_2 在这个范围内变化时，对血氧饱和度的影响不大。因此，在高原、高空环境或某些呼吸系统疾病时，只要 PaO_2 不低于 60 mmHg，血氧饱和度仍可保持在 90% 以上，血液仍能携带足够的氧，不至于发生明显的低氧血症，但这一特点也不利于早期发现呼吸系统和心血管系统疾病。②曲线中段相当于 PaO_2 为 40～60 mmHg 之间的区段，比较陡直，反映了 HbO_2 释放 O_2 的特点，即 PaO_2 在这个范围内稍有降低，血氧饱和度出现较明显的下降，释放出的 O_2 供组织代谢利用。③曲线下段相当于 PaO_2 为 15～40

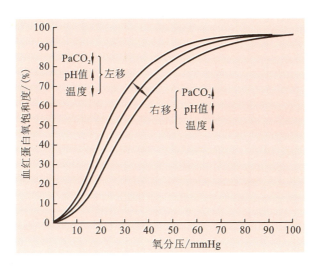

图 5-5 氧解离曲线及主要影响因素

mmHg 的区段,最陡,也是 HbO_2 释放 O_2 的部分,表明 PaO_2 稍有降低,血氧饱和度将大幅度下降,释放出更多的 O_2 以满足机体活动增强时对 O_2 的需要。

氧解离曲线受血液 $PaCO_2$、pH 值和温度等因素的影响。血液中 $PaCO_2$ 增高、pH 值降低和温度升高,使氧解离曲线右移,即 Hb 和 O_2 的亲和力降低,O_2 的释放增多;反之,则使曲线左移,即 Hb 和 O_2 的亲和力增加,O_2 的释放减少。

(二)CO_2 的运输

1. 物理溶解 血液中物理溶解的 CO_2 约占血液运输 CO_2 总量的 5%。

2. 化学结合 CO_2 以化学结合形式运输占运输总量的 95%。CO_2 在血液中的化学结合形式有碳酸氢盐和氨基甲酸血红蛋白两种。

(1)碳酸氢盐形式:以碳酸氢盐形式运输的 CO_2,约占血压 CO_2 运输总量的 88%。组织细胞生成的 CO_2 扩散入血浆,溶解于血浆的 CO_2 迅速扩散入红细胞。在红细胞内碳酸酐酶(CA)的催化作用下,CO_2 与 H_2O 结合形成 H_2CO_3,H_2CO_3 又迅速解离成 H^+ 和 HCO_3^-。生成的 HCO_3^- 除一小部分与细胞内的 K^+ 结合成 $KHCO_3$ 外,大部分扩散入血浆与 Na^+ 结合生成 $NaHCO_3$;同时血浆中的 Cl^- 向细胞内转移,以保持红细胞内、外电荷平衡。由于红细胞膜对正离子通透性极小,在上述反应中解离出的 H^+ 则与红细胞内的 Hb 结合,同时促进 O_2 释放(图 5-6)。

(2)氨基甲酸血红蛋白形式:以氨基甲酸血红蛋白形式运输的 CO_2 量,占运输总量的 7%。进入红细胞中的 CO_2 能直接与 Hb 的氨基结合,形成氨基甲酸血红蛋白(HbNHCOOH)。这一反应不需要酶的参与,反应迅速、可逆。其结合量主要受 Hb 含氧量的影响。HbO_2 与 CO_2 的结合能力比 Hb 与 CO_2 的结合力小,所以当动脉血流经组织时,HbO_2 释放出 O_2 成为 Hb,Hb 容易结合 CO_2,形成大量的 HbNHCOOH;在肺部,由于 HbO_2 形成,减小了结合力,促使 HbNHCOOH 解离,释放 CO_2 扩散入肺泡。如下式:

$$Hb + CO_2 \underset{PaCO_2\text{低(肺)}}{\overset{PaCO_2\text{高(组织)}}{\rightleftharpoons}} HbNHCOOH$$

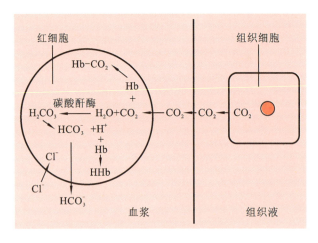

图 5-6 CO_2 的化学结合过程

第三节 呼吸运动的调节

呼吸运动是一种节律活动,其深度和频率随人体内、外环境的变化而改变,这些都是在神经系统的调节和控制下实现的。

一、呼吸中枢

呼吸中枢是指中枢神经系统内产生和调节呼吸运动的神经细胞群。它们广泛分布在大脑皮质、间脑、延髓和脊髓等各级部位,它们在呼吸节律的产生和调节中所起的作用不同,正常节律性呼吸运动是在各级呼吸中枢的相互配合下实现的。

(一)脊髓

支配呼吸肌的运动神经位于脊髓灰质前角,它们发出的膈神经和肋间神经分别支配膈肌和肋间肌。实验证明,只保留脊髓时动物的呼吸运动立即停止。这提示脊髓不能产生节律性的呼吸运动,它只是联系脑和呼吸肌的中转站。

(二)延髓

延髓是呼吸运动的基本中枢。延髓有吸气神经元和呼气神经元,主要集中在腹侧和背侧两组神经核团内,其轴突纤维下行支配脊髓前角的呼吸肌运动神经元。实验证明,保留动物的延髓和脊髓时,动物可存在节律性的呼吸运动,但呼吸节律不规则,呈喘息样呼吸。说明延髓是产生节律性呼吸运动的基本中枢。但正常呼吸节律的形成,还有赖于上位呼吸中枢的作用。

(三)脑桥

脑桥内呼吸神经元相对集中于脑桥背侧前端的臂旁内侧核及其相邻的 Kolliker-Fuse 核,两者合称为 PBKF 核群,为呼吸调整中枢所在部位。它们与延髓呼吸中枢之间有双向联系,形成调控呼吸的神经元回路,其作用是限制吸气,促使吸气向呼气转换。目前认为,正常呼吸节律是脑桥和延髓呼吸中枢共同活动形成的。

(四)大脑皮质

人在一定范围内可以有意识地暂时屏气,或随意控制呼吸运动的深度与频率,也可由条件反射或情绪改变而引起呼吸运动变化,这些都是在大脑皮质的控制下进行的。

呼吸除受延髓、脑桥的呼吸中枢控制外,还受脑桥以上中枢部位的影响,如大脑皮质、边缘系统、下丘脑等。

知识链接

呼吸节律的形成

关于呼吸节律形成机制有两种学说:①起步细胞学说:节律性呼吸如窦房结起搏细胞的节律性一样,是由延髓内具有起步样活动的神经元的节律兴奋引起的。②神经元网络学说:呼吸节律的形成依赖于延髓内呼吸神经元之间复杂的相互联系和相互作用。在延髓内存在起着中枢吸气活动发生器和吸气切断机制作用的神经元。前者的活动引起吸气神经元兴奋,产生吸气;后者的活动增强到一定阈值时,使吸气活动终止,转为呼气;吸气切断机制的活动减弱时,吸气活动便再次发生,如此周而复始。脑桥呼吸调整中枢的活动和迷走神经肺牵张感受器传入活动可促进吸气切断机制的活动,从而使吸气转为呼气。

二、呼吸运动的反射性调节

中枢神经系统可接收各种刺激,使呼吸运动的频率、深度和形式等发生相应的改变,实现对呼吸运动的反射性调节。

(一)化学感受器呼吸反射

血液中化学成分的改变,特别是 $PaCO_2$、PaO_2 和 H^+ 浓度的变化,可通过刺激化学感受器,改变呼吸中枢的功能状态,从而调节呼吸运动。人体通过呼吸运动又能调节血液中 O_2、CO_2 和 H^+ 的水平,以维持内环境中这些因素的相对稳定。

1. 化学感受器 参与呼吸调节的化学感受器因其所在部位不同,分为外周化学感受器和中枢化学感受器。

(1)外周化学感受器:颈动脉体和主动脉体是调节呼吸的外周化学感受器。这些感受器在动脉血中 PaO_2 降低、$PaCO_2$ 升高或 H^+ 浓度升高时受到刺激,冲动经窦神经和主动脉神经传入延髓,兴奋延髓呼吸中枢,反射性地引起呼吸加深、加快和血液循环的变化。其中颈动脉体对呼吸调节的作用较为重要。

(2)中枢化学感受器:中枢化学感受器位于延髓腹外侧浅表部位,它的生理性刺激是脑脊液和局部细胞外液中的 H^+。血液中的 CO_2 能迅速通过血脑屏障,在脑脊液中 CA 的作用下,CO_2 与 H_2O 形成 H_2CO_3,再解离出 H^+,从而刺激中枢化学感受器,再引起呼吸中枢兴奋。所以,外周血中的 CO_2 引起中枢化学感受器兴奋是通过提高脑脊液中 H^+ 的浓度而实现的。由于外周血中 H^+ 不易通过血脑屏障,故外周血 pH 值的变动对中枢化学感受器的作用不大。中枢化学感受器与外周化学感受器不同,它不感受缺氧的刺激,但对 H^+ 的敏感性比外周化学感受器高。

2. CO_2、H^+ 和 O_2 对呼吸的影响

(1)CO_2 对呼吸的影响:CO_2 是调节呼吸最重要的生理性化学因素,血液中一定浓度的 CO_2 是维持呼吸中枢兴奋性所必要的。若吸入气中 CO_2 浓度过低(如过度通气)时,可发生呼吸运动暂停;若吸入气中 CO_2 浓度增高到 1% 时,肺通气量即明显增加;吸入气中 CO_2 浓度增高到 4% 时,肺通气量将加倍;但吸入气中 CO_2 浓度进一步增高并超过一定水平,肺通气量不再相应增加,反而会抑制中枢神经系统的活动,产生呼吸困难、头痛、头昏,甚至昏迷,出现 CO_2 麻醉。CO_2 兴奋呼吸是通过刺激中枢化学感受器和外周化学感受器两条途径实现的,但以刺激中枢化学感受器为主。

(2)H^+ 对呼吸的影响:动脉血 H^+ 浓度增高,可导致呼吸加深、加快,肺通气量增加;H^+ 浓度降低时,呼吸受到抑制。虽然中枢化学感受器对 H^+ 的敏感性较高,但由于 H^+ 不易通过血脑屏障,因此血液 H^+ 对呼吸运动的调节作用是通过刺激外周化学感受器来实现的。

(3)O_2 对呼吸的影响:吸入气 PaO_2 降低时,肺泡气、动脉血 PaO_2 都随之降低,可引起呼吸增强,肺通气量增加。但只有动脉血中 PaO_2 降低到 80 mmHg 以下时,才有明显效应。可见动脉血 PaO_2 对正常呼吸的调节作用不大,仅在特殊情况下低氧刺激才有重要意义。

在严重肺气肿、肺心病患者,肺换气功能障碍导致低氧和 CO_2 的潴留,长时间的 CO_2 的潴留能使中枢化学感受器对 CO_2 的刺激作用发生适应,而外周化学感受器对低氧刺激适应很慢。在这种情况下,低氧对外周化学感受器刺激成为驱动呼吸运动的主要刺激因素。

低氧对呼吸的刺激作用完全是通过外周化学感受器实现的,低氧对呼吸中枢的直接作用是抑制性的。轻度缺氧通过外周化学感受器对呼吸中枢的兴奋作用,可以对抗低氧对中枢的直接抑制作用。但在严重缺氧时,如果外周化学感受器的反射效应不足以克服低氧时对中枢的直接抑制作用,将导致呼吸障碍。

综上所述,当血液 $PaCO_2$ 升高、PaO_2 降低、H^+ 浓度升高时,分别都有兴奋呼吸中枢的作用,尤以 $PaCO_2$ 的作用显著。但在整体情况下,往往是以上一种因素的改变会引起其余因素相继改变或几种因素同时改变。三者相互影响、相互作用,既可发生综合而加大,也可相互抵消而减弱。

知识链接

严重肺气肿或肺心病患者为何不能高浓度持续吸入纯氧?

一定范围内动脉血 $PaCO_2$ 升高和 PaO_2 降低都可通过刺激化学感受器使呼吸中枢兴奋,但正常情况下是靠 CO_2 来兴奋呼吸中枢的。病理情况下如严重慢性支气管炎、肺心病时,患者既有低 O_2 又有 CO_2 潴留,由于血中长期保持高浓度的 CO_2,呼吸中枢对 CO_2 刺激的敏感性已降低,此时低 O_2 通过刺激外周化学感受器使呼吸中枢兴奋成为调节呼吸运动的重要因素。对这类患者不应快速给氧,应采取低浓度持续给氧,以免突然解除低氧的刺激作用,导致呼吸抑制。

(二)肺牵张反射

肺扩张或缩小而引起呼吸的反射性变化,称为肺牵张反射。肺牵张反射包括肺扩张引起吸气抑制和肺缩小引起吸气兴奋的两种反射。

肺牵张感受器位于从气管到细支气管的平滑肌中,对牵拉刺激敏感。吸气时,肺扩张,当肺内气体量达一定容积时,牵拉支气管和细支气管,使感受器兴奋,冲动经迷走神经传入延髓,通过吸气切断机制使吸气神经元抑制,结果吸气停止,转为呼气。呼气时,肺缩小,牵张感受器所受刺激减弱,经迷走神经传入的冲动减少,对延髓吸气神经元的抑制解除,吸气神经元兴奋,转为呼气。但在平静呼吸时,肺牵张反射一般不参与呼吸运动的调节。在病理情况下,如肺不张、肺水肿时,引起该反射,使呼吸运动变浅、变快。

肺牵张反射的意义是阻止吸气过深过长,促使吸气转为呼气,与脑桥呼吸调整中枢共同调节着呼吸频率与深度。在动物实验中,如切断两侧的迷走神经,动物的吸气过程延长,呼吸变得深而慢。

(三)防御性呼吸反射

呼吸道黏膜受刺激时,引起的一些对人体有保护作用的呼吸反射,称为防御性呼吸反射,主要有咳嗽反射和喷嚏反射。

1. 咳嗽反射　　咳嗽反射是常见的重要防御反射,它的感受器位于喉、气管和支气管的黏膜,能接收机械的或化学的刺激,兴奋经迷走神经传入延髓,从而引发一系列协调且有序的反射效应。

2. 喷嚏反射　　喷嚏反射是因鼻黏膜受刺激而引起,传入神经为三叉神经,其动作与咳嗽反射类似,其作用是清除鼻腔中的刺激物。

> **知识链接**
>
> **呼吸肌本体感受器反射**
>
> 　　由呼吸肌本体感受器传入冲动所引起的反射性呼吸变化,称为呼吸肌本体感受器反射。此反射的感受器是肌梭,存在于骨骼肌内。当肌肉受牵张时,肌梭受刺激而兴奋,其冲动经背根传入脊髓中枢,反射性地引起受牵张的肌肉收缩。呼吸肌通过本体感受器反射,可使呼吸增强,但在平静呼吸时,这一反射活动不明显。
>
> 　　呼吸肌本体感受器反射的意义在于随着呼吸肌负荷的增加而相应地加强呼吸运动,这在克服气道阻力上有重要作用。

三、运动对呼吸的变化及调节

运动开始后,呼吸加深、加快,每分肺泡通气量骤然升高,其增加的程度随运动量而异,随后达到一个平稳的高水平。运动停止时,肺通气骤降,继而缓慢恢复到运动前的水平。运动开始时通气骤升与条件反射有关,是在运动锻炼的过程中形成的。因为只是给予运动暗示,并未开始运动,也可出现通气增大的反应,这与运动者的经验、精神状态等有关。运动时动脉血的pH 值、$PaCO_2$、PaO_2 的波动在通气反应的发生中具有重要作用。运动停止后,通气并未立即恢复到安静水平,这是因为运动时氧供小于氧耗,欠下了"氧债"。

(郭　红)

直通执考

一、选择题

1. 肺通气的原动力是（　　）。
   A. 肺内压与大气压之差　　B. 肺的张缩
   C. 呼吸运动　　D. 胸廓的张缩
2. 肺通气的直接动力是（　　）。
   A. 胸膜腔内压与大气压之差　　B. 胸膜腔内压的周期性变化
   C. 肺内压与大气压之差　　D. 肺回缩力
3. 维持胸膜腔负压的必要条件是（　　）。
   A. 胸膜腔的密闭性　　B. 两层胸膜之间有浆液
   C. 呼吸肌收缩　　D. 胸膜腔内压低于大气压
4. 关于胸膜腔负压生理作用的叙述，错误的是（　　）。
   A. 是肺通气的直接动力　　B. 促进静脉血和淋巴液的回流
   C. 维持肺的扩张状态　　D. 降低气道阻力
5. 关于肺泡表面活性物质的描述，错误的是（　　）。
   A. 由肺泡Ⅱ型细胞分泌　　B. 是一种脂蛋白复合物
   C. 能降低肺泡表面张力　　D. 能降低肺的顺应性
6. 评价肺通气功能较好的指标是（　　）。
   A. 潮气量　　B. 用力呼气量　　C. 补呼气量　　D. 肺活量
7. 肺的有效通气量是指（　　）。
   A. 每分通气量　　B. 肺泡通气量
   C. 肺活量　　D. 肺总量
8. 最大吸气后再尽力呼气所能呼出的气体量称为（　　）。
   A. 肺总量　　B. 肺活量　　C. 用力呼气量　　D. 补呼气量
9. 肺泡通气量是指（　　）。
   A. 每次吸入的气体量　　B. 每分钟吸入或呼出的气体总量
   C. 每分钟吸入肺泡的新鲜空气量　　D. 每次呼出的气体量
10. 每分通气量和肺泡通气量之差等于（　　）。
    A. 潮气量×呼吸频率　　B. 残气量×呼吸频率
    C. 无效腔气量×呼吸频率　　D. 肺活量×呼吸频率
11. 呼吸频率从每分钟12次增加到每分钟24次，潮气量从500 mL减少到250 mL时，则（　　）。
    A. 每分通气量增加　　B. 肺泡通气量增加
    C. 每分通气量减少　　D. 肺泡通气量减少
12. CO_2在血液中运输的主要形式是（　　）。
    A. 物理溶解　　B. 碳酸氢盐
    C. 氧合血红蛋白　　D. 氨基甲酸血红蛋白
13. O_2在血液中运输的主要形式是（　　）。

A. 物理溶解　　　　　　　　B. 氧合血红蛋白
C. 氨基甲酸血红蛋白　　　　D. 碳酸氢盐

14. 人体内 CO_2 分压最高的部位是(　　)。
   A. 动脉血　　B. 静脉血　　C. 肺泡气　　D. 组织细胞

15. 维持呼吸中枢正常兴奋性所必需的是(　　)。
   A. 缺 O_2　　　　　　　　B. 一定量的 CO_2
   C. $NaHCO_3$　　　　　　　D. 一定量的 H^+

16. CO_2 对呼吸运动的调节作用,主要通过刺激(　　)。
   A. 延髓中枢化学感受器　　　B. 颈动脉体和主动脉体化学感受器
   C. 脑桥呼吸调整中枢　　　　D. 延髓呼气神经元

17. 人过度通气后可发生呼吸暂停,其主要原因是(　　)。
   A. 呼吸肌过度疲劳　　　　　B. 血中 O_2 分压升高
   C. 血中 CO_2 分压降低　　　D. 血中 pH 值过低

18. 关于 O_2 的运输,错误的是(　　)。
   A. O_2 运输的主要形式是化学结合　　　B. PaO_2 高时氧合血红蛋白形成
   C. PaO_2 低时氧合血红蛋白解离　　　　D. O_2 可与血红蛋白中的 Fe^{3+} 结合

19. 呼吸的基本中枢位于(　　)。
   A. 脊髓　　B. 延髓　　C. 脑桥　　D. 中脑

20. 正常呼吸节律的形成主要有赖于(　　)。
   A. 延髓和脑桥　　　　　　　B. 延髓和大脑
   C. 中脑和延髓　　　　　　　D. 脊髓和延髓

二、简答题

1. 根据胸内负压的形成及意义,试分析气胸患者可能的临床表现。

2. 患儿,男性,出生 2 天。胎龄 7 个月,早产,为顺产。其家属讲述,患儿出现短暂的呼吸困难,嘴唇及面部发绀,考虑为新生儿呼吸窘迫综合征。
   (1)用所学知识解释该患儿出现的临床表现的原因。
   (2)试述肺表面活性物质的来源、成分和生理意义。

第六章　消化和吸收

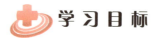

学习目标

1. 掌握胃液、胰液、胆汁的主要成分及作用，胃、肠的运动形式。
2. 熟悉消化腺分泌和消化道运动的神经、体液调节，小肠内主要营养物质的吸收过程。
3. 了解消化和吸收的定义，大肠的功能。

 案例引导

小李是一名大三男生，近几个月学习任务重，精神压力较大，平时饮食不太规律，近一周来经常感到上腹正中或偏右出现疼痛感和烧灼感，进餐后缓解。去医院检查诊断为消化性溃疡。

问题：
1. 胃内哪些因素是引起消化性溃疡的主要原因？
2. 请针对小李的情况给予关于进餐方式和食物选择的合理建议。

消化系统包括消化管和消化腺，基本功能是消化和吸收食物中所含的营养物质、维生素、无机盐和水等有用物质，供机体生长发育和新陈代谢所需，并将未被消化和吸收的食物残渣及水以粪便的形式排出体外。

食物在消化管内被分解成结构简单、可被吸收的小分子物质的过程，称为消化。消化的方式有两种：一是通过消化管肌肉的运动来完成的机械性消化，其作用是磨碎食物，使食物与消化液充分混合，同时将食物向消化管远端推送；二是通过消化腺分泌的消化液来完成的化学性消化，其作用是通过消化液中的各种消化酶，分别将食物中的蛋白质、脂肪和糖类等物质分解为可吸收的小分子物质。经过消化之后，食物中的小分子物质透过消化管黏膜上皮进入血液和淋巴的过程，称为吸收。消化和吸收是两个紧密联系的过程，这两种方式同时进行，互相配合。

第一节 消化管各段的消化功能

消化管包括口腔、咽、食管、胃、小肠(十二指肠、空肠、回肠)、大肠(盲肠、阑尾、结肠、直肠、肛管)。其中从口腔到十二指肠的这段消化管称为上消化道,空肠及其以下的消化管称下消化道。

一、口腔内消化

口腔是消化管的起始段,食物在口腔内被咀嚼,并与唾液混合成食团,然后被吞咽,经食管进入胃内。食物在口腔内停留15～20 s。

(一)唾液及其作用

唾液是由各大、小唾液腺分泌,无色、无味近于中性(pH 6.6～7.1)的液体,正常成人每天分泌量为1.0～1.5 L,其中水分约占99%,其余成分主要是黏蛋白、球蛋白、尿素、尿酸、唾液淀粉酶、溶菌酶等有机物和少量无机盐,如 Na^+、K^+、HCO_3^-、Cl^- 和一些气体分子。

唾液的主要作用:①湿润和溶解食物,引起味觉,并使食物易于被吞咽;②清洁和保护口腔,唾液可清除口腔中的残余食物,冲淡、中和进入口腔中的有害物质。唾液中的溶菌酶还有杀菌作用;③唾液淀粉酶可使淀粉分解为麦芽糖,其发挥作用的最适pH值为中性,当食物进入胃内,pH值低于4.5时,唾液淀粉酶完全失去活性;④排泄作用,进入人体内的某些物质,如铅、汞等可部分随唾液排出。

(二)咀嚼与吞咽

咀嚼是咀嚼肌群依次收缩所构成的复杂的反射性活动。咀嚼再加上舌的搅拌,磨碎食物并可使食物与唾液充分混合,形成食团,便于吞咽,还能反射性地引起胃以下的消化器官的活动,为食物的进一步消化做好准备。

吞咽也是一种反射活动,它是指食团从口腔经咽、食管进入胃的过程。吞咽过程可分三期:第一期由口腔到咽,是随意运动;第二期由咽到食管上段,由一系列快速反射动作协调完成,历时不到1 s,此期呼吸被反射性抑制;第三期食团沿食管下行入胃,由食管蠕动来完成。蠕动是食管肌肉的顺序舒张和收缩形成的一种向前推进的波形运动(图6-1),在食团的上端为一收缩波,下端为一舒张波,舒张波和收缩波不断向下移动,食团也逐渐被推送入胃。深度麻醉、昏迷和某些神经系统疾病时,均可发生吞咽障碍,易使食团或消化道的分泌物误入气管。

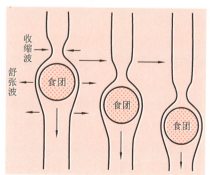

图 6-1 食管蠕动示意图

知识链接

贲门失弛缓症

在食管末端有一长 2～4 cm 的区域环形平滑肌增厚，起到类似括约肌的作用，称为食管下括约肌。正常情况下，当食管蠕动波到达前，迷走神经中抑制性纤维兴奋，食管下括约肌处压力低，以便食团通过；当食团入胃后，迷走神经中兴奋性纤维兴奋，同时促胃液素等体液因素也参与，使食管下括约肌处压力增大，以防止胃内容物逆流入食管。在食管下括约肌处压力异常或胃内压过高时，可导致酸性胃内容物反流而损伤食管黏膜；相反，当此处压力异常升高时，则可发生吞咽困难，临床上称为贲门失弛缓症。

二、胃内消化

胃是消化道中最膨大的部分，主要功能是容纳食物、分泌胃液以及初步消化食物。从功能上通常将胃分为头区和尾区，头区包括胃底和胃体的上端，而胃体的下端和胃窦合称为尾区。进入胃的食团，通过胃的机械性消化和化学性消化后形成食糜。食糜借助胃的运动被逐步排向十二指肠。正常成年人空腹时胃容积仅 50 mL，但在食物入胃后可扩大到 1～2 L。

(一) 胃液及其作用

胃液是由胃腺和胃黏膜上皮细胞的分泌物构成的。胃腺有：①贲门腺和幽门腺，主要由黏液细胞组成，分泌稀薄的碱性黏液。②泌酸腺，分布在胃底和胃体部，泌酸腺由主细胞、壁细胞、颈黏液细胞组成，主细胞分泌胃蛋白酶原，壁细胞分泌盐酸和内因子，颈黏液细胞分泌酸性黏液。此外，胃黏膜中还有多种内分泌细胞，如分泌促胃液素的 G 细胞，分泌生长抑素的 D 细胞和分泌组胺的肠嗜铬样细胞等。

纯净的胃液是一种无色透明的酸性液体，pH 值为 0.9～1.5。正常成人每天胃液分泌量为 1.5～2.5 L。胃液的成分除水外，主要有盐酸、胃蛋白酶(原)、黏液和内因子。

1. 盐酸 盐酸又称胃酸，由泌酸腺的壁细胞分泌的。胃酸存在有两种形式：一种为游离酸；另一种为结合酸，即与蛋白质结合的盐酸蛋白质。二者的浓度合称为总酸度，其中游离酸占绝大部分。

盐酸的作用：①激活胃蛋白酶原，使之转变为有活性的胃蛋白酶，并提供胃蛋白酶发挥作用所需的酸性环境；②可抑制和杀死随食物进入胃内的细菌；③使食物中的蛋白质变性且易于分解；④盐酸进入小肠后可引起促胰液素的释放，从而促胰液、胆汁和小肠液的分泌；⑤盐酸所造成的酸性环境，有助于小肠对铁和钙的吸收。

若盐酸分泌过少，会引起消化不良；若分泌过多，对胃和十二指肠黏膜有损害，是消化性溃疡发病的重要原因之一。

2. 胃蛋白酶(原) 主细胞分泌的胃蛋白酶原是无活性的，在胃酸作用下，转变为具有活性的胃蛋白酶，已激活的胃蛋白酶对胃蛋白酶原也有激活作用，形成正反馈。胃蛋白酶能将蛋白质水解为䏡和胨及少量多肽和氨基酸。但胃蛋白酶必须在酸性较强的环境中才有作用，其最适 pH 值为 2.0，当食糜排入小肠后随 pH 值的增高，其活性降低。

3. 黏液和碳酸氢盐 胃内的黏液是由黏膜表面的上皮细胞、泌酸腺的颈黏液细胞、贲门腺和幽门腺共同分泌的,其主要成分为糖蛋白。黏液覆盖于胃黏膜的表面,形成厚约0.5 mm的凝胶层,为胃黏膜上皮细胞厚度的10~20倍(图6-2)。胃黏液的作用有:①润滑作用,有利于食物在胃内的往返运动。②保护胃黏膜免受粗糙食物的机械损伤。③黏液呈中性或弱碱性,可降低胃液的酸度,减弱胃蛋白酶的活性。④由于黏液具有较高的黏度,在胃黏膜表面形成的黏液层能减慢胃腔中的 H^+ 向胃壁扩散的速度。

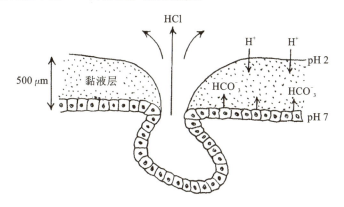

图6-2 胃黏液-碳酸氢盐屏障模式图

4. 内因子 内因子是由壁细胞分泌的一种糖蛋白,能与食物中的维生素 B_{12} 结合,形成一种复合物,可保护维生素 B_{12} 不被小肠内水解酶破坏,并促进其在回肠吸收。若机体缺乏内因子,则维生素 B_{12} 吸收不良,影响红细胞的生成,造成巨幼细胞贫血。

> **知识链接**
>
> 胃液具有很高的酸度,且含胃蛋白酶,但正常人的胃黏膜不会被它们侵袭和消化,说明胃有很强的自身保护作用。当大量饮酒或大量服用吲哚美辛(消炎痛)、阿司匹林等药物时,可降低胃黏膜的保护作用。而硫糖铝等药物则能与胃黏膜黏蛋白配合,并有抗酸作用,对胃黏膜有保护作用,因而可用于治疗消化性溃疡。
>
> 现已确认,幽门螺杆菌感染是消化性溃疡发病的根源。幽门螺杆菌能产生大量尿素酶,尿素酶和氨能损伤黏液层和黏膜细胞,从而导致消化性溃疡的发病。

(二)胃的运动

胃的运动对食物消化起着三种作用:①储存食物;②使食物和胃液充分混合变成半流体的食糜;③将食糜分批排入十二指肠。胃的运动形式如下。

1. 紧张性收缩 紧张性收缩是消化管各器官共有的运动形式之一。胃壁平滑肌紧张性收缩的意义在于维持胃内一定的压力和胃的形状、位置。当胃内充满食物时,紧张性收缩加强,所产生的压力有助于胃液渗入食物和促进食糜向十二指肠移行。

2. 容受性舒张 当咀嚼和吞咽食物时,食物刺激咽、食管等处感受器,反射性地引起胃底和胃体平滑肌舒张,这种舒张使胃能适应大量食物的涌入,而胃内压上升不多,以完成容纳和储存食物的功能。

3. 蠕动 蠕动也是消化管各器官共有的运动形式之一。食物进入胃后约5 min,胃即开始蠕动,蠕动波从胃体中部升始,逐渐推向幽门(图6-3)。蠕动开始时不很明显,越近幽门,收缩越强,传播速度越快。蠕动波的频率为每分钟约3次,约需1 min到达幽门。因此,通常是一波未平,一波又起。胃反复蠕动可使胃液与食物充分混合,并推送胃内容物分批通过幽门进入十二指肠。

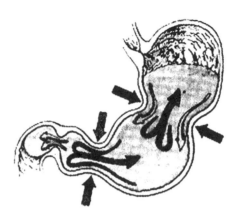

图6-3 胃蠕动示意图

蠕动的生理意义主要在于:①磨碎进入胃内的食团,使其与胃液充分混合形成食糜,有利于化学消化;②将食糜逐步推进到幽门部,并以一定的速度进入十二指肠。

(三)胃排空及其控制

1. 胃排空 胃排空是指胃的内容物由胃排入十二指肠的过程。一般在食物入胃后5 min就开始有部分排入十二指肠,排空速度与食物的理化性状有关。液体食物比固体食物排空快,颗粒小的食物比颗粒大的食物排空快。在三类主要营养物质中,糖类排空最快,蛋白质次之,脂肪最慢。如果进食混合性食物,胃完全排空一般需要4~6 h。

胃的排空主要取决于胃和十二指肠之间的压力差,压力差的大小直接随胃内压而变化。胃的运动是胃排空的原动力。任何使胃运动加强的因素均可促进胃排空。

2. 胃排空的控制

(1)促进胃排空的胃内因素:胃内促进胃排空的因素是胃内容物,胃内容物的容量与排空速度呈线性关系。胃内容物扩张胃壁的机械性刺激通过迷走-迷走反射和壁内神经丛反射使胃运动增强,胃排空加快。胃内容物主要是蛋白质消化产物引起促胃液素释放,也可增强胃窦运动。

(2)抑制胃排空的十二指肠内因素:当食糜进入十二指肠后,其中的盐酸、脂肪、高渗液以及机械性扩张刺激作用于肠壁上的感受器,通过胃-肠反射以及刺激小肠黏膜释放促胰液素、抑胃肽等抑制胃排空。随着进入肠内的盐酸被中和,食物的消化产物被吸收,上述抑制运动的因素也逐渐消除,胃的运动又逐渐加强,又推送一部分食糜入十二指肠,如此反复进行,直到胃内食糜完成排空为止。十二指肠内容物对胃运动的抑制作用,具有自动控制的性质,是实现胃排空的重要机制。正常时胃的排空是间断的,这是促进胃运动和抑制胃运动两种作用相互消长的结果。

(四)呕吐

呕吐是指胃和肠内容物被强力挤压,通过食管从口腔驱出的动作。当机械性和化学性刺激作用于舌根、咽、胃、大小肠、胆总管、泌尿生殖器官,或者视觉、味觉、嗅觉和内耳前庭位置觉等感受器受到异常刺激时,均可引起呕吐。呕吐前常伴有恶心、流涎、出汗、脸色苍白、心跳加快、呼吸急促和心率加快等自主神经兴奋的症状。呕吐时,先深吸气,接着声门和鼻咽通路关闭;胃体和食管下端舒张;胃窦、膈肌和腹肌强烈收缩,使腹内压和胸内压急剧增加,挤压胃内容物,使之通过食管从口腔驱出。剧烈呕吐时,十二指肠内容物反流入胃,故呕吐物中有时混有胆汁和小肠液。

呕吐是一种反射活动,呕吐中枢在延髓,脑外伤、脑肿瘤、脑积水等引起颅内压增高时,可因呕吐中枢受压迫而引起喷射性呕吐。呕吐中枢附近存在一个特殊的化学感受区,某些催吐药,如阿扑吗啡等可刺激该化学感受区,通过它兴奋呕吐中枢引起呕吐。

呕吐是一种具有保护意义的防御反射,可将胃内有害的物质排出。但呕吐对人体也有不利的一面,若长期剧烈的呕吐,不仅影响正常进食和消化活动,而且使大量消化液丢失,造成体内水、电解质紊乱和酸碱平衡失调。

三、小肠内消化

食糜由胃排入十二指肠后,便开始在小肠内消化。小肠内消化是消化过程中最重要的阶段。在胰液、胆汁、小肠液的化学性消化以及小肠运动的机械性消化作用下,基本完成消化过程。食物在小肠停留的时间因食物的性质而异,一般 3～8 h。

(一) 胰液及其作用

胰腺包括内分泌部和外分泌部两部分。胰腺的内分泌部功能主要与糖代谢的调节有关,外分泌部分泌胰液,胰液由胰腺的腺泡细胞及小导管上皮细胞分泌,具有很强的消化能力。

胰液是无色无臭的碱性液体,pH 7.8～8.4,成人每天分泌量为 1～2 L。胰液中含有无机物和有机物。无机物中,成分中最重要的是胰腺小导管的上皮细胞分泌的碳酸氢钠;有机物主要是多种消化酶,它们是由腺泡细胞分泌的,主要有胰淀粉酶、胰脂肪酶、胰蛋白酶原和糜蛋白酶原等。

1. 碳酸氢盐 碳酸氢盐的主要作用是中和进入十二指肠的胃酸,使肠黏膜免受胃酸的侵蚀,并为小肠内多种消化酶的活动提供最适宜的 pH 值环境(pH 7～8)。

2. 胰淀粉酶 胰淀粉酶对淀粉的水解效率很高,其水解产物为糊精、麦芽糖及麦芽寡糖。胰淀粉酶作用的最适 pH 值为 6.7～7.0。

3. 胰脂肪酶 胰脂肪酶可分解甘油三酯为脂肪酸、甘油一酯和甘油。其作用的最适 pH 值为 7.5～8.5。胰液中还含有一定量的胆固醇酯酶和磷脂酶 A_2,它们分别水解胆固醇酯和卵磷脂。

4. 胰蛋白酶(原)和糜蛋白酶(原) 两者均以酶原形式分泌,当胰液进入十二指肠后,肠液中的肠激酶可将胰蛋白酶原激活成具有活性的胰蛋白酶,已活化的胰蛋白酶又能反过来激活胰蛋白酶原,形成正反馈。糜蛋白酶原由胰蛋白酶激活为糜蛋白酶。胰蛋白酶和糜蛋白酶都能分解蛋白质为䏡和胨,两者共同作用时,可使蛋白质分解为小分子的多肽和氨基酸。糜蛋白酶还有较强的凝乳作用。

由于胰液中含有水解三种营养物质的消化酶,因而是所有消化液中最重要的一种。当胰液分泌障碍时,即使其他消化腺的分泌都正常,食物中的脂肪和蛋白质仍不能完全消化,从而也影响吸收。

> **知识链接**
>
> **急性胰腺炎**
>
> 当暴饮暴食引起胰液分泌急剧增加时,胰管内压力升高,若胰腺内导管有一定程度堵塞,可导致胰小管和胰腺腺泡破裂,胰蛋白酶原大量溢入胰腺间质,而组织液可激活胰蛋白酶原,分解胰腺组织,引发急性胰腺炎。

(二)胆汁及其作用

胆汁是由肝细胞不断生成的,由肝管流出,经胆总管至十二指肠,或由肝管转入胆囊管而储存于胆囊,当消化时再由胆囊排出至十二指肠。正常成人每天分泌量为800~1000 mL。

胆汁是具有苦味的有色液汁。其颜色由所含胆色素的种类和浓度决定,由肝直接分泌的肝胆汁呈金黄色或橘棕色,呈弱碱性(pH 7.4);在胆囊储存过的胆囊胆汁则因浓缩使颜色变深,因碳酸氢盐被吸收而呈弱酸性(pH 6.8)。

胆汁的成分除水分和钠、钾、钙、碳酸氢盐等无机成分外,还有胆色素、胆盐、胆固醇、卵磷脂等有机成分。胆汁中没有消化酶。

胆汁对于脂肪的消化和吸收具有重要意义。

1. 乳化脂肪 胆汁中的胆盐、胆固醇和卵磷脂等均可作为乳化剂,降低脂肪的表面张力,使脂肪乳化成微滴,分散在肠腔内,以增加胰脂肪酶的作用面积,有利于脂肪的消化。

2. 促进脂肪的吸收 胆盐可与不溶解于水的脂肪分解产物(如脂肪酸、甘油一酯和胆固醇等)结合,形成水溶性复合物(混合微胶粒),因此,脂肪分解产物就能通过小肠黏膜表面的静水层而到达肠黏膜上,这对脂肪消化产物的吸收具有重要意义。

3. 促进脂溶性维生素的吸收 胆汁通过促进脂肪分解产物的吸收,对脂溶性维生素(维生素 A、D、E、K)的吸收也有促进作用。

(三)小肠液及其作用

小肠液是由小肠黏膜中的小肠腺所分泌,呈弱碱性,pH 值约为7.6,成人每天分泌量为1~3 L。小肠液中除水和电解质外,还含有黏液、免疫蛋白和肠激酶。

小肠液的主要作用:①稀释消化产物,使其渗透压接近血浆,以利于消化产物的吸收;②小肠液不断分泌又不断被小肠黏膜吸收,使消化产物得以溶解在足量的溶液中,为消化产物的吸收提供媒介;③肠激酶可激活胰蛋白酶原为胰蛋白酶,有利于蛋白质的消化;④具有保护作用,小肠液碱性较强,黏度较高,可阻止胃酸对十二指肠的侵蚀,而弱碱性的黏液以及免疫球蛋白则能抵抗进入肠腔的有害抗原。

(四)小肠的运动

小肠的运动是靠肠壁的平滑肌舒缩完成的,运动形式如下。

1. 紧张性收缩 紧张性收缩是小肠其他运动形式的基础,当小肠紧张性降低时,肠壁给予小肠内容物的压力小,食糜与消化液混合不充分,食糜的推进也慢。反之,当小肠紧张性升高时,食糜与消化液混合充分并加快,食糜的推进也快。

2. 分节运动 分节运动是一种以肠壁环行肌为主的节律性收缩和舒张的运动,主要发生在食糜所在的一段肠管上。进食后,有食糜的肠管上若干处的环行肌同时收缩,将肠管内的食糜分割成若干节段。随后,原收缩处舒张、舒张处收缩,使原来的每个节段的食糜分为两半,相邻的两半又合拢形成若干新的节段,如此反复进行(图6-4)。分节运动的意义在于使食糜与消化液充分混合,并增加食糜与肠壁的接触,为消化和吸收创造有利条件。此外,分节运动还能挤压肠壁,有助于血液和淋巴的回流。

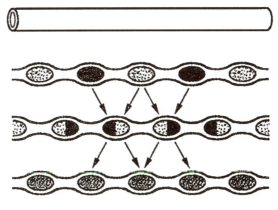

图6-4 小肠分节运动示意图

3. 蠕动 小肠的蠕动通常重叠在节律性分节运动之上,两者经常并存。蠕动的意义在于使分节运动作用后的食糜向前推进,到达一个新肠段,再开始分节运动。小肠蠕动的速度很慢,为1~2 cm/s,每个蠕动波只把食糜向前推进数厘米后即消失。此外,小肠还有一种传播速度很快,传播距离较远的蠕动,称为蠕动冲,它可把食糜从小肠始端一直推送到小肠末端,有时还可至大肠,其速度为2~25 cm/s。在十二指肠与回肠末端常常出现与蠕动方向相反的逆蠕动,食糜可以在这两段内来回移动,防止食糜过早进入大肠,有利于食糜的充分消化和吸收。

回肠末端与盲肠交界处的环行肌增厚,起着括约肌的作用,称为回盲括约肌。回盲括约肌的主要功能是防止回肠内容物过快地进入大肠,因而有利于小肠内容物的充分消化和吸收。此外,回盲括约肌还具有活瓣作用,可阻止大肠内容物向回肠反流。

经过上述的机械性消化和化学性消化过程,原来是大分子的营养物质则转变成为在小肠内的可被吸收的小分子物质(表6-1),这为营养物质的吸收创造了条件。

表6-1 三大类营养物质的化学性消化

消化液	分泌量/(L/d)	pH值	主要成分	酶的底物	酶的主要水解产物
唾液	1.0~1.5	6.6~7.1	黏蛋白 唾液淀粉酶	淀粉	麦芽糖、糊精
胃液	1.5~2.5	0.9~1.5	盐酸 胃蛋白酶(原) 内因子 黏液	蛋白质	䏡、胨

续表

消化液	分泌量/(L/d)	pH值	主要成分	酶的底物	酶的主要水解产物
胰液	1.0～2.0	7.8～8.4	HCO_3^-		
			胰蛋白酶（原）	蛋白质	寡肽、氨基酸
			糜蛋白酶（原）	蛋白质	寡肽、氨基酸
			羧蛋白酶（原）	肽	氨基酸
			胰脂肪酶	甘油三酯	脂肪酸、甘油、甘油一酯
			胆固醇酯酶	胆固醇酯	胆固醇
			胰淀粉酶	淀粉	麦芽糖、寡糖
			核糖核酸酶	RNA	单核苷酸
			脱氧核糖核酸酶	DNA	单核苷酸
胆汁	0.8～1.0	6.8～7.4	胆盐		
			胆固醇		
			胆色素		
小肠液	1.0～3.0	7.6	黏液		
			肠激酶	胰蛋白酶原	胰蛋白酶
大肠液	0.5	8.3～8.4	黏液		
			HCO_3^-		

四、大肠的功能

大肠内没有重要的消化活动，大肠的主要功能：①吸收肠内容物中的水分和无机盐，参与机体对水、电解质平衡的调节；②吸收结肠内微生物合成的B族维生素和维生素K；③完成对食物残渣的加工，形成并暂时储存粪便以及将粪便排出体外。

（一）大肠液及其作用

大肠黏膜的上皮和大肠腺均含有许多分泌黏液的杯状细胞。因此，大肠的分泌物富含黏液和碳酸氢盐，故大肠液呈碱性（pH 8.3～8.4）。其主要作用在于能保护肠黏膜和润滑粪便。

（二）大肠的运动

大肠的运动少而缓慢，对刺激的反应也较迟缓，这些特点有利于粪便在大肠内暂时储存。

1. 袋状往返运动 袋状往返运动是在空腹和安静时最多见的一种非推进性运动形式。这种运动形式是由环行肌的不规则收缩引起的，它使结肠呈现一串结肠袋，使结肠内的压力升高，结肠袋中的内容物向前、后两个方向做短距离位移，对内容物仅起缓慢的搓揉作用，而不能向前推进，这种运动有助于促进水的吸收。

2. 分节推进和多袋推进运动 分节推进和多袋推进运动是人在餐后或副交感神经兴奋时的运动形式。分节推进运动是指环行肌有规则的收缩，将一个结肠袋的内容物推移到邻近肠段，收缩结束后，肠内容物不返回原处。如果在一段较长的结肠壁上同时发生多个结肠袋收缩，并使其内容物向下推移，则称为多袋推进运动。

3. 蠕动 与消化管其他部位一样，大肠蠕动的意义也在于将肠内容物向远端推进。此外,大肠还有一种进行快而行程远的蠕动,称为集团蠕动。它通常始于横结肠,可将大肠内一部分内容物推送到乙状结肠或直肠。这种蠕动每天发生3～4次,常见于餐后或胃内有大量食物充盈时。这种餐后结肠运动的增强称为胃-结肠反射。胃-结肠反射敏感的人往往在餐后或餐间产生便意,属于生理现象,多见于儿童。

(三)排便与排便反射

排便是一种反射活动。正常人的直肠内通常是没有粪便的,当肠蠕动将粪便推入直肠时,刺激直肠壁内的感受器,冲动沿盆神经和腹下神经中的传入纤维传至脊髓腰骶部的初级排便中枢。同时传入冲动还上传至大脑皮质,引起便意。如条件许可,冲动通过盆神经的传出纤维(副交感纤维)传出,引起降结肠、乙状结肠和直肠收缩、肛门内括约肌舒张,与此同时,阴部神经的传出冲动减少,肛门外括约肌舒张,粪便则排出体外。此外,支配腹肌和膈肌的神经兴奋,腹肌和膈肌收缩,腹内压增加,促进排便。如条件不许可,大脑皮质发出冲动,下行抑制脊髓腰骶部初级中枢的活动,抑制冲动沿腹下神经传出纤维(交感纤维)传出,使肛门括约肌紧张性增加,乙状结肠舒张,排便反射则被抑制。

如果排便反射经常被抑制,就逐渐使直肠对粪便的压力刺激失去正常的敏感性。粪便在大肠中停留过久,会因过多的水分被吸收而变得干硬,不易排出,这是产生便秘的最常见的原因之一。排便的另一种异常现象是,当直肠黏膜由于炎症而敏感性增高时,肠内只有少量粪便、黏液就可以引起便意和排便反射。在排便后总有未尽的感觉,临床上称这种现象为"里急后重",常见于痢疾或肠炎。

大肠内细菌的作用

大肠内有许多细菌,这些细菌主要来自食物和大肠内的繁殖,细菌中含有能分解食物残渣的酶。对食物残渣中的糖类和脂肪的分解称为发酵作用,其分解产物有单糖、醋酸、乳酸、二氧化碳、沼气、氢气等;对蛋白质的分解称为腐败作用,其分解产物,除肽、氨基酸、氨等外,还有多种具有毒性的物质,如吲哚、酚等。这些物质产生后,一部分被吸收入血至肝解毒,另一部分则随粪便排出。大肠内细菌还能利用大肠内的物质合成人体必需的某些维生素,如硫胺素、核黄素及叶酸等B族维生素和维生素K。

第二节 吸 收

一、吸收的部位

消化管不同部位的吸收能力有很大差异,这主要与消化管各部位的组织结构、食物在该部位停留时间的长短和食物被分解的程度等因素有关。在正常情况下,口腔和食管基本上没有吸收功能,胃仅能吸收少量的水和酒精以及某些药物。小肠是吸收的主要部位,大部分营养成分在小肠内吸收。一般认为,糖类、蛋白质和脂肪的消化产物大部分是在十二指肠和空肠吸收的,回肠主要吸收胆盐和维生素 B_{12},大肠主要吸收水分和盐类(图6-5)。

作为重要的吸收部位,小肠具备多方面的有利条件:①吸收面积大,小肠是消化管中最长的部分,人的小肠长 5~7 m,小肠黏膜形成许多环状皱褶和大量绒毛突入肠腔,绒毛的表面是一层柱状上皮细胞,柱状上皮细胞顶端的细胞膜又形成许多细小的突起,称为微绒毛。由于环状皱褶、绒毛和微绒毛的存在,使小肠黏膜的表面积比同样长短的简单圆筒的面积增加 600 倍,达到 200 m^2 左右,这使小肠具有巨大的吸收面积(图6-6)。②绒毛内部有毛细血管网、毛细淋巴管、平滑肌纤维和神经网等组织,平滑肌纤维的舒张和收缩可使绒毛做伸缩运动和摆动,这可加速血液和淋巴的流动,有助于吸收。③营养物质在小肠内已被消化成结构简单的可吸收的物质。④食物在小肠内停留的时间较长,一般是 3~8 h,这为小肠提供了充分的吸收时间。

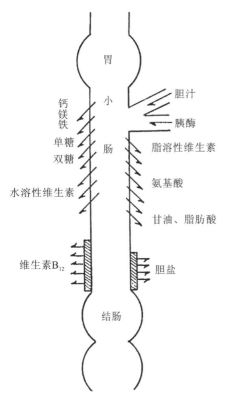

图6-5 各种主要营养物质在小肠的吸收部位

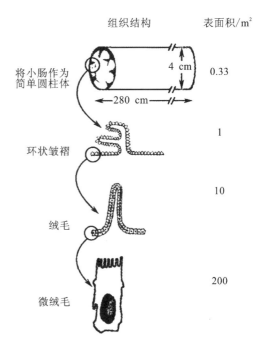

图6-6 小肠黏膜环状皱褶、绒毛及微绒毛结构示意图

二、小肠内主要营养物质的吸收

小肠内的营养物质和水通过肠黏膜上皮细胞进入血液和淋巴的过程中,必须通过肠上皮细胞的腔面膜和底膜(或侧膜)。物质的吸收机制包括单纯扩散、易化扩散、主动转运、出胞作

用等。

（一）糖的吸收

糖只有分解为单糖才能被小肠上皮细胞吸收入血。单糖的吸收属于继发主动转运过程，是与 Na^+ 耦联的。在肠黏膜上皮细胞的腔面膜上存在着一种载体蛋白，它能选择地与 Na^+ 和葡萄糖（或半乳糖）结合。由于肠腔中 Na^+ 的浓度高于细胞内的，Na^+ 可与载体结合顺浓度差进入细胞。当 Na^+ 和葡萄糖进入细胞后，就与载体脱离，Na^+ 可借细胞侧膜上的钠泵主动转运至细胞间隙，葡萄糖分子则以扩散方式通过侧膜和底膜运到细胞外，然后入血（图6-7）。

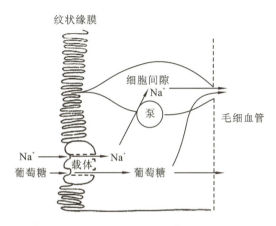

图 6-7　小肠上皮吸收葡萄糖的机制

（二）蛋白质的吸收

蛋白质一般需分解为氨基酸，才能被吸收。吸收部位主要在小肠，吸收的途径是血液，吸收的方式与单糖相似，也属于继发性主动转运。

> **知识链接**
>
> **食物过敏**
>
> 少量的食物蛋白也可完整地进入血液。例如，母亲初乳中含有一些蛋白质抗体，可被婴儿完整地吸收进入血液，可提高婴儿对病原体的免疫力。随着年龄的增长，完整的蛋白质吸收越来越少。外来的蛋白质吸收入血后，会引起淋巴细胞产生特异性的抗体，若以后又有同样的蛋白质被吸收，将会发生特异性的抗原-抗体反应而出现过敏症状。因此有些人吃了某些食物（如虾等）后常会出现过敏反应。

（三）脂肪的吸收

脂类的消化产物脂肪酸、甘油一酯和胆固醇等不溶于水，但可与胆汁中的胆盐形成水溶性混合微胶粒，由胆盐携带穿过小肠黏膜表面的静水层到达微绒毛上，随后，脂肪酸、甘油一酯、胆固醇等又从混合微胶粒中释出，通过脂质膜进入肠上皮细胞内，胆盐则被遗留于肠腔内。

进入上皮细胞内的长链脂肪酸和甘油一酯，大部分重新合成甘油三酯，并与细胞中的载脂蛋白合成乳糜微粒，进入组织间隙，再扩散进入淋巴循环（图6-8）。短链甘油三酯水解产生的脂肪酸和甘油一酯可直接吸收入血液。由于膳食中的动、植物油中长链脂肪酸很多，所以脂肪的吸收途径以淋巴为主。

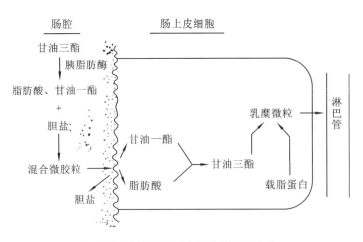

图 6-8 脂肪在小肠内吸收的重要方式

(四)水分的吸收

成人每天摄取水分约 1.5 L,分泌各种消化液约 6.5 L,即每天经过消化道的液体总量有 8 L 之多。其中绝大部分在小肠内被吸收,余下 0.5～1.0 L 进入结肠,最后随粪便排出的约为 150 mL。

肠道内的水分都是被动吸收的,各种溶质,尤其是 NaCl 的主动吸收所产生的渗透压梯度是水吸收的主要动力。剧烈呕吐、腹泻等造成水分大量丢失,可引起严重脱水。

(五)无机盐的吸收

不同的无机盐吸收的难易程度不同,钠、钾、铵盐的吸收较快,多价碱性盐类的吸收较慢,凡能与钙结合形成沉淀的盐,如磷酸钙、硫酸钙、草酸钙等,则不能被吸收。

1. 钠和负离子的吸收 成人每天摄入的钠以及消化腺分泌入消化道的钠,95%～99% 被吸收。钠的吸收机制是顺电-化学梯度扩散入肠黏膜上皮细胞内,然后通过细胞底一侧膜上钠泵的活动逆电-化学梯度进入血液,因此钠的吸收是通过主动吸收来完成的。另外,由于钠泵活动产生的电位差,可促使肠腔内的负离子如 Cl^-、HCO_3^- 向细胞内转移而被动吸收。

2. 铁的吸收 人每天吸收的铁约为 1 mg,仅为每天膳食中含铁量的 10%。铁的吸收与机体对铁的需要有关,急性失血患者、孕妇、儿童对铁的需要量增加,铁吸收量也增大。食物中的铁绝大部分是三价高铁,不易被吸收,须还原为亚铁后才易被吸收。维生素 C 能使高铁还原成亚铁而促进铁的吸收,胃酸也有促进铁吸收的作用,胃酸减少的患者,可发生缺铁性贫血。铁的吸收部位主要在十二指肠和空肠上段。

3. 钙的吸收 食物中的钙只有小部分被吸收,大部分随粪便排出体外。正常人每天钙的净吸收量为 100 mg。钙只有在水溶性离子状态下才能被吸收。维生素 D、脂肪、酸性环境能促进钙的吸收。钙主要在酸度较大的小肠上段,特别是十二指肠被吸收。吸收的机制为主动转运。

(六)维生素的吸收

维生素可分为脂溶性维生素和水溶性维生素两类。脂溶性维生素 A、D、E、K 的吸收和脂肪相似,水溶性维生素主要以易化扩散方式在小肠上段被吸收,只有维生素 B_{12} 必须与内因子结合成复合物,才能在回肠被吸收。

综上所述,消化和吸收是密切联系、相互影响、不可分割的过程。消化是吸收的前提,食物只有在消化后才能被吸收。营养物质吸收后,小肠又可接受尚未消化的食糜,因此,吸收又为消化创造了条件。在小肠内,消化和吸收是同时进行的。当消化不良或吸收障碍时,都会影响机体新陈代谢的正常进行,给人体带来不良后果。

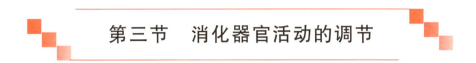

第三节　消化器官活动的调节

消化器官的活动是与整个机体的需要相适应的。在非消化期,各种消化液的分泌量均较少,消化管的运动也较弱;当进食时和进食后,各种消化液的分泌量增多,消化管的运动增强。消化器官活动的这种适应性是在神经和体液因素的调节下实现的。

一、神经调节

(一)消化器官的神经支配及其作用

自主神经和胃肠的壁内神经丛两个系统相互协调,共同调节胃肠功能。

1. 外来神经及其作用　支配胃肠的外来神经有交感神经和副交感神经。除口腔、咽、食管上段及肛门外括约肌为骨骼肌,受躯体神经支配外,其余消化器官都受交感神经和副交感神经的双重支配(图6-9)。

(1)交感神经:交感神经从脊髓胸腰段侧角发出,经过腹腔神经节、肠系膜上神经节或肠系膜下神经节更换神经元后,节后纤维分布到消化道。当交感神经兴奋时,节后神经末梢释放去甲肾上腺素,引起胃肠道运动的减弱,腺体分泌减少。

(2)副交感神经:支配消化器官的副交感神经来自迷走神经和盆神经。前者支配右半结肠以上的消化管,后者支配左半结肠以下的消化管。当副交感神经兴奋时,节后神经末梢释放乙酰胆碱,引起胃肠道运动增强,腺体分泌增加。

2. 壁内神经丛及其作用　壁内神经丛也称为内在神经丛和肠神经系统,可分为黏膜下神经丛和肌间神经丛。前者位于黏膜下层,后者分布于环行肌与纵行肌之间。它们由大量神经元及神经纤维组成,其中包括感觉神经元、运动神经元和中间神经元。壁内神经丛通过纤维联系,将胃肠壁内的各种感受器和效应器连接在一起,形成复杂的神经网络,可独立完成局部反射活动。但在整体内,壁内神经丛的活动受交感神经和副交感神经的调节。

(二)消化器官活动的反射性调节

参与消化器官反射性调节的中枢在延髓、下丘脑、边缘叶及大脑皮质等处。传出神经主要是交感神经和副交感神经,主要调节胃肠平滑肌的运动和消化腺的分泌。消化器官的反射性调节包括非条件反射和条件反射。

1. 非条件反射性调节　非条件反射主要是由化学性或机械性刺激直接作用于消化道壁

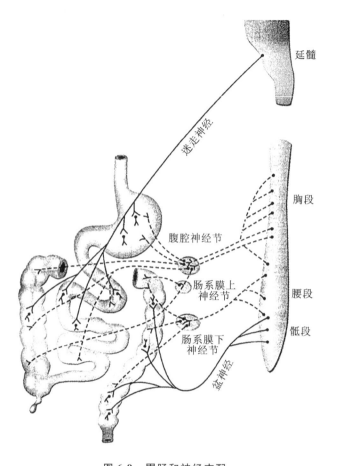

图 6-9 胃肠和神经支配

注：——表示副交感神经；-----表示交感神经。

上的感受器引起的。

（1）食物刺激口腔内感受器引起的反射：食物在口腔内刺激舌、口腔黏膜和咽部感受器，反射性地引起唾液、胃液、胰液、胆汁等消化液的分泌增加，并使胃容受性舒张，为食物进行胃肠内的消化创造条件。

（2）食糜刺激胃内感受器引起的反射：食物进入胃后，对胃产生的机械性和化学性刺激，引起胃液分泌。食糜对胃的扩张刺激，一方面可兴奋胃体和胃底部的感受器，通过迷走-迷走反射引起胃运动增强，胃液、胰液和胆汁等消化液分泌增加；另一方面，通过壁内神经丛反射引起胃运动增强和胃液分泌增加。

（3）食糜刺激小肠感受器引起的反射：食糜的扩张刺激和化学性刺激直接作用于十二指肠和空肠上部，可引起三种神经反射：①通过迷走-迷走反射引起胃液、胰液、胆汁等消化液分泌增加，促进小肠的化学性消化；②通过壁内神经丛反射促进小肠运动以利于小肠内机械消化；③通过肠-胃反射抑制胃的运动，延缓胃的排空。

2. 条件反射性调节 在人类，条件反射对消化功能的影响十分广泛而明显。食物的颜色、声音、气味，进食的环境，与进食有关的语言、文字作为条件刺激，通过视、听、嗅觉器官等感受器，反射性地引起消化道运动和消化腺分泌的改变。条件刺激尽管不直接作用于消化器官的相应感受器,但其反射效应却为食物的消化做好了准备,使机体的消化活动更好地适应环境变化。

二、体液调节

(一)胃肠激素

胃肠激素是由胃肠黏膜的内分泌细胞分泌的激素。现已证明,从胃到肠的黏膜内,有40多种内分泌细胞,它们分散地分布在胃肠黏膜细胞之间,可分泌多种胃肠激素。由于胃肠黏膜的面积大,所含的内分泌细胞种类多、总数大,超过体内所有内分泌腺中内分泌细胞的总和,因此,消化道也是体内最大、最复杂的内分泌器官。其中,对消化器官功能影响较大的胃肠激素主要有促胃液素、促胰液素、胆囊收缩素等(表6-2)。

表6-2 三种胃肠激素的主要生理作用及引起释放的因素

激素的名称	主要生理作用	引起释放的因素
促胃液素	促进胃液(以胃酸和胃蛋白酶原为主)、胰液、胆汁分泌,加强胃肠运动和胆囊收缩,促进消化道黏膜生长	迷走神经兴奋、胃和小肠上部蛋白质的分解产物
促胰液素	促进胰液(以分泌 H_2O 和 HCO_3^- 为主)、胆汁、小肠液分泌,胆囊收缩,抑制胃肠运动和胃液分泌	小肠上部盐酸、蛋白质的分解产物,脂肪酸
胆囊收缩素	促进胃液、胰液(以消化酶为主)、胆汁、小肠液分泌,加强胃肠运动和胆囊收缩,胰腺外分泌组织生长	小肠上部蛋白质的分解产物,脂酸钠、盐酸、脂肪

胃肠激素的共同作用有以下三个方面。

1. 调节消化道运动和消化腺分泌 如促胃液素促进胃酸分泌和胃、小肠运动;促胰液素促进胰液和胆汁分泌并抑制胃和小肠运动;胆囊收缩素促进胆囊收缩和胆汁、胰液分泌。

2. 调节其他激素的释放 如抑胃肽有很强的刺激胰岛素分泌的作用。此外,生长抑素、胰多肽、血管活性肠肽等对生长素、胰岛素、胰高血糖素和促胃液素等的释放均有调节作用。

3. 营养作用 一些胃肠激素具有刺激消化道组织代谢和促进生长的作用,称为营养作用。如促胃液素能促进胃泌酸部位黏膜的生长,促进十二指肠黏膜的蛋白质、RNA 和 DNA的合成。

(二)其他体液因素

1. 组胺 组胺由肠嗜铬样细胞产生,具有强烈的刺激胃酸分泌的作用。组胺与壁细胞膜上的 H_2 受体结合,促进胃酸分泌。H_2 受体阻滞剂西咪替丁不仅抑制组胺与 H_2 受体结合,还可降低壁细胞对乙酰胆碱和促胃液素的敏感性,使胃酸分泌减少。因此,临床上西咪替丁常用于溃疡病的治疗。

2. 盐酸 盐酸由胃黏膜壁细胞分泌。当胃窦和十二指肠内 pH 值下降时,可抑制 G 细胞分泌促胃液素,从而使胃液分泌减少。盐酸对胃液分泌的这种负反馈调节对防止胃酸过度分泌有重要意义。

综上所述,消化器官活动的调节主要包括神经调节和体液调节两种。在消化的各个阶段,它们相互协调,共同完成对消化和吸收过程的调节。

(何 艳)

直通执考

一、选择题

1. 肠上皮细胞吸收葡萄糖属于（　　）。
   A. 单纯扩散　　　　　　　　　　　　B. 易化扩散
   C. 继发性主动转运　　　　　　　　　D. 入胞作用

2. 唾液中含对食物有消化作用的酶是（　　）。
   A. 蛋白水解酶　B. 淀粉酶　C. 溶菌酶　D. 核苷酸酶

3. 下列对胃酸生理作用的叙述，错误的是（　　）。
   A. 激活胃蛋白酶原　　　　　　　　　B. 杀灭入胃的细菌
   C. 促进胃液的分泌　　　　　　　　　D. 促进胰液的分泌

4. 胃液中内因子的作用是（　　）。
   A. 为酶发挥作用提供合适环境　　　　B. 促进维生素 B_{12} 的吸收
   C. 参与胃黏膜屏障的形成　　　　　　D. 刺激促胃液素的分泌

5. 主要营养性食物在胃排空中的速度由快至慢的顺序是（　　）。
   A. 糖、蛋白质、脂肪　　　　　　　　B. 蛋白质、脂肪、糖
   C. 蛋白质、糖、脂肪　　　　　　　　D. 糖、脂肪、蛋白质

6. 能激活胰蛋白酶原为胰蛋白酶的物质是（　　）。
   A. 胰蛋白酶　　　　　　　　　　　　B. 糜蛋白酶
   C. 肠激酶　　　　　　　　　　　　　D. 羧基肽酶

7. 促进脂肪消化和吸收的最重要的胆汁成分是（　　）。
   A. 胆盐　　B. 卵磷脂　　C. 胆固醇　　D. 胆色素

8. 以小肠绒毛中毛细淋巴管为直接吸收途径的营养物质是（　　）。
   A. 葡萄糖　　　　　　　　　　　　　B. 氨基酸
   C. 中链脂肪酸　　　　　　　　　　　D. 长链脂肪酸

9. 小肠中能主动吸收维生素 B_{12} 的部位是（　　）。
   A. 胃　　B. 十二指肠　　C. 空肠　　D. 回肠

10. 含内分泌细胞种类多、数量大，超过体内所有内分泌腺中内分泌细胞的总和器官是（　　）。
    A. 甲状腺　　B. 消化道　　C. 垂体　　D. 下丘脑

11. 吸收营养物质的主要部位是（　　）。
    A. 口腔　　B. 胃　　C. 小肠　　D. 大肠

12. 下列物质中，能抑制胃液分泌的是（　　）。
    A. 促胰液素　B. 促胃液素　C. 乙酰胆碱　D. 胆囊收缩素

13. 支配消化道的交感神经节后纤维末梢释放的神经递质是（　　）。
    A. 乙酰胆碱　　　　　　　　　　　　B. 去甲肾上腺素
    C. 多巴胺　　　　　　　　　　　　　D. 肾上腺素

14. 促进小肠吸收钙的因素是（　　）。
    A. 维生素 A　　　　　　　　　　　　B. B 族维生素

C. 维生素 C D. 维生素 D

15.关于正常人胰液的叙述,下列错误的是(　　)。

A. 胰液为碱性液体 B. 成人每天分泌 1~2 L

C. 胰液能中和进入十二指肠的胃酸 D. 与其他消化液相比,胰液的消化力较弱

二、简答题

1. 简述胃液的主要成分及其作用。

2. 小肠的运动形式有哪几种?各有何意义?

3. 蛋白质、糖类和脂肪在消化道中是如何被分解的?

第七章　能量代谢与体温

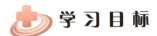

学习目标

1. 掌握影响能量代谢的因素,基础代谢率的概念及临床意义,体温的概念、测量部位、正常值及生理变动,人体散热的主要部位及散热方式。
2. 熟悉能量的来源与利用,体温的调节。
3. 了解机体的产热过程,基础代谢率的测定方法。
4. 学会测量体温的常用方法和对高热患者的降温方法。

案例引导

学生小陈,女,16岁,平日身体素质较差,今天下午放学后淋了一场大雨,晚上出现咳嗽、打喷嚏、寒战等症状,去医务室测量体温为38.5 ℃。

问题:
1. 体温的概念是什么?正常值是多少?
2. 测量体温常用的方式及注意事项有哪些?
3. 运用所学的生理学知识,如何对发热的患者进行物理降温?

第一节　能量代谢

生命活动最基本的特征是新陈代谢。人体需要不断与环境之间进行物质交换以完成新陈代谢过程,在物质的合成、分解代谢中常伴有能量的储存和释放。通常把物质代谢时所伴随的能量的释放、转移、储存和利用的过程,统称为能量代谢。

一、机体能量的来源与利用

(一)能量的来源

机体的能量主要来源于糖、脂肪和蛋白质三大营养物质的氧化分解。

1. **糖** 糖是人体主要的供能物质。人体所需能量的70%以上来自于糖的氧化。
2. **脂肪** 脂肪既是人体内的重要供能物质,也是能源物质储存的主要形式。
3. **蛋白质** 蛋白质是构成细胞成分和合成某些生物活性物质的原料,很少作为供能物质,只有在长期饥饿或极度消耗等特殊情况下,体内糖原和脂肪储备耗竭时,机体才会依靠蛋白质分解提供的能量来维持必要的生理活动。

(二)能量的转移、储存和利用

体内的营养物质在氧化分解过程中,生成代谢产物 CO_2 和 H_2O,同时释放出能量。其中有50%以上的能量迅速转化为热能,用于维持体温,其余部分则以化学能的形式储存于三磷酸腺苷(ATP)中(图7-1)。当机体组织细胞进行各种生理活动如肌肉收缩、神经传导等,需消耗能量时,ATP的高能磷酸键断裂,成为二磷酸腺苷(ADP),同时释放能量。ATP广泛存在于人体的一切细胞内,既是机体的重要储能物质,又是直接的供能物质。除此之外,当机体能量产生过剩时,ATP会将储存的能量通过高能磷酸键转移给磷酸肌酸(C~P)。当ATP消耗过快时,C~P可以重新将能量转给ADP,生成新的ATP,以补充ATP的消耗。因此,C~P不是机体直接的供能物质,而是ATP的储存库。

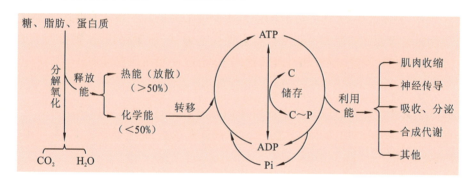

图7-1 体内能量的释放、转移、储存和利用示意图

注:C表示肌酸;Pi表示无机磷酸;C~P表示磷酸肌酸。

(三)能量代谢的衡量标准

根据能量守恒定律,体内营养物质氧化所释放的能量最终都将转化为热能,并散发到体外。因此,测定机体在一定时间内所散发的总热量,即为机体在同一时间内消耗的全部能量。我们把机体在单位时间内的产热量称为能量代谢率。通常以单位时间内每平方米体表面积的产热量为单位,用 $kJ/(m^2 \cdot h)$ 或 $kJ/(m^2 \cdot min)$ 表示。

二、影响能量代谢的因素

影响能量代谢的主要因素有肌肉活动、环境温度、精神活动和食物的特殊动力效应等。

(一)肌肉活动

肌肉活动对能量代谢的影响最为显著。机体任何轻微的活动都会使能量代谢率明显提高。肌肉活动的强度越大,耗氧量越多,产热量越多。因此,能量代谢率可作为评价肌肉活动强度的指标(图7-2)。

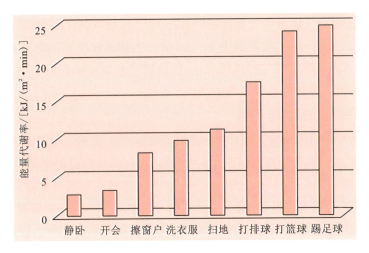

图7-2 劳动或运动时的能量代谢率

(二)环境温度

在20~30 ℃的环境中,人体安静时的能量代谢率最为稳定。环境温度过低或过高均可使机体的能量代谢率增加。低温寒冷刺激会反射性引起寒战、肌紧张增强,使能量代谢率增加;高温可使体内生化反应加速,呼吸和心脏活动增强,也可使能量代谢增加。

(三)精神活动

当机体处于紧张状态,如焦虑、恐惧或情绪激动时,能量代谢率可显著增加。这是因为骨骼肌紧张性增强,产热量增加;同时,交感-肾上腺髓质系统兴奋,甲状腺激素、肾上腺素分泌增加,使机体代谢增强。

(四)食物的特殊动力效应

人在进食之后(从进食后1 h左右开始,持续到7~8 h),即使处于安静状态,产热量也要比进食前有所增加。这种由于食物引起机体额外增加产热量的现象,称为食物的特殊动力效应。各种营养物质的特殊动力效应不同,蛋白质最为显著,可达30%,糖和脂肪分别为6%和4%,混合性食物为10%。寒冷季节多食高蛋白质食物,可增加额外产热量,有利于御寒。

三、基础代谢率

(一)基础代谢率的概念

基础代谢率(BMR)是指人体在基础状态下的能量代谢率。所谓基础状态是指人体处于:①清晨、清醒、静卧;②精神安宁;③室温保持在20~25 ℃;④空腹(禁食12 h);⑤体温正常。基础状态排除了各种影响能量代谢的因素,人体的各种生理活动和新陈代谢都稳定在较低的水平,其能量消耗仅限于维持心跳、呼吸等一些基本的生命活动,能量代谢较稳定。故通常把基础代谢率作为测定能量代谢率的标准。

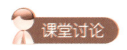

同学们每两人一组,其中一位扮演护士,一位扮演患者,由护士遵医嘱通知患者需要做基础代谢率的检查,告知患者应该注意的事情,以达到基础状态的要求。

(二)基础代谢率的测定及其临床意义

正常人基础代谢的平均值,具有性别、年龄差异。通常,男性的基础代谢率高于女性;儿童高于成人,年龄越大,基础代谢率越低(图 7-3)。但同一个体的基础代谢率是相对稳定的。

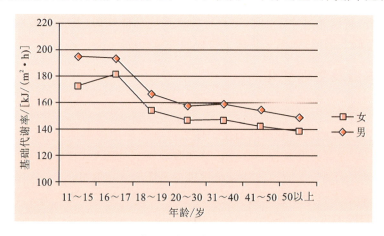

图 7-3 我国正常人基础代谢率平均值

机体的基础代谢率有较大的个体差异,与人体的体重不成比例关系,而与体表面积成正比,通常是以单位时间内每平方米体表面积的产热量为单位,用 kJ/(m²·h)来表示。我国正常人体的体表面积可应用 Stevenson 公式进行测算,即

体表面积(m²)=0.0061×身高(cm)+0.0128×体重(kg)-0.1529

临床上测定基础代谢率,一般采用更简化的方法测算。在基础状态下测定一定时间内的耗氧量和体表面积,即可计算出基础代谢率。根据公式:

产热量[kJ/(m²·h)]=20.2 kJ/L×耗氧量(L/h)÷体表面积(m²)

求得每小时每平方米体表面积的产热量,即基础代谢率。例如,某受试者,男性,20 岁,在基础状态下,1 h 的耗氧量为 14 L,测算的体表面积为 1.6 m²,故其基础代谢率为

20.2 kJ/L×14 L/h÷1.6 m²=176.75 kJ/(m²·h)

在临床工作中,为了方便起见,基础代谢率通常用相对值来表示,即实测值高于或低于正常平均值的百分数。其公式为

$$基础代谢率 = \frac{实测值 - 正常平均值}{正常平均值} \times 100\%$$

基础代谢率的实测值同正常平均值相比较,如果相差±10%~±15%,均属于正常;相差值超过±20%时,才有可能有临床意义。在各种疾病中,甲状腺功能的改变总是伴有基础代谢率的异常变化。甲状腺功能亢进时,基础代谢率可比正常值高 25%~80%;甲状腺功能低下时,基础代谢率可低于正常值的 20%~40%。人体发热时基础代谢率会升高,体温每升高 1 ℃,基础代谢率将升高 13%左右。此外,其他如肾上腺皮质和垂体的功能低下时,基础代谢

率也要降低。

第二节 体 温

人和高等动物的体温是相对稳定的。体温的相对稳定是机体新陈代谢和一切生命活动正常进行的必要条件。当体温降至33 ℃时,人就会丧失意识;低于25 ℃可使呼吸、心跳停止。反之,当体温上升,持续超过41 ℃时,可出现神经系统功能障碍,甚至永久性脑损伤;超过42 ℃时,将有生命危险。因此,体温是临床上重要的健康指标。

一、正常体温及生理变化

(一)正常体温

人体的温度分为体表温度和深部温度。体表温度又称皮肤温度,它易随环境温度及衣着情况的变化而变化;深部温度是指心脏、脑、肺和腹腔器官的温度,它们之间的温度略有差异,但相对稳定。因此,生理学上所说的体温是指机体深部的平均温度。

临床上通常用腋窝、口腔、直肠的温度来代表体温。这些部位测定的正常值为:腋窝温度36.0~37.0 ℃,口腔温度36.0~37.2 ℃,直肠温度36.5~37.5 ℃。直肠温度比较接近深部的温度,故相对稳定。

> **知识链接**
>
> **体温的测量方法**
>
> 1. 腋窝测量法 擦干腋窝汗液,保持干燥,将体温计的水银端放于腋窝深处,用上臂将体温计夹紧,嘱患者不能乱动,10 min后取出读数。
>
> 2. 口腔测量法 先用75%酒精消毒体温计,斜放于舌下热窝处,嘱患者紧闭口唇,用鼻呼吸,3 min后取出读数。
>
> 3. 直肠测温法 多用于昏迷患者或小儿,患者侧卧、俯卧或仰卧,将肛表水银端润滑后,慢慢插入肛门3~4 cm,3 min后取出读数。

(二)体温的生理变化

在生理状态下,人体体温可随昼夜变化、年龄、性别、肌肉活动和精神状态等因素而有变动。

1. 昼夜变化 正常成人体温随昼夜呈周期性变化。一般清晨2—6时体温最低,午后2—8时最高,昼夜波动幅度一般不超过1 ℃。

2. 年龄 一般儿童代谢旺盛,体温高于成人,而老年人又略低于成人。新生儿,特别是早产儿,由于体温调节中枢尚未发育成熟,体温易受环境温度的影响而发生较大的波动。因此,在临床工作中,要特别注意老年人和新生儿的体温特点,注意保暖。

3. 性别 正常状态下,成年女性体温平均比男性高0.3 ℃,这可能与女性皮下脂肪较多,散热较少有关。此外,女性的基础体温随月经周期发生周期性改变。月经期和排卵前期体温偏低,排卵日最低,排卵后逐渐升高,并超过排卵前期,直到下次月经来潮(图7-4)。这种变化规律主要是体内孕激素水平的周期性变化所致。因此,连续测定基础体温,可以了解受试者有无排卵及排卵日期。

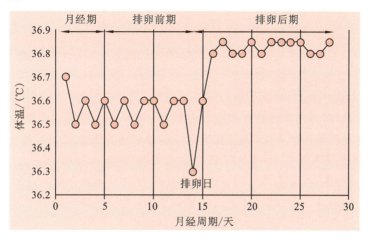

图7-4 女性月经周期中基础体温曲线

4. 肌肉活动和精神状态 肌肉活动、精神紧张、情绪激动等情况都会使机体的代谢增强,产热量增加,导致体温升高。因此,测量体温应在安静状态下进行。

二、机体的产热和散热

机体体温的相对稳定,是在体温调节机构的控制下,产热与散热两个生理过程保持动态平衡的结果。

(一)机体的产热

机体的热量来自体内营养物质的分解代谢。各组织器官的功能状态和代谢水平不同,其产热量也各不相同。安静时,主要的产热器官是内脏,约占总产热量的56%,其中肝脏是体内代谢最旺盛的器官,产热量最多。劳动或运动时,骨骼肌是最主要的产热器官,其产热量可占全身产热量的90%。

(二)机体的散热

机体的热量除一小部分随呼出气体、排尿、排便等散发外,大部分是通过皮肤向外散发的。因此,皮肤是最主要的散热器官。当体温高于环境温度时,机体主要以辐射、传导、对流等方式散热;当体温等于或低于环境温度时,机体主要以蒸发方式散热。

1. 辐射散热 辐射散热是机体以热射线的形式将热量传给外界较冷物体的散热方式。其散热量的多少取决于皮肤与周围环境的温度差和有效辐射面积。皮肤与环境之间的温度差越大或有效辐射面积越大,散热量越多。在安静状态下,辐射散热约占机体总散热量的60%。

2. 传导散热 传导散热是指机体将热量直接传给与之接触的较冷物体的散热方式。散热量的多少取决于皮肤与接触物体之间的温度差、接触面积以及接触物体的导热性能。衣物是热的不良导体,故穿衣能起到隔热保暖的作用。水的导热性能好,衣服被浸湿后,传导散热会大大增加,夏天冲冷水浴、游泳也可以降温。因此,临床上可用冰帽、冰袋给高热的患者降温。

3. 对流散热 对流散热是通过气体的流动来交换热量的散热方式,它是传导散热的一种特殊形式。其散热量受风速影响,风速越大,散热量越多。如电风扇可以加快空气对流速度,增加人体的散热量,使人感觉凉爽;寒冷的冬季,通过增加衣物可减少空气对流,以达到御寒的目的。

4. 蒸发散热 蒸发散热是指机体通过体表水分的蒸发来散发热量的散热方式。体表每蒸发1 g水,可散发2.43 kJ的热量,所以,蒸发散热是一种很有效的散热途径。在环境温度接近或高于体表温度时,蒸发散热是机体唯一的散热方式。临床上对一些高热患者采用酒精擦浴,就是通过酒精的蒸发达到降温的目的。

蒸发散热分为两种形式:不感蒸发(不显汗)和发汗。

(1)不感蒸发:指机体的水分透过皮肤和黏膜,在未形成水滴前就蒸发掉的现象。这种蒸发不易被察觉,与汗腺的活动无关,即使在寒冷季节也依然存在。人体每日不感蒸发的水分可达到1 L,其中,经皮肤蒸发0.6~0.8 L,经呼吸道黏膜蒸发0.2~0.4 L。

(2)发汗:即可感蒸发,是人体通过汗腺分泌汗液向外界蒸发散热。汗腺的分泌量和发汗速度与多种因素有关,如劳动强度、环境温度和湿度、风速及机体对高温的适应程度等。人在安静状态下,环境温度达30 ℃时便开始发汗。环境湿度大时,汗液不易蒸发,体热不易散失,会反射性引起大量发汗。风速大时,汗液蒸发快,体热易于散失。因此,人在高温、高湿、通风差的环境中容易发生中暑。汗液中水分占99%,固体成分不到1%,主要为NaCl,还有少量的KCl和尿素等。因此当机体因大量出汗而造成脱水时,常表现为高渗性脱水。因此对大量出汗的人,在补充水分的同时还应注意补充NaCl。

三、体温调节

当外界环境温度发生变化时,人和其他恒温动物的体温仍能保持相对稳定,是由于机体具有体温调节机制。体温调节包括自主性体温调节和行为性体温调节两种。

(一)自主性体温调节

自主性体温调节是在下丘脑体温调节中枢的控制下,通过增减皮肤血流量、发汗、寒战等生理反应,调节机体的产热和散热活动,是体温调节的基础。

1. 温度感受器 分为外周温度感受器和中枢温度感受器两大类。

(1)外周温度感受器:指分布于皮肤、黏膜、内脏和肌肉等部位的游离神经末梢,分为冷感受器和热感受器,分别感受相应部位的冷热变化,并将信息传入体温调节中枢,产生温度感觉,引起体温调节反应。

(2)中枢温度感受器:指中枢神经系统内对温度变化敏感的神经元,分布于下丘脑、脑干网状结构和脊髓等部位,分为热敏神经元和冷敏神经元,分别感受局部组织温度升高和降低的变化,从而引起体温调节反应。

2. 体温调节中枢 下丘脑的视前区-下丘脑前部(PO/AH)的温度敏感神经元,不仅具有中枢温度感受器的作用,还能对其他部位传入的温度信息做整合处理,调节散热和产热过程。因此,下丘脑的PO/AH是体温调节的基本中枢。

3. 体温调定点学说 体温调定点学说认为,体温的调节类似于恒温器的调节。PO/AH的温度敏感神经元在体温调节中起调定点的作用。调定点是控制体温稳定的平衡点,其数值的设定取决于温度敏感神经元的敏感性,一般认为是37 ℃。

当体温为37 ℃时,机体的产热和散热处于一定的平衡状态。当体温超过37 ℃时,热敏神经元活动增强,产热活动减弱,散热活动增强,使体温回降到 37 ℃。反之,当体温低于 37 ℃ 时,冷敏神经元兴奋,产热活动增强,散热活动减弱,使体温回升到 37 ℃。这样,机体的体温始终稳定在调定点水平,保证机体各项生命活动和新陈代谢的正常进行。

（二）行为性体温调节

行为性体温调节是机体在不同环境中采取的行为活动,特别是为保暖和降温所采取的措施。它是体温调节的辅助手段,是对自主性体温调节的补充。如根据环境温度增减衣物,使用风扇和空调等。

（冯仁慧）

直通执考

一、选择题

1. 机体 70% 的能量来自（　　）。
   A. 糖的有氧氧化　　　　　B. 脂肪的氧化
   C. 蛋白质的氧化　　　　　D. 蛋白质的合成
2. 下列哪种物质既是重要的储能物质又是直接的供能物质？（　　）
   A. 肝糖原　　B. ATP　　　C. 脂肪酸　　D. 葡萄糖
3. 影响能量代谢最重要、最显著的因素是（　　）。
   A. 环境温度　　B. 进食　　　C. 精神、情绪　　D. 肌肉活动
4. 机体安静时,能量代谢最稳定的环境温度是（　　）。
   A. 0～5 ℃　　B. 5～10 ℃　　C. 15～20 ℃　　D. 20～30 ℃
5. 测定基础代谢率要求的基础状态不包括下列哪项？（　　）
   A. 空腹　　　B. 精神安宁　　C. 环境温度　　D. 深睡状态
6. 基础代谢率的实测值与正常值相差多少是正常的？（　　）
   A. ±0%～±20%　　　　　B. ±10%～±15%
   C. ±15%～±20%　　　　D. ±20%～±25%
7. 运动时机体的主要产热器官是（　　）。
   A. 肝脏　　　B. 骨骼肌　　C. 心脏　　　D. 肾脏
8. 女性月经期中,体温最低的时间是（　　）。
   A. 行经期　　B. 排卵前　　C. 排卵后　　D. 排卵日
9. 对高热患者用冰袋或冰帽降温属于（　　）。
   A. 增加蒸发散热　　　　　B. 增加传导散热
   C. 增加对流散热　　　　　D. 增加辐射散热
10. 对高热患者采用酒精擦浴降温属于（　　）。
    A. 增加蒸发散热　　　　　B. 增加传导散热
    C. 增加对流散热　　　　　D. 增加辐射散热

二、简答题

1. 什么是能量代谢？影响能量代谢的因素有哪些？
2. 简述机体散热的主要方式。

第八章　肾脏的排泄功能

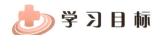

1. 掌握肾糖阈、肾小球滤过率、渗透性利尿和水利尿的概念，正常人的尿量、尿生成过程，抗利尿激素的作用及其释放调节。
2. 熟悉机体的排泄途径，排泄的概念，影响肾小球滤过的因素，影响肾小管、集合管重吸收的因素，醛固酮的作用及其分泌的调节。
3. 了解肾脏的基本功能，排尿反射及其临床意义，H^+、NH_3、K^+的分泌。
4. 学会准确判断异常尿量及临床上常见影响尿量的因素。

 案例引导

李女士停经50天左右，怀疑自己怀孕，前去医院做妇科B超检查，护士嘱咐：检查1h前大量饮水，直到有排尿的感觉，再进行检查。

问题：
1. 为什么大量饮水短时间会产生排尿感？
2. 尿是如何生成的？

第一节　概　　述

一、排泄的概念和途径

在新陈代谢的过程中，机体通过呼吸和消化吸收来获取氧气和营养物质。营养物质分解时，一方面为生命活动提供能量，同时产生各种代谢终产物。机体将代谢终产物、过剩及有害的物质，经血液循环，通过排泄器官排至体外的过程称为排泄。

人体的排泄器官有肾、肺、皮肤和消化器官等，其排泄途径及排泄物见表8-1。在所有的排泄器官中,肾排出的物质种类多、数量大,并可根据机体的状况调整尿液的质和量,所以肾是人体最重要的排泄器官。

表 8-1　人体排泄途径及其排泄物

排 泄 途 径	排 泄 物
呼吸道	CO_2、少量水分、挥发性物质等
皮肤	水、NaCl、KCl、少量尿素、乳酸等
消化道	胆色素,钙、磷、铁等无机盐
肾	水、尿素、肌酐、盐类、药物、色素等

二、肾脏的基本功能

1. **泌尿功能**　肾脏的主要功能是泌尿,使代谢产物以尿的形式排出体外。
2. **调节功能**　肾脏通过调节体内的水、电解质和酸碱平衡,维持内环境的稳态。
3. **内分泌功能**　肾脏可分泌促红细胞生成素、肾素、前列腺素等多种激素。

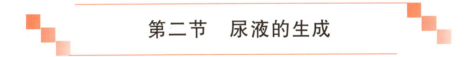

第二节　尿液的生成

一、尿量及尿液的理化性质

尿直接来源于血浆,而血浆是内环境的重要组成部分,因此,尿量的测定和理化性质的检验是发现机体某些病理变化的途径之一。

(一)尿量

正常成年人每昼夜尿量为 1~2 L,平均每天为 1.5 L。尿量的多少取决于机体的摄水量和其他途径的排水量。

临床上常见的尿量异常情况有三种:①多尿:每昼夜尿量长期保持在 2.5 L 以上。②少尿:每昼夜尿量在 0.1~0.5 L 或每小时尿量持续少于 17 mL。③无尿:每昼夜尿量不足 0.1 L 或 12 h 内无尿。正常人每天代谢产生的固体代谢终产物至少要溶解在 0.5 L 尿液中才能排出。少尿和无尿会使代谢终产物因排出不畅而在体内积蓄,严重时可导致尿毒症;多尿则可使机体水分大量丧失,导致脱水。这些病理情况都会破坏内环境稳态,严重时危及生命。

知识链接

尿 毒 症

尿毒症不是一个独立的疾病,是肾功能衰竭晚期所发生的一组临床综合征。肾脏的三大功能丧失,出现一系列症状和代谢紊乱。临床表现除水、电解质紊乱和酸碱平衡失调、贫血、出血倾向、高血压等进一步加重外,还可出现各系统器官功能障碍以及物质代谢障碍，全身系统都会受累，出现心力衰竭、精神异常、昏迷等严重情况，危及生命。

尿毒症患者在我国每年每百万人口中就有50～100人，其中不少是青少年。尿毒症患者多采取肾脏替代治疗，即透析治疗，包括血液透析和腹膜透析。但透析无法替代肾脏的内分泌功能，因而，肾移植是尿毒症患者最合理、最有效的治疗方法。

（二）尿的理化性质

1. 颜色 正常新鲜尿液为淡黄色透明液体。尿液颜色主要来自胆色素的代谢产物，并受一些食物和药物的影响。大量饮水后，尿液被稀释，颜色变淡；机体缺水时，尿量减少，尿液浓缩，颜色变深。

知识链接

尿液颜色的变化说明了什么？

尿液的颜色在生理或病理情况下可以发生改变。如食用大量胡萝卜或维生素B_2，尿液呈亮黄色；尿路结石、急性肾小球肾炎、肾肿瘤、肾结核等可出现血尿；血型不合的输血反应、蚕豆病等，尿液呈浓茶色或酱油色，称为血红蛋白尿；阻塞性黄疸、肝细胞性黄疸等情况下，尿中含有大量胆红素时，尿液呈黄褐色，称为胆红素尿；丝虫病患者尿液呈乳白色称为乳糜尿；白色浑浊的尿液为脓尿。

2. 渗透压 尿液的渗透压一般高于血浆渗透压，当低于血浆渗透压时称为低渗尿，反之称为高渗尿。肾具有很强的浓缩和稀释尿液的能力，当大量出汗、腹泻、呕吐等原因引起机体缺水时，尿液被浓缩，渗透压升高，排出高渗尿；而大量饮水后，尿液则被稀释，排出低渗尿。肾浓缩和稀释尿液的功能对维持体内的水平衡具有重要意义。

3. 酸碱度 尿液通常为弱酸性，pH值为4.5～7.5。其酸碱度受食物和代谢产物影响。摄入较多富含蛋白质的食物时，尿液呈酸性；素食者因植物酸（酒石酸、苹果酸等）可在体内氧化，酸性产物较少，故尿液呈碱性。

二、尿生成的过程

尿液是在肾单位和集合管中生成的。肾单位由肾小体和肾小管两部分组成。肾小球和肾小囊构成肾小体，肾小管由近端小管、髓袢细段和远端小管构成。

尿生成的过程包括三个相互联系的环节：①肾小球的滤过；②肾小管和集合管的重吸收；③肾小管和集合管的分泌。即

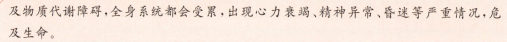

（一）肾小球的滤过

肾小球的滤过是指血液流经肾小球毛细血管时，血浆中除大分子血浆蛋白以外的水、无机盐、小分子有机物等，透过滤过膜进入肾小囊形成原尿的过程。肾小球的滤过是尿生成的第一个环节，原尿中除蛋白质含量极少外，其余成分及浓度与血浆基本相同（表8-2）。

表 8-2　血浆、原尿和终尿成分比较

成分	血浆/(g/L)	原尿/(g/L)	终尿/(g/L)	重吸收率/(%)
Na^+	3.3	3.3	3.5	99
K^+	0.2	0.2	1.5	94
Cl^-	3.7	3.7	6.0	99
磷酸根	0.04	0.04	1.5	67
尿素	0.3	0.3	20.0	45
尿酸	0.02	0.02	0.5	79
肌酐	0.01	0.01	1.5	—
氨	0.001	0.001	0.4	—
葡萄糖	1.0	1.0	极微量	近 100
蛋白质	60～80	0.3	微量	近 100
水	900	980	960	99

1. 滤过的结构基础——滤过膜

(1)滤过膜的结构:滤过膜由三层结构组成。内层是毛细血管内皮细胞,中间是基膜,外层是肾小囊脏层上皮细胞。每层结构上都存在不同直径的微孔,构成了滤过膜的机械屏障,限制了血细胞和大分子血浆蛋白通过。除此之外,滤过膜的各层结构上,均覆盖有一层带负电荷的蛋白质,起着电学屏障的作用,可阻碍带负电荷的蛋白质通过。两道屏障使滤过膜对血浆中物质的滤过具有高度选择性,对原尿的成分起着决定性作用。

(2)滤过膜的通透性:血浆中的物质能否通过滤过膜,主要取决于被滤过物质分子的大小。一般来说,以相对分子质量为 70000 的物质分子作为肾小球滤过的界限,相对分子质量大于等于 70000 的物质分子完全不能通过滤过膜。此外,血浆中的物质通过滤过膜的难易还与其所带电荷有关。白蛋白是三类血浆蛋白中最小的蛋白质,相对分子质量虽然只有 69000,但由于其带有负电荷,因此不能通过电学屏障,故原尿中几乎没有蛋白质。

(3)滤过膜的面积:正常成人两肾约有 200 万个肾单位处于活动状态,滤过膜的总面积约为 1.5 m^2,这样大的滤过面积有利于血浆的滤过。正常情况下,人两肾的全部肾小球滤过面积保持相对稳定。

2. 滤过的动力　肾小球有效滤过压是肾小球滤过的动力,其组成与组织液生成的有效滤过压相似,是促进滤过的动力和对抗滤过的阻力之间的差值(图 8-1)。但由于肾小囊内的原尿几乎没有蛋白质,其胶体渗透压可以忽略不计,则肾小球有效滤过压可用下式表示:

$$肾小球有效滤过压 = 肾小球毛细血管血压 - (血浆胶体渗透压 + 囊内压)$$

(1)肾小球毛细血管血压:肾小球毛细血管血压是肾小球有效滤过压中的唯一动力成分。由于肾动脉直接发自腹主动脉,并且入球小动脉较出球小动脉短而粗,故肾小球毛细血管血压较其他组织的毛细血管血压高,约为 45 mmHg,且入球小动脉端和出球小动脉端肾小球毛细血管血压几乎相等。

(2)血浆胶体渗透压:血浆胶体渗透压是肾小球滤过的阻力,约为 25 mmHg。在血液从入球小动脉流向出球小动脉的过程中,随着水和小分子物质的不断滤过,血浆蛋白被浓缩,血浆胶体渗透压逐渐升高。

(3)囊内压:囊内压是指肾小囊内的原尿对囊壁的压力,也是肾小球滤过的阻力,一般情况下变化不大,约为 10 mmHg。

正常情况下,肾小球毛细血管血压和囊内压都比较稳定,而在血液从入球小动脉流向出球小动脉的过程中,血浆胶体渗透压随着肾小球滤过逐渐升高到 35 mmHg,有效滤过压也随之发生变化,即

入球小动脉端肾小球有效滤过压＝45－(25＋10)＝10(mmHg)

出球小动脉端肾小球有效滤过压＝45－(35＋10)＝0(mmHg)

实际上,血液尚未流到出球小动脉之前,血浆胶体渗透压已经升高到 35 mmHg,有效滤过压已经为 0。因此,肾小球毛细血管的滤过作用只发生在肾小球有效滤过压为 0 之前的那段毛细血管中。

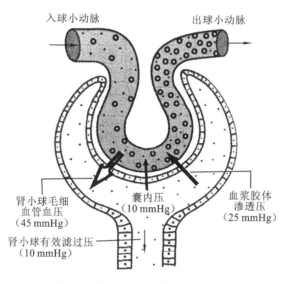

图 8-1　肾小球有效滤过压示意图

注:○代表不可过滤的大分子物质;●代表可过滤的小分子物质。

3. 肾小球滤过率　肾小球滤过率(GFR)是指单位时间内(每分钟)两肾生成的原尿量,正常成人安静时约为 125 mL/min。

(二)肾小管和集合管的重吸收

原尿进入肾小管后称为小管液。小管液流经肾小管和集合管时,其中的水和溶质被上皮细胞重新吸收入血的过程,称为肾小管和集合管的重吸收。以每分钟两肾生成的原尿量 125 mL 计算,正常成人每昼夜生成的原尿量约为 180 L,而每昼夜排出的终尿量一般为 1.5 L 左右。表明原尿中约有 99% 的水被重吸收,同时其他物质也被不同程度的重吸收(图 8-2)。

1. 重吸收的部位　肾小管各段和集合管都有重吸收的能力,但以近端小管的重吸收能力最强。正常情况下,小管液中的葡萄糖、氨基酸等营养物质,几乎全部在近端小管被重吸收,大部分的水、无机盐、尿素等也在此被重吸收,其余的水和无机盐等,分别在肾小管其他各段和集合管被重吸收,少量随尿排出。因而,近端小管是重吸收的主要部位。

2. 重吸收的特点

(1)选择性:肾小管对各种物质重吸收的能力和比例是不同的。对机体有用的物质,肾小管和集合管上皮细胞能够全部重吸收或大部分重吸收,如葡萄糖、氨基酸、Na^+ 和水等;而有的物质重吸收较少,甚至完全不被重吸收。说明肾小管和集合管上皮细胞对于物质的重吸收具

有一定的选择性。这既可避免营养物质的流失,又能有效地清除代谢终产物、过剩的及有害的物质,从而净化血液。

(2)有限性:当小管液中某种物质的浓度过高,超过上皮细胞对其重吸收的极限时,则不能被全部重吸收,终尿中将会出现该物质。这是肾小管和集合管的上皮细胞膜上转运该物质的蛋白质数量有限的缘故。

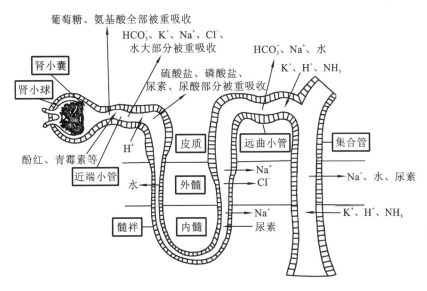

图8-2 肾小管和集合管的重吸收及分泌示意图

3. 几种物质的重吸收

(1)Na^+和Cl^-的重吸收:Na^+和Cl^-的重吸收率约为99%。绝大部分Na^+在近端小管经钠泵主动重吸收,Cl^-随之被动重吸收。

(2)K^+的重吸收:主要在近端小管主动重吸收,重吸收量约占滤过量的94%;而终尿中的K^+主要是远曲小管和集合管分泌的。

(3)葡萄糖的重吸收:原尿中的葡萄糖与血糖浓度相等,但正常情况下终尿中几乎不含葡萄糖,这表明葡萄糖的重吸收率接近100%。葡萄糖的重吸收仅限于近端小管(图8-2)。肾小管其他各段对葡萄糖都没有重吸收能力。因此,近端小管如果不能将小管液中的葡萄糖全部重吸收,尿中就会出现葡萄糖。

近端小管对葡萄糖的重吸收具有一定限度,当血糖浓度升高到一定水平时,上皮细胞对葡萄糖的重吸收达到极限,血糖浓度如果再继续升高,葡萄糖不能全部被重吸收而随着尿液排出,导致糖尿。尿中开始出现葡萄糖时的最低血糖浓度称为肾糖阈。肾糖阈反映了肾小管上皮细胞对葡萄糖的最大重吸收限度,其正常值为 8.88~9.99 mmol/L。

(4)水的重吸收:水的重吸收率为99%,其中约70%在近端小管重吸收,20%~30%在远曲小管和集合管重吸收。水的重吸收是被动的,通过渗透方式进行。

在近端小管,随着Na^+、Cl^-、葡萄糖等各种溶质的重吸收,小管液中的水借助溶质重吸收形成的渗透压差进入上皮细胞。由于此段肾小管对水的重吸收是伴随溶质的吸收而吸收,所以近端小管水的重吸收量不因机体的水状况而发生改变,属于必需重吸收。正常情况下对尿量没有明显影响。

远曲小管和集合管对水的重吸收率虽然不及近端小管,但其对水的重吸收量可根据机体对水的需求情况接受抗利尿激素的调节,属于调节重吸收。由于水的重吸收率约为99%,即终尿量只占原尿量的1%,所以,只要重吸收减少1%,尿量就会增加一倍。正常情况下,调节重吸收是影响终尿量的关键。

(三)肾小管和集合管的分泌

肾小管和集合管的分泌是指肾小管和集合管的上皮细胞将细胞内或血浆中的物质转运至小管液的过程。肾小管和集合管主要分泌H^+、NH_3和K^+等。

1. H^+的分泌 近端小管、远曲小管和集合管的上皮细胞都能分泌H^+,但近端小管分泌H^+的能力最强。近端小管分泌H^+是通过H^+-Na^+交换实现的。由上皮细胞代谢产生或由小管液进入细胞的CO_2,在碳酸酐酶的催化下与H_2O结合生成H_2CO_3,进而解离成HCO_3^-和H^+。H^+被主动分泌到小管液,HCO_3^-则留在上皮细胞内。H^+的分泌导致了小管内外的电位变化,Na^+被动转移到小管上皮细胞中,这种H^+的分泌与Na^+的重吸收耦联的过程称为H^+-Na^+交换。进入上皮细胞的Na^+很快转移到血液中,HCO_3^-随着Na^+一起转移入血。这样,上皮细胞每分泌一个H^+,就会重吸收一个Na^+和一个HCO_3^-而形成$NaHCO_3$(图8-3)。这一过程既排出了代谢过程产生的H^+(酸),又保留了机体需要的$NaHCO_3$(碱)。因此,H^+的分泌具有排酸保碱、维持体内酸碱平衡的重要作用。

2. NH_3的分泌 NH_3主要由远曲小管和集合管上皮细胞内的谷氨酰胺脱氨基产生。NH_3是一种脂溶性物质,能通过细胞膜向pH值低的方向扩散,而H^+的分泌降低了小管液的pH值,促进NH_3向小管液中分泌。NH_3分泌到小管液以后,可与H^+结合生成NH_4^+,NH_4^+进一步与小管液中的Cl^-结合,生成NH_4Cl随尿排出(图8-3)。

NH_3的分泌降低小管液中的H^+浓度,促进了H^+的继续分泌。可见,肾小管和集合管H^+的分泌和NH_3的分泌之间可以相互促进。故NH_3的分泌有着间接的排酸保碱、维持酸碱平衡的作用。

3. K^+的分泌 尿中的K^+主要是远曲小管和集合管分泌的。一般情况下,K^+的摄入量和排出量保持平衡,即多进多排,少进少排。但当食物中缺K^+或其他原因引起K^+不足时,尿中仍排K^+,即不进也排。这种情况下,势必造成血钾浓度降低,应注意补充适量的钾。

K^+的分泌是一种被动过程,与Na^+的主动重吸收密切相关。远曲小管和集合管上皮细胞对Na^+的主动重吸收,造成了管腔内的负电位,K^+顺电位差从上皮细胞被动进入小管液。这种K^+的分泌与Na^+的重吸收耦联的过程,称为K^+-Na^+交换(图8-3)。

由于泌K^+和泌H^+都是与Na^+的重吸收耦联,故K^+-Na^+交换和H^+-Na^+交换具有竞争抑制作用,即当H^+-Na^+交换增多时,K^+-Na^+交换减少;而K^+-Na^+交换增多时,H^+-Na^+交换减少。在酸中毒情况下,H^+-Na^+交换增多,而K^+-Na^+交换减少,机体排K^+减少,导致高血钾;相反,在碱中毒时,H^+-Na^+交换减少,而K^+-Na^+交换增多,机体排K^+增多,导致低血钾。

三、影响和调节尿生成的因素

尿的生成有赖于肾小球的滤过作用和肾小管、集合管的重吸收及分泌作用。因此,机体对尿生成的调节也就是通过对滤过作用和重吸收、分泌作用的调节来实现的。

(一)影响肾小球滤过的因素

1. 肾血流量 肾血流量每分钟为1~1.2 L,占心排血量的20%~25%。肾血流量是肾

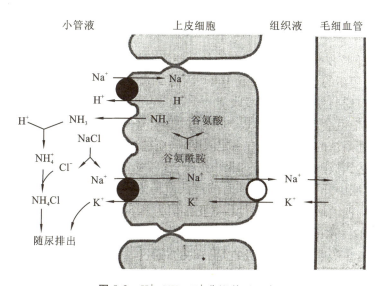

图 8-3 H^+、NH_3、K^+ 分泌关系示意图

注：实心圆表示转运体；空心圆表示 Na^+ 泵。

小球滤过的前提。肾血流量增大时，滤过增多；肾血流量减少时，滤过减少。由于安静时肾血流量几乎达到了最大，所以肾血流量的改变主要表现为肾血流量的减少。肾血流量的变化受神经、体液和自身调节的影响。

> **知识链接**
>
> **肾为什么需要如此大的血流量？**
>
> 肾的重量仅占体重的 0.5%，但每分钟 1~1.2 L 的血流量却占到了心排血量的 20%~25%，因此肾是机体血液供应最丰富的器官之一。如此大的血流量远远超过肾本身代谢的需要。
>
> 按照成年人的血量占体重的 7%~8% 计算，60 kg 左右的人，血量为 4.2~4.8 L。肾每分钟 1~1.2 L 的血流量，平均每 4 min 就将全身的血液过滤一次，每天过滤全身血液达 360 次之多。肾通过对血液反复的滤过和选择性重吸收，保留了有用的物质，清除了代谢废物，实现了对血液的净化处理，维持了内环境的相对稳定。

(1) 自身调节：实验表明，当动脉血压在 80~180 mmHg 范围变动时，肾血流量总能保持相对稳定。这种现象在消除了神经和体液的影响之后依然存在，故属于自身调节。肾血流量的自身调节是通过肾血管的舒缩实现的。当动脉血压降低时，肾血管舒张，肾血流阻力减少，肾血流量不随动脉血压降低而减少；反之，动脉血压升高时，肾血管收缩，肾血流阻力增大，肾血流量不随动脉血压升高而增多。肾自身调节的意义主要是保证安静状态下肾泌尿活动的正常进行。

(2) 神经和体液调节：肾血流量的神经调节主要表现为交感神经兴奋引起的肾血流量减少。而体液因素中，肾上腺素、去甲肾上腺素、血管升压素、血管紧张素等，均可使肾血管收缩，肾血流量减少。在剧烈运动或劳动等生理情况下，交感神经活动增强，肾血流量明显减少；而当机体处于大失血等病理状态时，神经和体液因素的影响使肾血管强烈收缩，肾血流量急剧减少。肾血流量的神经和体液调节的重要意义,主要在于使血液重新分配,保证重要器官的血液供应。

2. 肾小球有效滤过压　肾小球有效滤过压是肾小球滤过的动力,组成有效滤过压的三个因素中,任何一个因素发生改变,都会影响肾小球的滤过。

(1)肾小球毛细血管血压:实验证明,当动脉血压变动在80～180 mmHg范围内时,自身调节使肾血流量保持相对稳定,因此肾小球毛细血管血压维持相对稳定,肾小球滤过率基本保持不变。当动脉血压低于80 mmHg,肾小球毛细血管血压相应降低,肾小球滤过率减少;当动脉血压降到40 mmHg以下时(如大失血等),肾血流量急剧减少,肾小球滤过率几乎为0,可导致无尿。

(2)血浆胶体渗透压:血浆胶体渗透压一般情况下较为稳定。静脉输入大量生理盐水、严重的营养不良及肝肾疾病均可使血浆蛋白浓度下降,血浆胶体渗透压降低,肾小球有效滤过压升高,滤过率增加。

(3)囊内压:正常情况下,肾小囊内压变化不大。当肾盂或输尿管结石、肿瘤压迫或其他原因使尿路发生梗阻时,囊内压升高,有效滤过压降低,肾小球滤过率减少。

3. 滤过膜

(1)滤过膜的面积:某些疾病如急性肾小球肾炎时,由于肾小球毛细血管上皮细胞增生、肿胀,使得毛细血管腔狭窄甚至完全阻塞,活动的肾小球数目减少,有效滤过面积减少,肾小球滤过率减少,导致少尿甚至无尿。

(2)滤过膜的通透性:病理情况下,滤过膜的通透性可因电学屏障或机械屏障作用的削弱而增大,使本来不能通过的蛋白质甚至红细胞滤出,出现蛋白尿或血尿。

(二)影响肾小管、集合管重吸收和分泌的因素

1. 小管液溶质浓度　小管液溶质浓度决定小管液的渗透压,而小管液的渗透压是肾小管和集合管重吸收水的阻力。若小管液溶质浓度升高,小管液的渗透压随之升高,肾小管各段和集合管对水的重吸收减少,尿量将增加,这种利尿方式称为渗透性利尿。糖尿病患者的多尿,就是由于血糖浓度超过肾糖阈,小管液中的葡萄糖不能被全部吸收,引起小管液中的葡萄糖增多,小管液渗透压升高,使水的重吸收减少,导致尿量增加。临床上常采用能被肾小球滤过但不能被肾小管和集合管重吸收的药物如甘露醇等,来提高小管液中的溶质浓度,使水的重吸收减少,达到脱水消肿的目的,用来治疗脑水肿、青光眼等疾病。

2. 抗利尿激素　抗利尿激素(ADH)在下丘脑视上核和室旁核的神经元胞体合成后,沿神经元的轴突运至神经垂体储存,并由此释放入血。

1)生理作用　ADH的主要生理作用是增加远曲小管和集合管上皮细胞对水的通透性,促进水的重吸收,导致尿量减少。此外,它对血管也有作用(详见内分泌系统)。

2)调节因素　ADH的释放主要受到血浆晶体渗透压和循环血量的调节。

(1)血浆晶体渗透压:血浆晶体渗透压的变化是调节ADH合成和释放的重要生理因素。在下丘脑视上核和室旁核及其附近存在渗透压感受器,对血浆晶体渗透压的变化非常敏感。在大量出汗、严重腹泻或呕吐等情况下,体内水分大量丢失,导致血浆晶体渗透压升高,引起渗透压感受器兴奋,ADH合成和释放增多,远曲小管和集合管对水的重吸收增加,尿量减少,以维持体内水平衡(图8-4)。相反,如果在短时间内大量饮清水,由于血液被稀释,血浆晶体渗透压降低,引起渗透压感受器抑制,ADH合成和释放减少,远曲小管和集合管对水的重吸收减少,尿量增多。这种大量饮水后引起ADH释放减少导致尿量增多的现象,称为水利尿。

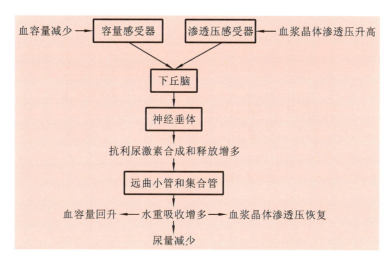

图8-4 抗利尿激素分泌和释放调节示意图

(2)循环血量:左心房和胸腔大静脉管壁上存在的容量感受器,在循环血量改变时可通过其反射性地调节ADH释放。如急性大失血、严重呕吐和腹泻等情况下,循环血量减少,对容量感受器的刺激减弱,ADH的合成和释放增多,远曲小管和集合管对水的重吸收增加,尿量减少,有利于血容量的恢复(图8-4)。相反,在大量饮水、输液时,循环血量增加,对容量感受器的刺激增强,ADH的合成和释放减少,水的重吸收减少,尿量增加,以排出体内过剩的水分。

由此可见,血浆晶体渗透压和循环血量的改变,可通过调节ADH的分泌来维持血浆渗透压与循环血量的相对稳定。如果下丘脑-神经垂体病变引起ADH合成或释放障碍,导致肾小管重吸收水的功能下降而使尿量显著增加,每天多达4~10 L,称为尿崩症。

3. 醛固酮 醛固酮是由肾上腺皮质球状带细胞分泌的一种类固醇激素。

1)生理作用 促进远曲小管和集合管对Na^+的主动重吸收和K^+的分泌,Na^+重吸收的同时伴有水的重吸收,因此,醛固酮具有保Na^+、排K^+、保水的作用,对保持体内Na^+和K^+正常浓度、维持血容量的相对稳定具有重要意义。

2)调节因素 醛固酮的分泌主要受肾素-血管紧张素-醛固酮系统和血K^+、血Na^+浓度的调节。

(1)肾素-血管紧张素-醛固酮系统:由于多种因素如肾血流量减少、交感神经兴奋等,可引起近球细胞分泌肾素增多。肾素可催化血浆中的血管紧张素原水解为血管紧张素Ⅰ,再经一系列的转化成为血管紧张素Ⅱ和Ⅲ。血管紧张素Ⅱ和Ⅲ都具有刺激肾上腺皮质球状带分泌醛固酮的作用,使Na^+和水的重吸收增多,尿量减少(图8-5)。肾素的分泌决定了血浆中血管紧张素的浓度,进而决定了醛固酮水平,因此,在它们之间构成了一个彼此联系的功能系统,称为肾素-血管紧张素-醛固酮系统。

(2)血K^+、血Na^+浓度:血K^+浓度升高或血Na^+浓度降低,均可直接刺激肾上腺皮质球状带分泌醛固酮,促进机体保Na^+排K^+(图8-5),以维持血Na^+和血K^+的正常浓度。

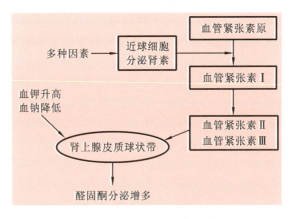

图 8-5　醛固酮分泌调节示意图

第三节　尿的储存和排放

一、尿的储存

原尿经肾小管和集合管的重吸收和分泌后形成终尿,由集合管汇入乳头管,再经肾盏进入肾盂,最后通过输尿管输送到膀胱储存。

尿的生成是一个连续的过程,而膀胱的排尿是间歇进行的。正常人膀胱内储存的尿量达 100～150 mL 时,开始有膀胱充盈感;尿量达 200 mL 及以上时,则产生尿意;当膀胱内尿量达 400～500 mL 时,膀胱内压会明显上升,引起反射性排尿活动,将尿液经尿道排放到体外。

二、排尿反射

(一)排尿反射

排尿反射是一种复杂的反射活动,其初级中枢位于脊髓腰骶段,并受大脑皮质的控制。当膀胱内尿量达 400～500 mL 时,膀胱内压升高,刺激膀胱壁上的牵张感受器,冲动沿盆神经传入纤维到达脊髓骶段的初级排尿中枢,进而上行到达大脑皮质高级排尿中枢,引起尿意。如果环境条件不许可,大脑皮质高级排尿中枢将发出抑制性冲动到达脊髓,使初级排尿中枢活动减弱,排尿反射则暂时中断。如环境条件许可,大脑皮质高级排尿中枢则发出兴奋性冲动到达脊髓,加强初级排尿中枢的活动,使盆神经兴奋,引起膀胱逼尿肌收缩,尿道内括约肌舒张;阴部神经抑制,使尿道外括约肌舒张,尿液排出。尿液流经后尿道时,刺激后尿道壁上的感受器,进一步反射性加强脊髓初级排尿中枢的活动(图 8-6)。这种正反馈调节使排尿反射不断加强,直至膀胱内尿液排完。

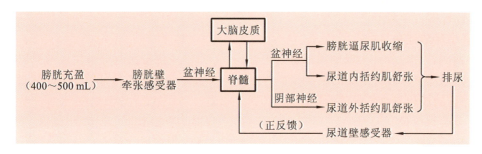

图 8-6 排尿反射过程示意图

(二)排尿异常

排尿或储尿任何一方发生障碍,均可出现排尿异常,临床上常见的有尿频、尿潴留和尿失禁。

1. 尿频 尿频是指尿意频繁、排尿次数过多。常常是由膀胱炎症或机械性刺激如膀胱结石等引起的。上述病因在引起尿频的同时,还可伴有尿急、尿痛,称为尿路刺激征。

2. 尿潴留 膀胱内充满尿液但不能自行排出,称为尿潴留。多是因为排尿反射的某个环节发生功能障碍,如脊髓骶段损伤、盆神经或阴部神经功能障碍(麻醉)及尿道压迫、阻塞等导致。

3. 尿失禁 尿失禁是指排尿失去意识控制。多见于脊髓骶段以上损伤或昏迷,导致排尿反射的初级中枢与高级中枢联系中断而引起。婴幼儿时期由于大脑皮质发育不够完善,对初级排尿中枢的控制能力较差,因此排尿多为无意识活动。

(刘 伟 吴薇薇)

直通执考

一、选择题

1.下列情况不属于排泄的是(　　)。
　A. 结肠与直肠排出的食物残渣　　　　B. 结肠与直肠排出的胆色素
　C. 肺呼出的 CO_2　　　　　　　　　　D. 皮肤分泌的汗液

2.患者,女,因失血性休克,经抢救后留置导尿,24 h 内引流尿液 350 mL,此状况属于(　　)。
　A. 无尿　　　B. 少尿　　　C. 尿潴留　　　D. 尿量偏少

3.直接影响远曲小管和集合管重吸收水的激素是(　　)。
　A. 醛固酮　　　B. 抗利尿激素　　C. 甲状旁腺素　　D. 肾素

4.醛固酮作用的主要部位是(　　)。
　A. 远曲小管　　　B. 髓袢　　　C. 集合管　　　D. 远曲小管和集合管

5.正常情况下,影响尿量的最主要因素是(　　)。
　A. 肾血流量　　　　　　　　　　B. 有效滤过压
　C. 抗利尿激素　　　　　　　　　D. 醛固酮

6.血压波动在 80~180 mmHg 时,肾血流量仍保持相对恒定,这是由于(　　)。

A. 神经调节 B. 体液调节
C. 肾脏的自身调节 D. 负反馈

7. 肾小球滤过率是指（　　）。
A. 两侧肾脏每分钟生成的原尿量 B. 一侧肾脏每分钟生成的原尿量
C. 两侧肾脏每分钟生成的尿量 D. 一侧肾脏每分钟生成的尿量

8. 原尿的成分与血浆相比所不同的是（　　）。
A. 葡萄糖含量 B. 尿素含量
C. Na^+含量 D. 蛋白质含量

9. 与肾小球滤过率无关的因素是（　　）。
A. 滤过膜的面积 B. 血浆胶体渗透压
C. 血浆晶体渗透压 D. 滤过膜的通透性

10. 重吸收 Na^+ 能力最强的部位是（　　）。
A. 近端小管　B. 髓袢　　　C. 远曲小管　D. 集合管

11. 关于葡萄糖重吸收的叙述，错误的是（　　）。
A. 只有近端小管可以重吸收
B. 与 Na^+ 的重吸收相耦联
C. 超过肾糖阈，尿中会出现葡萄糖
D. 正常情况下，近端小管不能将肾小球滤出的葡萄糖全部重吸收

12. 糖尿病患者尿量增多的原因是（　　）。
A. 肾小球滤过率增加 B. 渗透性利尿
C. 抗利尿激素分泌减少 D. 醛固酮分泌减少

13. 肾脏病理情况下，出现蛋白尿的原因是（　　）。
A. 血浆蛋白含量增多 B. 肾小球滤过率升高
C. 滤过膜上带负电荷的蛋白质减少 D. 肾小球毛细血管血压升高

14. 循环血量增加，引起尿量增加，是通过（　　）。
A. 减压反射 B. 容量感受器反射
C. 化学感受器反射 D. 渗透性利尿

15. 静脉注射 20％葡萄糖溶液 50 mL 后引起的尿量增多，主要由于（　　）。
A. 水利尿 B. 渗透性利尿
C. 抗利尿激素分泌增多 D. 醛固酮分泌减少

16. 醛固酮的作用是（　　）。
A. 保钾排钠　B. 保钠排钾　C. 排氢保钠　D. 保钾排水

17. 高位截瘫患者排尿障碍表现为（　　）。
A. 尿失禁　　B. 尿潴留　　C. 尿崩症　　D. 尿频

二、简答题

1. 简述尿生成的过程。影响肾小球滤过和肾小管重吸收的因素有哪些？
2. 大量饮用清水后，尿量有何变化？为什么？
3. 糖尿病患者为什么会出现糖尿和尿量增多？
4. 机体发生酸中毒时，血 K^+ 浓度有何变化？为什么？

第九章 感觉器官

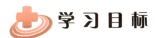

1. 掌握视近物时眼的调节,眼的折光异常及矫正方法,视网膜的两种成像系统及其主要特点。
2. 熟悉鼓膜、听骨链、咽鼓管的生理功能,声波传入内耳的两种途径。
3. 了解感受器和感觉器官的概念,感受器的一般生理特性,内耳耳蜗的感音作用。
4. 学会瞳孔对光反射、近反射、色盲的相关知识和鉴别听力障碍的方法。

案例引导

小王是一名初一学生,平时很少运动,暑假经常躺在床上玩手机或躺在沙发上看电视。最近,小王发现看远处物体很模糊,眼睛也很疲劳,妈妈带他前往眼科医院检查,发现视力0.5,医生诊断为近视眼。

问题:
1. 眼视近物时的调节包括哪些方面?
2. 医生应如何为小王矫正视力?

第一节 概 述

感觉是人脑对客观事物的主观反映。客观事物作用于人的感受器或感觉器官后,通过神经冲动传入大脑皮质从而产生感觉。因此,感觉是由感受器或感觉器官、传入神经及大脑皮质三个部分共同活动完成的。

一、感受器和感觉器官的概念

感受器是指专门感受机体内外环境变化的特殊结构或装置,如感觉神经末梢、肌梭、视网膜上的感光细胞等。感受器根据分布部位不同,可分为外感受器和内感受器。外感受器分布在体表,感受外环境信息变化,如声、光、触觉、味觉等;内感受器存在于体内器官组织中,感受内环境的各种变化,内感受器包括颈动脉窦压力感受器、肺牵张感受器等。感受器官发出的神经冲动传至中枢后,往往不引起主观意识上的感觉。它们对维持机体完整统一和内环境稳态有着重要作用。

感觉器官除含感受器外,还包括一些有利于感受刺激的附属结构。人体最主要的感觉器官有视觉器官、听觉器官和前庭器官等。

二、感受器的一般生理特性

各种感受器的结构和功能虽然各有其特殊性,但却有一些共同的生理特性。

(一)适宜刺激

各种感受器都只对特定形式的刺激最敏感,这种特定形式的刺激称为感受器的适宜刺激。如一定波长的光波是视网膜光感受细胞的适宜刺激,一定频率的机械振动是耳蜗毛细胞的适宜刺激等。

(二)感受器的换能作用

感受器能将作用于它们的各种形式的刺激能量转换为传入神经的动作电位,以神经冲动的形式传入中枢,这种特性称为感受器的换能作用。

(三)感受器的编码功能

感受器在感受刺激的过程中,把刺激所包含的信息转移到动作电位的序列中,起到了转移信息的作用,称为感受器的编码功能。

(四)感受器的适应现象

某一恒定强度的刺激持续作用于某种感受器时,感觉神经纤维上动作电位的频率会逐渐降低,这一现象称为感受器的适应现象。有的感受器适应很快,有利于机体不断接受新的刺激,如触觉感受器、嗅觉感受器;有的不容易产生适应,如颈动脉窦压力感受器、痛觉感受器,这样有利于机体对某些生理功能进行经常性的监控,起到保护作用。

第二节 视觉器官

人的视觉器官是眼,由折光系统和感光系统两大部分组成。人眼的折光系统包括角膜、房水、晶状体和玻璃体。它们的适宜刺激是波长为 380~760 nm 的可见光,外界物体发出的光线经过眼的折光系统,在视网膜上形成物像。视网膜中的感光细胞感受物像的光刺激,并把光能转变成生物电能,产生的神经冲动通过视神经传入视觉中枢,从而产生视觉。人的视觉是通过眼、视神经和视觉中枢共同活动来完成的。因此,眼是人体重要的感觉器官。

一、眼折光系统的功能

(一)眼的折光系统与成像

根据光学原理,光线通过不同的折光体发生多次折射,其中晶状体的折光力最大,又能改变凸度的大小,它在眼成像中起着最重要的作用。眼折光成像的原理与凸透镜的成像原理基本相似,为便于理解,通常用简化眼来说明折光系统的成像功能(图9-1)。

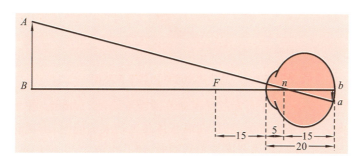

图9-1 简化眼成像示意图(单位:mm)

注:n为节点,△AnB和△anb是相似三角形,如果物距为已知,就可由物体的大小($\overline{AB}$)算出物像的大小($\overline{ab}$),也可算出两个三角形对顶角(即视角)的大小。

简化眼是一个人工设定的前后径为20 mm的单球面折光体,眼内容物均匀,折光率为1.33,角膜的曲率半径为5 mm,即节点n到前表面的距离,后主焦点在节点后15 mm处,相当于视网膜的位置。这个模型与生理安静状态下的人眼一样,正好能使远处物体发出的平行光线聚焦在视网膜上,形成一个清晰的物像。

(二)眼的调节

从眼的光学特性可知,人眼在安静状态下看6 m以外的远物时,物体发出的光线近似平行光线,经折射后正好在视网膜上成像,不需要调节即可看清物体。通常把人眼在不做任何调节时所能看清物体的最远距离称为远点。看6 m以内的近物时,由于距离移近,入眼光线由平行变为辐散,经折射后聚焦在视网膜的后方,故不能在视网膜上清晰成像。为使6 m以内的物体清晰成像,眼会发生相应的调节反应,使物像能够清晰地落在视网膜上。通常把眼做最大调节所能看清物体的最近距离称为近点。眼视近物时的调节反应包括晶状体变凸、瞳孔缩小和双眼球会聚三个方面。

1. 晶状体的调节 晶状体是一富有弹性的呈双凸形的透明体,其周边部位通过睫状小带(悬韧带)与睫状体相连,睫状体内有睫状肌。睫状肌纤维有环状和辐射状两种,它们分别受交感神经和副交感神经支配。视远物时,睫状肌松弛,睫状体拉紧睫状小带,晶状体呈扁平状,折光力减弱,远处物体成像在视网膜上。视近物时,物像后移,视网膜感光细胞感受到模糊的物像,反射性地引起副交感神经兴奋,睫状肌收缩,睫状小带松弛,晶状体由于自身的弹性回位而变凸,折光力增大,物像前移,在视网膜上成像(图9-2)。

眼的调节力大小取决于晶状体的弹性,弹性越好调节力越强,反之则弱。晶状体的弹性与年龄有关。幼年时,晶状体弹性越大,可做较大的凸度改变,因而调节力大,能看清距眼较近的物体,随着年纪的增长,晶状体弹性逐渐降低,因此人眼调节力也随着年龄增大而逐渐减退,近点逐步远移。一般人在40岁以后,调节能力显著减退,形成老视,即通常所说的老花眼。其表现为看近物不清楚,看远物清楚,可佩戴适宜的凸透镜进行矫正。

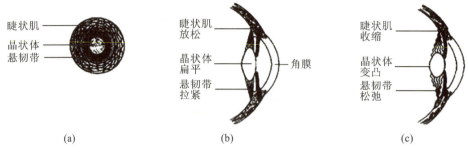

图 9-2　晶状体和瞳孔的调节示意图

2. 瞳孔的调节　正常人瞳孔的直径可变动范围为 1.5～8.0 mm。在生理状态下,有两种情况可改变瞳孔大小:一种是看近物体时,在晶状体凸度增大的同时,出现瞳孔缩小,以限制进入眼球的光量。看远物时在晶状体凸度变小的同时,瞳孔也放大,以增加进入眼球的光量。这种看近物时瞳孔缩小的反应,称为瞳孔近反射或瞳孔调节反射。另一种情况是强光照射眼时,瞳孔缩小,在强光离开眼后则散大,瞳孔这种随光线强弱而改变大小的反应称为瞳孔对光反射。瞳孔对光反射的效应是双侧性的,即一侧眼被光照射,被照射眼瞳孔缩小的同时,另一侧眼的瞳孔也缩小,这种现象称为互感反应。瞳孔对光反射的中枢在中脑,临床上常把它作为判断中枢神经系统病变部位、麻醉的深度和病情危重程度的重要指标。

3. 双眼会聚(辐辏反射)　当双眼看近物时,会出现瞳孔缩小的同时,两眼视轴同时向鼻侧会聚的现象称为双眼会聚(辐辏反射)。两眼球会聚时,可使物体成像于双侧视网膜的对称点上,避免复视而产生清晰的视觉。

(三)眼的折光异常(屈光不正)

有些人因折光能力或眼球的形态异常,在安静状态下平行光线不能聚焦在视网膜上,这种现象称为折光异常(也称屈光不正),包括近视眼、远视眼和散光眼(图9-3)。其主要原因和矫正方法见表9-1。

表 9-1　三种折光异常的比较

折光异常	产生原因	矫正方法
近视	球前后径过长或折光力过强,物体成像于视网膜之前	戴凹透镜
远视	球前后径过短或折光力过弱,物体成像于视网膜之后	戴凸透镜
散光	角膜经纬线曲率半径不一致,不能在视网膜上清晰成像	戴圆柱形透镜

二、眼感光系统的功能

(一)视网膜的感光细胞

视网膜的感光细胞有视锥细胞和视杆细胞两种(表9-2),能感受光波的刺激,引发神经冲动。视网膜上视神经乳头处没有感光细胞分布,聚焦于此处的光线不能被感受,在视野中形成一个生理性盲点。

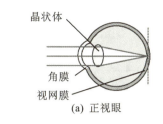

(a) 正视眼

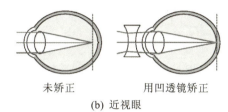

(b) 近视眼

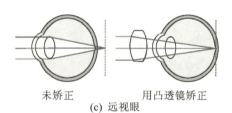

(c) 远视眼

图 9-3　眼的折光异常及其矫正

表 9-2　视锥细胞与视杆细胞的比较

细胞	分布	特点	功能
视锥细胞	主要分布于视网膜的中央部，黄斑的中央凹最为密集	对光敏感度低，主要接受强光刺激，能辨色，分辨力强	昼光觉、色觉
视杆细胞	主要分布于视网膜的周边部	对光敏感度高，主要接受暗光刺激，不能辨色，分辨力弱	暗光觉

（二）视网膜的光化学反应

感光细胞含有感光色素，它们在光的作用下分解，分解时所释放的能量使感光细胞发生电变化，进而使视神经兴奋，产生神经冲动，经视神经传入中枢，产生视觉。

1. 视杆细胞的光化学反应　视紫红质是视杆细胞的感光色素，由视蛋白和视黄醛构成。视紫红质的光化学反应是可逆的，在光照下迅速分解为视蛋白和视黄醛，在暗处又可重新合成（图9-4）。在视紫红质分解和合成的过程中有一部分视黄醛被消耗，需要依靠食物中的维生素A来补充。如长期维生素A摄入不足，视紫红质合成数量不足，将影响人在暗光下的视敏度，引起夜盲症。

2. 视锥细胞与色觉　视网膜上分布有三种视蛋白不同的视锥细胞，分别含有对红、绿、蓝三种光敏感的感光色素。当不同波长的光线作用于视网膜时，会使三种视锥细胞以一定的比例兴奋，这样的信息经视神经传至视觉中枢，即可产生不同的色觉。色觉障碍有色盲和色弱两

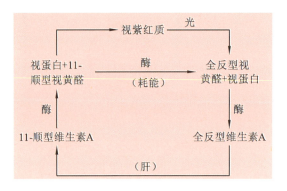

图 9-4 视紫红质的光化学反应

种情况。对全部或部分颜色缺乏分辨能力,称为色盲,分为全色盲和部分色盲。色盲中最常见的有红绿色盲,即不辨红绿。色盲患者绝大多数与遗传有关,可能是某种视蛋白的合成障碍,缺乏相应的某种视锥细胞的缘故。色弱是指辨别某种颜色的能力较差,多由于健康和营养等后天因素引起。

三、与视觉有关的几种生理现象

(一)视敏度

视敏度也称视力,指眼对物体细微结构的分辨能力,也就是分辨物体上两点间最小距离的能力。通常以视角的大小作为衡量标准。视角是指物体上两点发出的光线射入眼球后,在节点上相交所形成的夹角。一般正常眼能分辨的最小物体,需要视角大约等于1分。人眼辨别两点所构成的视角越小,表示视力越好。视力表就是根据这个原理设计的。

(二)视野

单眼固定注视正前方一点时,该眼所能看见的空间范围,称为视野。在同一光照下,用不同颜色的目标测得的视野大小不一样,白色视野最大,黄色、蓝色、红色、绿色视野依次递减(图9-5)。另

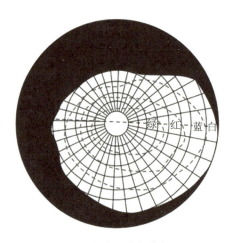

图 9-5 人右眼的颜色视野

外,由于视野受面部结构影响,鼻侧和上侧视野较小,颞侧和下侧视野较大。临床上通过视野检查,可以辅助诊断眼部及中枢神经系统的一些病变。

(三)暗适应和明适应

1. 暗适应 从明亮处突然进入暗处时,最初看不清任何东西,经过一定时间后,视觉敏感度逐渐提高,在暗处的视觉逐渐恢复,这种现象称为暗适应。暗适应的产生是由于在强光下,视紫红质大量分解,储存量很少,进入暗处后不足以引起对暗光的感受,一定时间后,随着视紫红质合成增加,恢复在暗处的视觉。

2. 明适应 从暗处突然进入明亮处时,最初感到耀眼的光亮,看不清物体,稍待片刻后才能恢复视觉,这种现象称为明适应。明适应的产生是由于在暗处时,视杆细胞内蓄积的大量视紫红质,在明亮处遇强光迅速分解,因而产生耀眼的光感。当视紫红质大量分解而减少后,对光较不敏感的视锥细胞便承担起在亮光下的感光而恢复在亮处的视觉。

第三节 位置觉、听觉器官

听觉的感觉器官是耳,由外耳、中耳和内耳三部分组成。内耳又称迷路,包括耳蜗、前庭和半规管(图 9-6)。外耳和中耳构成传音系统,内耳的耳蜗是感音系统;前庭和半规管则是头部位置觉和运动觉感受器,是人体维持平衡的位置觉器官之一。

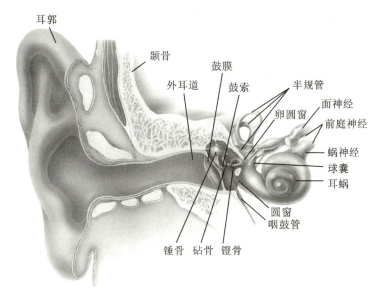

图 9-6 耳的组成

一、外耳和中耳的传音作用

声波经外耳、中耳传音装置传到耳蜗感音装置,通过听觉感受器的换能作用使听神经兴奋,其神经冲动沿听觉传导路径上传至大脑皮质听觉中枢引起听觉。

（一）外耳的作用

外耳由耳郭和外耳道组成。耳郭的形状有利于收集声波,起采集作用,还可以帮助判断声源的方向。外耳道是声波传导的通路,同时还起到共鸣腔的作用,与声波共振,提高声音的强度。

（二）中耳的功能作用

中耳由鼓室（上侧壁为鼓膜,中间包含听骨链）、咽鼓管、乳突、鼓窦等结构组成,在传音过程中起着重要作用。鼓膜、听骨链和内耳卵圆窗之间的联系构成了声音从外耳传向内耳的有效通路。

1. 鼓膜 鼓膜是一个弹性好、有一定张力的薄膜,呈漏斗形,为外耳道与中耳的交界。鼓膜能随声波同步振动,没有余振,将声波如实地传递给听骨链。

2. 听骨链 从外向内分别为锤骨、砧骨和镫骨,由这三块听小骨依次连接构成的一个杠杆系统。通过杠杆作用能把鼓膜的高振幅低压力的振动转换为低振幅高压力的振动并传向卵圆窗（前庭窗）。通过听骨链的声波传导既有增压作用,又可避免对内耳的损伤。

3. 咽鼓管 是连接咽与鼓室的通道,其鼻咽部的开口常处于闭合状态,在吞咽、打哈欠时开放。咽鼓管的主要功能是调节鼓室内的压力,使之与外界大气压保持平衡,这对于维持鼓膜的正常位置、形状和振动性能具有重要意义。鼻咽部炎症导致咽鼓管阻塞后,鼓室内的空气被吸收而使压力降低,引起鼓膜内陷,并产生耳鸣,影响听力。当人体快速大幅度地升降（飞机升降、电梯升降）,咽鼓管鼻咽部的开口不能及时开放,会引起鼓室内、外空气压力的不平衡。

（三）声波传入内耳的途径

声波是通过气传导和骨传导两种途径传入内耳,正常情况下以气传导为主。

1. 气传导 声波经外耳道引起鼓膜振动,再经听骨链和卵圆窗进入耳蜗,这种传导途径称为气传导,是声波传导的主要途径。另外,鼓膜的振动也可引起鼓室内空气的振动,再经蜗窗（圆窗）传入耳蜗,这一传导途径在正常情况下作用不大,只是当听骨链有病变时,才可发挥一定的传音作用,但此时的听力较正常时大为降低。

2. 骨传导 声波直接引起颅骨振动,再引起耳蜗内淋巴的振动,这种传导途径称为骨传导。骨传导的敏感性比气传导低得多,因此在正常听觉中其作用甚微。

临床上可以通过检查气传导和骨传导受损的情况,帮助判断听觉异常的产生部位和原因。如当鼓膜或中耳病变,气传导发生障碍,引起传音性耳聋,此时气传导的作用减弱,而骨传导的作用相对增强;当耳蜗病变引起感音性耳聋时,气传导和骨传导的作用都减弱。

知识链接

听觉功能障碍

听觉功能障碍可因病损部位不同分为三种类型：①传音性耳聋：由鼓膜或听骨链功能障碍引起,气传导明显受损,骨传导影响不大。②感音性耳聋：由耳蜗病变、螺旋器和蜗神经受损引起,气传导和骨传导均明显受损。③中枢性耳聋：各级听觉中枢或听觉传导通路的病变。在以上三种类型的听觉功能障碍中,最常见的是传音性耳聋。因此,应注意避免中耳疾病、外力损伤、环境噪声等对鼓膜和听骨链的损害。

二、内耳耳蜗的感音作用

1. 耳蜗的结构　耳蜗是一个形似蜗牛壳的骨管,内被前庭膜和基底膜分隔为三个腔,分别称为前庭阶、蜗管和鼓阶(图9-7),三个管腔中充满淋巴。前庭阶与鼓阶内为外淋巴,在耳蜗顶部有蜗孔相通,前庭阶底端有卵圆窗,鼓阶底端有蜗窗,各有膜与中耳鼓室相接;蜗管是一个充满内淋巴的盲管。基底膜上有声音感受器——螺旋器(也称科蒂器,organ of Corti),螺旋器由内、外毛细胞和支持细胞等组成。毛细胞表面有纤毛,称为听毛。听毛上方为盖膜,盖膜悬浮于内淋巴中。毛细胞的底部有丰富的听神经末梢。

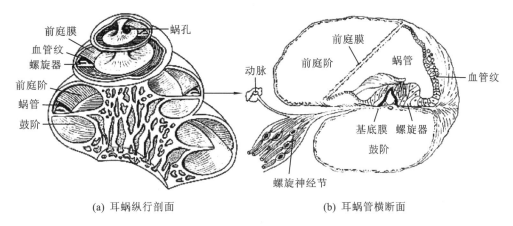

(a) 耳蜗纵行剖面　　　　　　(b) 耳蜗管横断面

图 9-7　耳蜗纵行剖面和耳蜗管横断面

2. 耳蜗的感音换能作用　声波从卵圆窗或蜗窗传入内耳,通过外、内淋巴的振动引起基底膜的振动,使毛细胞与盖膜之间发生切向移动,毛细胞听毛随之弯曲变形而兴奋,将声波振动的机械能转变为微音器电位。当微音器电位经总和达到阈电位时,激发与其相连的蜗神经产生动作电位,传入大脑颞叶的颞横回,引起听觉。

3. 耳蜗对声音的初步分析　正常人感受声波的频率范围是20~20000 Hz。高频声波推动耳蜗底部基底膜振动;中频声波在基底膜中段振幅最大;低频声波在基底膜蜗顶处振幅最大(图9-8)。当最大振幅部位的毛细胞受到相应频率的声波最大刺激,兴奋后产生动作电位,经

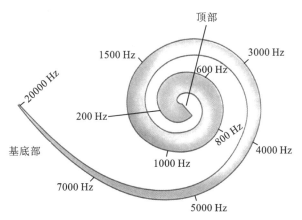

图 9-8　不同频率的声波行波传播在基底膜上的最大振幅部位图

相应的听神经纤维传入大脑皮质听觉中枢的不同部位,就可产生不同音调的感觉。

三、内耳前庭器官的位置觉功能

内耳的前庭器官(图9-9)由前庭和半规管组成,是运动觉和头部位置觉的感受器,并引起相关的姿势反射,在保持身体平衡中起重要的作用。

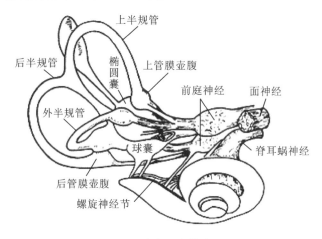

图9-9 前庭器官模式图

(一)前庭的功能

前庭内有椭圆囊、球囊,其内各有一囊斑,囊斑上有感受性毛细胞,其纤毛埋植在耳石膜内,前庭神经末梢分布于毛细胞的基底部。

囊斑是头部位置及直线变速运动的感受器。当人体头部位置改变或做直线变速运动时,由于惯性及重力作用,耳石膜与毛细胞的相对位置会发生改变,使纤毛发生弯曲,刺激毛细胞兴奋,其神经冲动经前庭神经传入中枢,产生头部空间位置或直线变速运动感觉,同时引起姿势反射,以维持身体平衡。

(二)半规管的功能

人体两侧内耳各有三条相互垂直的半规管,分别代表空间的三个平面。每条半规管一端都有膨大的壶腹,内有壶腹嵴,其中含有感受性毛细胞,其顶部的纤毛埋植在一种胶质性的圆顶形终帽之中,前庭神经末梢与毛细胞的底部相连。

壶腹嵴是旋转变速运动的感受器。当身体或头部做旋转变速运动时,由于惯性作用,相应的半规管内的淋巴超前或滞后于半规管的运动,刺激毛细胞兴奋,其神经冲动经前庭神经传入中枢,可引起眼震颤和姿势反射,以维持身体平衡。同时冲动上传到大脑皮质,产生旋转感觉。

(三)前庭反应

前庭器官的传入冲动除引起一定的位置觉和运动觉外,还可引起各种姿势调节反射、自主性神经反应和眼震颤,这些现象统称为前庭反应。例如,乘电梯突然上升时,肢体伸肌抑制而发生下肢屈曲;电梯突然下降时,伸肌紧张使下肢伸直。这些属于前庭器官的姿势反射,其意义在于维持机体一定的姿势和保持身体平衡。若对前庭器官的刺激过强或刺激时间较长,导致恶心、呕吐、眩晕和皮肤苍白等症状,称为前庭自主神经反应。前庭感受器过度敏感的人,一般的前庭刺激也会引起前庭自主神经反应,易发生晕车、晕船等现象。前庭反应中最特殊的是躯体旋转运动时引起的眼球运动,称为眼震颤。眼震颤主要由半规管受刺激引起,临床上进行眼震颤检测可以判断前庭功能是否正常。

(陈建波)

直通执考

一、选择题

1. 在眼的折光系统中,折光力可被调节的结构是( )。
   A. 瞳孔　　　B. 角膜　　　C. 房水　　　D. 晶状体　　　E. 玻璃体
2. 瞳孔对光反射的中枢位于( )。
   A. 脑桥　　　B. 脊髓　　　C. 下丘脑　　　D. 中脑　　　E. 延髓
3. 眼经过充分发挥调节作用能够看清物体的最近距离称为( )。
   A. 主点　　　B. 节点　　　C. 近点　　　D. 远点　　　E. 焦点
4. 下列关于眼视近物的叙述,正确的是( )。
   A. 晶状体变凸、瞳孔放大、两眼球会聚　　　B. 晶状体变凸、瞳孔缩小、两眼球会聚
   C. 晶状体变凹、瞳孔放大、两眼球会聚　　　D. 晶状体变凹、瞳孔缩小、两眼球会聚
   E. 不需调节
5. 用强光照射一只眼时,瞳孔会出现下列哪种变化?( )
   A. 被照射眼的瞳孔缩小,另一只眼的瞳孔不变
   B. 被照射眼的瞳孔缩小,另一只眼的瞳孔放大
   C. 被照射眼的瞳孔放大,另一只眼的瞳孔不变
   D. 两只眼的瞳孔都放大
   E. 两只眼的瞳孔都缩小
6. 发生老视的主要原因是( )。
   A. 角膜曲率变小　　　B. 角膜透明度减小　　　C. 房水循环受阻
   D. 晶状体弹性减弱　　　E. 晶状体厚度增加
7. 视杆细胞中感光色素是( )。
   A. 视蛋白　　　B. 视黄醛　　　C. 视紫红质
   D. 视紫蓝质　　　E. 视色素
8. 维生素 A 长期缺乏会引起( )。
   A. 色盲　　　B. 色弱　　　C. 夜盲症
   D. 近视　　　E. 远视
9. 正常人耳能听到的声波频率范围是( )。
   A. 20~200 Hz　　　B. 20~2000 Hz　　　C. 20~20000 Hz
   D. 200~20000 Hz　　　E. 200~2000 Hz
10. 乘飞机上升或下降时,做吞咽动作的生理意义是( )。
    A. 调节基底膜两侧的压力平衡　　　B. 调节前庭膜两侧的压力平衡
    C. 调节中耳与内耳之间的压力平衡　　　D. 调节鼓室与大气之间的压力平衡
    E. 调节外耳与内耳之间的压力平衡

11. 半规管的适宜刺激是( )。
A. 直线匀速运动　　　B. 直线变速运动　　　C. 旋转匀速运动
D. 旋转变速运动　　　E. 角匀速运动

二、简答题

1. 眼的折光异常有哪几类？其产生的原因是什么？如何矫正？
2. 简述视网膜上感光细胞的分布与功能。
3. 简述声波传入内耳的途径。

第十章 神经系统

学习目标

1. 掌握神经元间的信息传递,丘脑及其感觉投射系统,痛觉,脊髓对躯体运动的调节,大脑皮质对躯体运动的调节,自主神经系统的主要功能及其生理意义。
2. 熟悉神经元和神经纤维,神经递质与受体,大脑皮质的感觉分析功能,兴奋由神经向肌肉的传递,脑干对躯体运动的调节,条件反射。
3. 了解反射活动的一般规律,脊髓的感觉传导功能,小脑对躯体运动的调节,基底神经核对躯体运动的调节,内脏活动的中枢调节,脑电图,觉醒与睡眠。
4. 能够熟悉人体腱反射的检查方法。

案例引导

早晨,学生李某倒了半盆热水洗脸,手伸到水中,立刻缩回来,喊道:"好烫!"接着,李某感到手疼得厉害。

问题:
1. 感觉是怎样产生的?
2. 感觉是如何传导的?

第一节 神经元及反射活动的一般规律

神经系统是人体最重要的调节系统。神经系统能直接或间接地使机体各个系统、器官及组织的功能活动协调、统一,并对机体内外环境中的各种变化做出迅速而准确的适应性调节,从而使机体得以生存和发展。

一、神经元和神经纤维

(一)神经元的结构和功能

神经系统主要由神经细胞和神经胶质细胞组成,神经细胞也称神经元。神经元是神经系统基本的结构和功能单位,主要功能是感受刺激和传导兴奋。神经元由胞体和突起两部分构成(图10-1)。胞体是神经元功能活动的中心,其主要功能是合成物质、接受刺激和整合信息。突起分为树突和轴突。一个神经元可有一个或多个树突,其功能主要是接受其他神经元传来的信息,并传向胞体。轴突较长,一个神经元只有一个轴突。轴突被髓鞘或神经膜包裹,称为神经纤维。神经纤维的主要功能是传递兴奋,在神经纤维上传导的动作电位称为神经冲动。

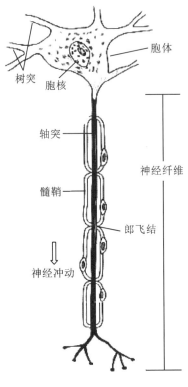

图 10-1 神经元

(二)神经纤维传导的特征

1. 生理完整性 神经纤维只有在其结构和功能都完整时才能够传导兴奋。如果神经纤维受损伤或局部应用麻醉药,均可使兴奋传导受阻。

2. 绝缘性 一条神经干由许多根神经纤维组成,由于髓鞘和神经膜包裹的作用,每根神经纤维传导兴奋时互不干扰,表现出相互绝缘的特性,其意义是保证神经调节的精确性。

3. 双向传导 实验中,神经纤维上任何一点受到刺激产生兴奋时,产生的动作电位可沿神经纤维同时向两端传导,称为双向传导。但在体时,由于轴突通常是将神经冲动由胞体传向末梢,表现为传导的单向性。

4. 相对不疲劳性 神经纤维传导兴奋时耗能极少,实验发现,电脉冲连续刺激神经纤维9~12 h,神经纤维仍能保持其传导兴奋的能力,因此神经纤维可较持久地保持传导兴奋的能力,表现为相对不疲劳性。

二、神经元间的信息传递

神经元和神经元之间的信息传递主要是通过突触来完成的。

(一)突触的基本结构

一个神经元的轴突末梢与其他神经元的胞体或突起相接触而形成的特殊结构称为突触。

根据信息传递物质性质的不同,突触可分为化学性突触和电突触两类,前者以轴突末梢释放的神经递质为媒介物,后者以局部电流为媒介物。神经系统中较为多见的是化学性突触,经典的化学性突触由突触前膜、突触间隙和突触后膜三部分组成(图10-2)。突触前神经元轴突末梢分支末端膨大,形成突触小体。突触小体内有大量突触囊泡(突触小泡),其中储存着高浓度的神经递质。突触前神经元的轴突末梢膜,称为突触前膜,即突触小体膜。与突触前膜相对的另一个神经元的胞体或突起的膜,称为突触后膜,膜上有能与相应神经递质特异性结合的受体。突触前膜和突触后膜之间的间隙称为突触间隙。

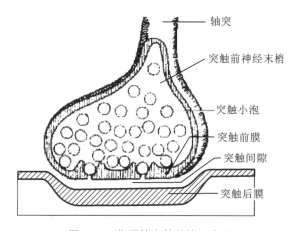

图 10-2 化学性突触结构示意图

(二)突触传递的机制

兴奋通过突触从一个神经元传递给另一个神经元的过程,称为突触传递。其传递的基本过程如下。

当突触前神经元的兴奋传至其轴突末梢时,突触前膜发生去极化,使前膜上的 Ca^{2+} 通道开放,Ca^{2+} 内流入突触小体,内流的 Ca^{2+} 促使突触小泡向前膜移动,并与之接触、融合,小泡膜破裂,以胞吐的方式将神经递质释放到突触间隙,经扩散至突触后膜,与突触后膜上的特异性受体结合,引起突触后膜上某些离子通道的开放,导致某些带电离子进入突触后膜,使突触后膜的电位发生变化。这种突触后膜上的电位变化称为突触后电位。

由于突触前膜释放的递质不同,可引起两种突触后电位,即兴奋性突触后电位和抑制性突触后电位。

1. 兴奋性突触后电位 突触前膜释放某种兴奋性递质,作用于突触后膜上的某种受体,提高突触后膜对 Na^+ 通透性,引起 Na^+ 内流,从而引起突触后膜产生局部去极化。这种突触后膜的局部去极化的电位,称为兴奋性突触后电位(EPSP)(图10-3)。当这种局部电位变化经总和达到阈电位水平时,便可激发突触后神经元产生动作电位,即产生兴奋效应。

2. 抑制性突触后电位 突触前膜释放某种抑制性递质,作用于突触后膜上的某种受体,使后膜上 Cl^- 通道开放,引起 Cl^- 内流,突触后膜因而发生超极化。这种突触后膜的局部超极化的电位,称为抑制性突触后电位(IPSP)(图10-4)。这种电位降低了突触后神经元的兴奋性,使之不易产生动作电位,呈现抑制效应。

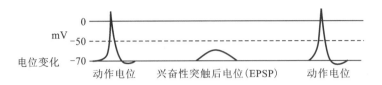

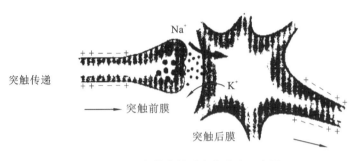

图 10-3　兴奋性突触后电位产生示意图

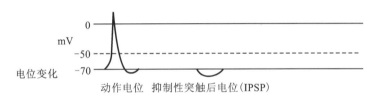

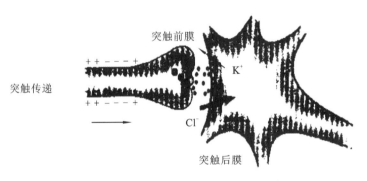

图 10-4　抑制性突触后电位产生示意图

由于一个神经元常与多个轴突末梢形成突触,产生的突触后电位既有兴奋性突触后电位,也有抑制性突触后电位,因此,一个神经元是兴奋还是抑制主要取决于这些突触传递产生的综合效应。

(三)突触传递的特征

1. 单向传递　由于递质只能由突触前膜释放,作用于突触后膜,所以兴奋在突触上的传递只能向一个方向进行,就是从突触前神经元传向突触后神经元,而不能逆向传递。由于突触的单向传递,使得整个神经系统的活动能够有规律地进行。

2. 中枢延搁　兴奋在突触处的传递,比在神经纤维上的传导要慢。这时因为兴奋由突触前神经末梢传至突触后神经元,需要经历递质的释放、扩散以及对突触后膜作用的过程,所以需要较长的时间(约 0.5 ms),这段时间称为中枢延搁。

3. 总和　总和包括空间总和和时间总和。空间总和是多根神经纤维同时传入冲动到同一突触后神经元,使同时产生的多个兴奋性突触后电位叠加起来,达到阈电位水平而暴发动作电位。时间总和是指单根传入神经纤维连续传入一连串的神经冲动,使在突触后神经元上相继产生的兴奋性突触后电位叠加起来,达到阈电位水平而暴发动作电位的过程。

4. 兴奋节律的改变 在反射活动中,传出神经和传入神经的冲动频率并不相同,说明中枢可以改变兴奋的节律性。这是因为传出神经的兴奋节律,不仅受到传入神经冲动频率的影响,还与反射中枢功能状态有关。

5. 后发放 在反射活动中,当对传入神经的刺激停止后,传出神经仍继续发放冲动,使反射活动仍持续一段时间,这种现象称为后发放。神经元之间的环式联系及中间神经元的作用是后发放的主要原因。

6. 对内环境变化敏感和易疲劳性 突触对内环境的变化非常敏感,如缺氧、二氧化碳增加或酸碱度的改变等,都可以改变突触部位的传递活动。因此,突触是反射弧中最易发生疲劳的环节,其原因可能与长时间兴奋使神经递质耗竭有关。

三、神经递质

神经递质是指由突触前神经元合成并释放,能特异性作用于突触后神经元或效应器细胞受体,并产生一定效应的特殊化学物质。神经递质可根据其存在部位的不同,分为中枢神经递质与外周神经递质。

(一)中枢神经递质

中枢神经递质种类较多,主要包括乙酰胆碱、单胺类(如多巴胺、去甲肾上腺素、5-羟色胺)、氨基酸类(如谷氨酸、甘氨酸、γ-氨基丁酸)和肽类(如脑啡肽、P物质、内啡肽等)。

(二)外周神经递质

外周神经递质主要有乙酰胆碱和去甲肾上腺素。

凡末梢释放乙酰胆碱的神经纤维称为胆碱能纤维,包括所有交感和副交感神经的节前纤维、大多数副交感神经的节后纤维和小部分交感神经的节后纤维(如支配汗腺、骨骼肌血管的舒血管纤维)以及躯体运动神经纤维(图10-5)。

凡末梢释放去甲肾上腺素的神经纤维,称为肾上腺素能纤维,包括大部分交感神经的节后纤维(图10-5)。

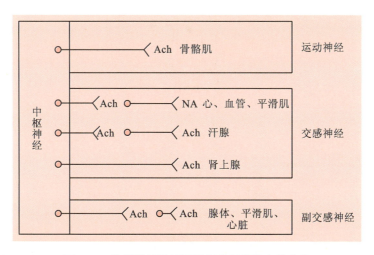

图 10-5 外周神经递质在周围神经系统中的分布

注:Ach 表示乙酰胆碱;NA 表示去甲肾上腺素。

第二节 神经系统的感觉功能

人体外界环境和机体内环境中的各种刺激,首先是由感受器或感觉器官感受,然后被转换为传入神经上的神经冲动,沿感觉传导通路上传到各级感觉中枢,经各级中枢尤其是大脑皮质的分析整合,形成各种各样的感觉。

一、脊髓的感觉传导功能

来自各种感受器的传入冲动,除通过脑神经传入中枢外,大部分经脊神经后根进入脊髓,沿浅感觉传导通路和深感觉传导通路分别上传到大脑皮质。脊髓是感觉传导通路中的一个重要神经结构。

二、丘脑及其感觉投射系统

丘脑是一个由大量神经元组成的神经核群。人体除嗅觉外的各种感觉传导通路都要在丘脑内换神经元,然后向大脑皮质投射。因此,丘脑是最重要的感觉接替站,同时也能对感觉传入信息进行粗略的分析与综合。丘脑向大脑皮质的投射系统分为特异投射系统和非特异投射系统两种(图10-6)。

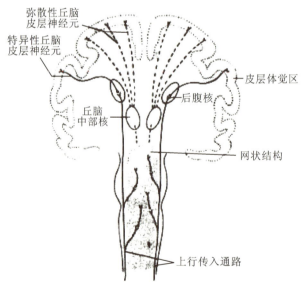

图 10-6 感觉投射系统示意图

注:特异投射系统(实线);非特异投射系统(虚线)。

(一)特异投射系统

除嗅觉外,各种感觉传入冲动由脊髓、脑干上行,到丘脑换元后,发出特异投射纤维,投射到大脑皮质的特定区域,这一投射系统称为特异投射系统。

其特点:每种感觉的投射路径都是专一的,其外周感受区域与大脑皮质感觉区之间具有点对点的投射关系。该系统的功能是引起特定的感觉,并激发大脑皮质发出传出神经冲动。

(二)非特异投射系统

各种感觉传导通路的纤维经过脑干时,发出许多侧支,与脑干网状结构的神经元发生突触联系,经多次换神经元抵达丘脑,再由此发出纤维,弥散地投射到大脑皮质的广泛区域,这一投射系统称为非特异投射系统。

其特点:外周感受区域与大脑皮质感觉区之间不再具有点对点的投射关系,失去了原有的专一传导功能,所以是不同感觉的共同上传途径。该系统的功能是维持和改变大脑皮质的兴奋状态,使机体保持觉醒,而不能引起各种特定的感觉。

正常情况下,特异投射系统与非特异投射系统的作用相互协调和配合,既能使人处于觉醒状态,又能产生各种特定的感觉。

特异投射系统与非特异投射系统的区别见表10-1。

表10-1 特异投射系统与非特异投射系统的区别

项　　目	特异投射系统	非特异投射系统
传入神经元接替	经较少神经元接替	经较多神经元接替
传导途径	专一性	无专一性
投射关系	点对点投射	弥散性投射
投射区域	大脑皮质的特定感觉区	大脑皮质的广泛区域
主要功能	引起特定的感觉,并激发大脑皮质发放传出神经冲动	维持和改变大脑皮质的兴奋状态,保持机体的觉醒

三、大脑皮质的感觉分析功能

人类的大脑皮质是产生感觉的最高级中枢。各种感觉传入冲动最终都必须到达大脑皮质,经过精细地分析、综合而产生相应的感觉。大脑皮质不同性质的感觉投射到大脑皮质的不同区域。

(一)体表感觉区

全身体表感觉区的主要投射区在中央后回,又称为第一体感区。其投射规律:①投射纤维左右交叉,但头面部的感觉投射是双侧性的;②投射区的空间定位是倒置的,但头面部的内部安排是正立的(图10-7);③投射区的大小与感觉灵敏度有关,感觉灵敏度高的如拇指、食指、口唇的皮质代表区较大。

(二)内脏感觉区和本体感觉区

内脏感觉(指肌肉、关节等的运动觉)的投射区主要在中央前回。此外,在中央前回和岛叶之间还存在第二体感区,其感觉投射为双侧性,而且是正立的,定位也差,与内脏感觉和痛觉有关。

(三)视觉区和听觉区

视觉投射区在枕叶距状沟的上、下缘;听觉投射区在双侧皮质颞叶的颞横回与颞上回。

(四)嗅觉区和味觉区

嗅觉投射到边缘叶的前底部;味觉投射到中央后回头面部感觉区的下部。

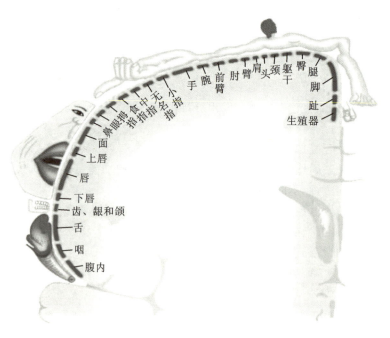

图 10-7 大脑皮质的感觉区示意图

四、痛觉

痛觉是机体受到伤害性刺激时所产生的一种复杂感觉,常伴有不愉快的情绪活动和防御反应。作为机体受损时的报警系统,痛觉具有保护作用。疼痛常是许多疾病的一种症状,剧烈的疼痛可引起休克,故认识疼痛具有重要意义。

(一)皮肤痛觉

当皮肤受到伤害性刺激时,可先后产生快痛和慢痛两种性质不同的痛觉。快痛在受到刺激时很快发生,是一种感觉清楚、定位明确、尖锐的"刺痛",产生和消失迅速。随后出现慢痛,为一种"烧灼痛",定位不明确,持续时间较长,感觉强烈,常常难以忍受,并伴有情绪反应及心血管和呼吸等方面的变化。

(二)内脏痛与牵涉痛

1. 内脏痛 内脏痛是内脏器官受到伤害性刺激时产生的疼痛感觉。与皮肤痛相比(表10-2),内脏痛有以下三个特点:①缓慢、持续、定位不精确,对刺激的分辨能力差;②对切割、灼烧等刺激不敏感,而对机械性牵拉、痉挛、炎症、缺血等刺激敏感;③常伴有牵涉痛。

表 10-2 皮肤痛与内脏痛的比较

	皮肤痛	内脏痛
对刺激敏感类型	切割、烧灼	机械牵拉、缺血、痉挛和炎症
产生的速度	快或较快	慢
持续时间	短或较短	较长
定位	精确或较精确	不精确
对痛刺激的分辨力	很强或较强	差
牵涉痛	无	有

2. 牵涉痛 牵涉痛是指某些内脏疾病引起体表一定部位发生疼痛或痛觉过敏的现象。在临床上,正确认识牵涉痛对某些内脏疾病的诊断具有一定价值(表10-3)。

表 10-3　常见内脏疾病牵涉痛的部位

疾病	体表疼痛部位
心肌缺血	心前区、左肩、左臂尺侧
胃溃疡、胰腺炎	左上腹、肩胛间
肝病、胆囊炎	右上腹、右肩胛
肾结石	腰部、腹股沟
阑尾炎	上腹部或脐周

第三节　神经系统对躯体运动的调节

运动是人和动物最基本的功能活动之一。各种复杂的躯体运动及姿势都是在神经系统的控制下,通过骨骼肌的收缩和舒张活动完成的,骨骼肌一旦失去神经的支配就会麻痹或瘫痪。

一、脊髓对躯体运动的调节

脊髓是完成躯体运动最基本的反射中枢。在脊髓前角中,存在 α 和 γ 两类支配骨骼肌的运动神经元。α 运动神经元支配梭外肌纤维,其胞体较大,纤维较粗,轴突末梢分出许多分支,每一分支支配一根骨骼肌纤维,兴奋时引起所支配的梭外肌收缩。由一个 α 运动神经元及其所支配的全部肌纤维构成一个功能单位,称为运动单位。γ 运动神经元的胞体较 α 运动神经元小,轴突较细,支配骨骼肌的梭内肌纤维,可调节肌梭感受装置敏感性。脊髓对躯体运动的调节是以牵张反射的方式实现的。

(一)牵张反射

有神经支配的骨骼肌受到外力牵拉而伸长时,可引起受牵拉肌肉的收缩,称为牵张反射。牵张反射是脊髓完成的一种比较简单的反射活动,有肌紧张和腱反射两种类型。

1. 肌紧张　肌紧张是缓慢而持续地牵拉肌腱时所引起的牵张反射,表现为被牵拉的肌肉轻度而持久地收缩。肌紧张是维持躯体姿势最基本的反射活动。其反射弧中的任何部分被破坏,均可出现肌张力的减弱或消失,表现为肌肉松弛,使躯体的正常姿势无法维持。

2. 腱反射　腱反射是指快速牵拉肌腱时发生的牵张反射,表现为被牵拉肌肉快速而明显缩短,如膝反射和跟腱反射。叩击膝部髌骨下方股四头肌肌腱,可使股四头肌因受牵拉而发生快速反射性收缩,称为膝反射;当叩击跟腱时,可引起腓肠肌快速反射性收缩,称为跟腱反射。临床上常采用检查腱反射的方法,来了解神经系统的某些功能状态。如果腱反射减弱或消失,常提示该反射弧的神经或脊髓中枢部分有损伤;当腱反射亢进时,表明病变可能在脊髓以上的高位中枢的某个部位。

(二)脊休克

在人体内,脊髓的活动经常受到高位中枢的调控。当脊髓与高位脑中枢突然离断后,断面以下的脊髓会暂时丧失反射活动能力而进入无反应的状态，这种现象称为脊休克。脊休克的主要表现：躯体运动和内脏反射消失、骨骼肌紧张性下降、外周血管扩张、发汗反射消失、尿粪潴留等。脊休克是暂时现象，其持续时间长短与动物进化水平和个体发育有关，如低等动物蛙仅持续数分钟，犬持续数日，人类则需数周至数月。脊休克的产生不是由脊髓损伤引起，而是由于离断面以下的脊髓突然失去高位中枢的调控，使脊髓神经元的兴奋性极度降低，而呈现无反应的休克状态。

二、脑干对躯体运动的调节

脑干对肌紧张的调节，主要是通过脑干网状结构易化区和抑制区的活动实现的。

（一）脑干网状结构对躯体运动的调节

脑干网状结构易化区范围较大，分布于脑干中央区域的背外侧部。易化区的主要作用是加强肌紧张和肌运动。

脑干网状结构抑制区范围较小，位于延髓网状结构的腹内侧部，作用是抑制肌紧张及肌运动。此外，高位中枢（大脑皮质运动区、纹状体、小脑前叶蚓部等处）也有抑制肌紧张的作用。

正常情况下，易化区的活动较强，抑制区活动较弱，两者在一定水平上保持相对平衡，从而维持正常的肌紧张。

（二）去大脑僵直

在动物实验中发现，如果在中脑上、下丘之间切断脑干，动物会出现四肢伸直、头尾昂起、脊柱挺硬等伸肌过度紧张的现象，称为去大脑僵直（图10-8）。它的发生是因为切断了大脑皮质、纹状体等部位与脑干网状结构的功能联系，造成抑制区和易化区之间活动失衡，易化区活动明显占优势，使伸肌紧张性亢进，导致僵直现象。当人类患某些脑部疾病（如脑干损伤）时，也会出现类似去大脑僵直的现象。

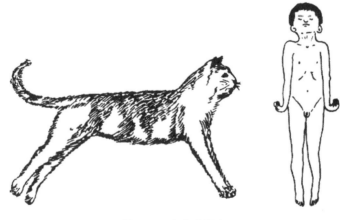

图10-8 去大脑僵直

三、小脑对躯体运动的调节

根据与小脑联系的纤维不同，可将小脑划分成三个主要的功能部分，即前庭小脑、脊髓小脑和皮质小脑，它们对躯体运动的调节有不同的作用。

(一)维持身体平衡

前庭小脑主要由绒球小结叶构成,主要功能是维持身体平衡。若此区受损,患者会出现身体平衡功能严重失调的症状,如身体倾斜、站立不稳、步态蹒跚、容易跌倒等。

(二)调节肌紧张

脊髓小脑由小脑前叶和后叶的中间带构成。小脑前叶的主要功能是调节肌紧张,对肌紧张的调节有易化和抑制双重作用,但以易化作用占优势。因此,该区小脑损伤后,主要表现为肌张力降低、肌无力等症状。

(三)协调随意运动

脊髓小脑的后叶中间带及皮质小脑的功能是协调随意运动。临床上该区损伤的患者,各种协调性动作发生障碍,表现为随意动作的力量、方向及准确度发生变化,不能完成精巧动作,行走摇晃,动作笨拙,指物不准等。这种小脑损伤后的动作协调障碍,称为小脑性共济失调。

四、大脑皮质对躯体运动的调节

大脑皮质是调节躯体运动的最高级中枢。人类的大脑皮质运动区损伤,随意运动将出现严重障碍。

(一)大脑皮质运动区

人类的大脑皮质运动区主要在中央前回。中央前回运动区对躯体运动的调控具有以下特点:①交叉性支配,即一侧皮质运动区支配对侧躯体的骨骼肌,但头面部肌肉的支配多数是双侧性的;②功能定位精细,呈倒置安排,但头面部运动区的安排仍是正立的(图10-9);③运动代表区的大小与运动的精细程度有关,运动越精细、越复杂的部位,在皮质运动区所占的范围越大。

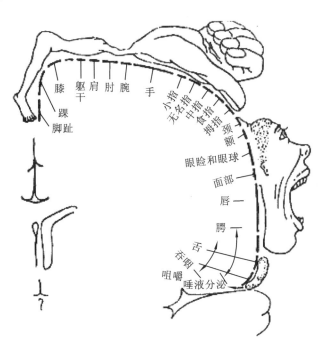

图 10-9 大脑皮质运动区

(二)运动传导通路

由大脑皮质下行的运动传导通路主要包括皮质脊髓束和皮质核(脑干)束。由皮质发出，经内囊、脑干下行到达脊髓前角运动神经元的传导束，称为皮质脊髓束；由皮质发出，经内囊到脑干内各运动神经核的传导束，称为皮质核(脑干)束。

在人类，随意运动的指令起源于大脑皮质，而皮质脊髓束和皮质脑干束是执行随意运动的主要下行通路。当运动传导通路损伤后，在临床上常出现软瘫和硬瘫两种表现。两者都有随意运动的丧失，但前者伴有牵张反射减弱或消失，后者则伴有牵张反射亢进。

第四节 神经系统对内脏功能的调节

人体内脏器官的活动，主要受自主神经系统的调节。自主神经系统又称为植物性神经系统，包括交感神经和副交感神经两部分。人体多数器官都接受交感和副交感神经系统的双重支配(图10-10)。在双重支配的器官中，交感和副交感神经的作用往往是相互拮抗的，如迷走

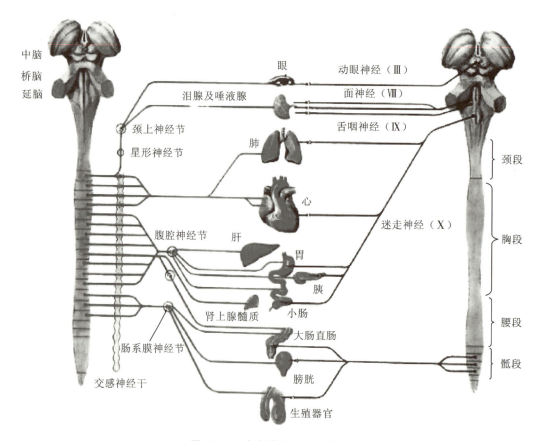

图10-10 自主神经分布示意图

神经对心脏有抑制作用,而交感神经则具有兴奋性作用。一般情况下,当交感神经的活动相对增强时,副交感神经的活动则相对减弱。自主神经对内脏器官经常发放低频率的冲动,使效应器维持一定的活动状态,称为紧张性作用。此外,自主神经的作用与效应器本身的功能状态有关。如交感神经兴奋可使已孕子宫收缩,未孕子宫舒张。

一、自主神经系统的功能特征

自主神经系统按结构和功能的不同,分为交感神经和副交感神经两部分。

(一)自主神经系统的功能

自主神经系统所支配的器官非常广泛,包括循环、呼吸、消化、泌尿、内分泌等器官,此外对代谢及骨骼肌血管也有作用。自主神经系统的主要功能见表10-4。

表10-4 自主神经系统的主要功能

器官	交感神经	副交感神经
循环器官	心率加快,心肌收缩力增强;腹腔内脏血管、皮肤血管以及分布于唾液腺与外生殖器官的血管均收缩;肌肉血管收缩(肾上腺素能)或舒张(胆碱能)	部分血管(如软脑膜动脉与分布于外生殖器的血管等)舒张
呼吸器官	支气管平滑肌舒张	支气管平滑肌收缩,促进黏液腺体分泌
消化器官	抑制胃肠运动,促进括约肌收缩,抑制胆囊活动,促进唾液腺分泌黏稠唾液	促进胃肠运动,促进括约肌舒张,促进胃液、胰液分泌,促进胆囊收缩,促进唾液腺分泌稀薄唾液
泌尿生殖器官	逼尿肌舒张,括约肌收缩;已孕子宫收缩,未孕子宫舒张	逼尿肌收缩,括约肌舒张
眼	瞳孔扩大	瞳孔缩小
皮肤	竖毛肌收缩,汗腺分泌	
代谢	促进糖原分解,促进肾上腺髓质激素分泌	促进胰岛素分泌

(二)自主神经活动的生理意义

交感神经分布广泛,几乎全身所有内脏器官都受其支配,故交感神经常以整个系统参加反应。在环境急剧变化(如剧烈肌肉运动、剧痛、失血或寒冷等情况)时,交感神经系统的活动明显加强,同时常伴有肾上腺髓质激素分泌增多,即交感-肾上腺髓质系统作为一个整体参与反应,这一反应称为应急反应。机体的应急反应表现:心跳加快加强,血液循环加快,血压升高;内脏血管收缩,骨骼肌血管舒张,血流量重新分配;呼吸加深加快,肺通气量增多;代谢活动加强,为肌肉活动提供充分的能量等。其主要生理意义在于动员储备能量,以适应环境的急剧变化。

副交感神经分布较局限,故副交感神经系统的活动也比较局限,往往在安静时活动较强,并常伴有胰岛素的分泌,故称之为迷走-胰岛素系统。其主要生理意义在于促进消化、积蓄能量以及加强排泄和生殖等方面的功能。

二、自主神经的递质及其受体

(一)自主神经的外周递质

自主神经对内脏器官的作用是通过神经末梢释放递质而实现的,其释放的递质属于外周神经递质,主要为乙酰胆碱和去甲肾上腺素。

(二)自主神经的受体

1. 胆碱能受体 能与乙酰胆碱结合的受体称为胆碱能受体。按其分布和效应的不同可分为毒蕈碱受体和烟碱受体两类。

(1)毒蕈碱受体:能与毒蕈碱结合的胆碱能受体,称为毒蕈碱受体(M受体)。这类受体主要分布于副交感神经节后纤维和部分交感神经支配的效应器细胞膜上。乙酰胆碱与M受体结合后,主要产生一系列副交感神经兴奋的效应,称为毒蕈碱样作用(M样作用),如心脏活动受抑制,支气管、消化道平滑肌和膀胱逼尿肌收缩,消化腺分泌增加,瞳孔缩小,汗腺分泌增多,骨骼肌血管舒张等。阿托品是M受体阻断剂。临床上使用阿托品,可解除胃肠平滑肌痉挛,也可引起心跳加快、唾液和汗腺分泌减少等反应。

(2)烟碱受体:能与烟碱结合的胆碱能受体称为烟碱受体(N受体)。N受体又分为两个亚型:N_1及N_2受体。N_1受体位于神经节细胞膜上,乙酰胆碱、烟碱等化学物质与N_1受体结合后,可引起神经节细胞兴奋,六烃季铵主要阻断N_1受体。N_2受体位于骨骼肌的终板上,与乙酰胆碱结合时可引起骨骼肌兴奋,十烃季铵主要阻断N_2受体。筒箭毒碱可阻断N_1和N_2受体,故能使肌肉松弛,在临床手术中可作为肌肉松弛剂使用。

2. 肾上腺素能受体 能与去甲肾上腺素结合的受体称为肾上腺素能受体,可分为α受体和β受体两类。

(1)α受体:去甲肾上腺素与α受体结合后产生的平滑肌效应以兴奋为主,如血管收缩、子宫收缩、虹膜开大肌收缩等。但对小肠为抑制性效应,使小肠平滑肌舒张。酚妥拉明为α受体阻断剂。

(2)β受体:β受体分为$β_1$、$β_2$、$β_3$三种。$β_1$受体主要分布于心肌细胞,其效应是兴奋性的,如可使心率加快,心肌收缩力增强等。$β_2$受体分布于平滑肌,其效应是抑制性的,如可使支气管平滑肌、胃肠道平滑肌、子宫平滑肌及许多血管平滑肌(主要在冠状动脉、骨骼肌血管)舒张。$β_3$受体主要分布于脂肪组织,可促进脂肪分解。β受体阻断剂广泛应用于临床。普萘洛尔(又称心得安)是β受体阻断剂,能阻断$β_1$和$β_2$两种受体。阿替洛尔主要阻断$β_1$受体,丁氧胺主要阻断$β_2$受体。心动过速或心绞痛疾病的患者,应用普萘洛尔可降低心肌代谢与活动,达到治疗目的;但对伴有呼吸系统疾病的患者,应用后易引发支气管哮喘,应选用阿替洛尔。

三、各级中枢对内脏活动的调节

(一)脊髓

脊髓是交感神经、部分副交感神经节前纤维的发源地,是某些内脏活动的初级中枢,通过脊髓可完成一些最基本的内脏反射,如排便反射、排尿反射、发汗反射和血管运动等,但这些反射受高级中枢的控制。

(二)脑干

脑干内有许多重要的内脏活动中枢,其中延髓最为重要,延髓中有心血管、呼吸、消化等反射的基本中枢。如果损伤延髓,呼吸、心跳等生命活动立即停止,导致死亡,因而延髓有"生命中枢"之称。此外,脑桥有角膜反射中枢和呼吸调节中枢等,在中脑有瞳孔对光反射中枢。

(三)下丘脑

下丘脑有很丰富的神经核团,与边缘系统、脑干网状结构及脑垂体之间保持密切的联系。下丘脑不仅是较高级的内脏活动调节中枢,它还能把内脏活动和其他生理活动联系起来。下丘脑的作用涉及体温调节、食物摄取、水平衡、内分泌、情绪反应和生物节律等生理过程。

(四)大脑皮质

大脑皮质是人和高等动物调节内脏活动的最高级中枢,可将机体各系统活动协调统一起来,使机体适应复杂的内外环境变化。人类的大脑皮质对内脏的调节是通过边缘系统和新皮质来实现的,边缘系统可调节胃肠、瞳孔、膀胱等活动,故有人把它称为内脏脑。此外,边缘系统还与情绪、记忆、食欲、生殖和防御等活动有密切关系。

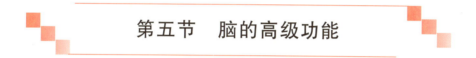

第五节 脑的高级功能

人的大脑除了能产生感觉、协调躯体运动和调节内脏活动外,还有一些更为复杂的高级功能,如语言、思维、学习和记忆、复杂的条件反射、睡眠等。这些高级功能主要属于大脑皮质的活动,条件反射是大脑皮质活动的基本形式。大脑活动时伴有生物电变化,可用于研究大脑皮质功能活动和临床检查。

一、条件反射

(一)条件反射的形成

条件反射是个体在生活过程中,在非条件反射的基础上形成的。按照巴甫洛夫理论,非条件反射是先天就有的,如食物(非条件刺激)进入口腔就能引起唾液分泌。给狗以铃声刺激,则不出现唾液分泌,因为铃声与进食无关,故称为无关刺激。但若是在给狗进食前先给铃声刺激,再给食物,如此经过多次重复后,每当铃声出现,即使不给狗食物,狗也会分泌唾液,这就建立了条件反射。这是因为铃声与食物多次结合后,铃声已由无关刺激变成了条件刺激。这种由条件刺激引起的反射称为条件反射。条件反射形成的基本条件,是无关刺激与非条件刺激在时间上的结合,这个过程称为强化。任何刺激经过强化后,都可成为条件刺激而建立条件反射,因而条件反射数量无限。初建立的条件反射尚不巩固,容易消退,经过多次强化后,就可以巩固下来。人们的学习过程就是条件反射建立的过程,要想获得巩固的知识,就要不断地复习强化。

(二)条件反射的生物学意义

由于条件反射的数量是无限的,可以消退、重建或新建,具有极大的易变性,这就使机体对环境的变化具有高度而完善的适应能力。因而,条件反射的形成大大增强了机体活动的预见性、灵活性、精确性,提高了机体适应环境的能力。

二、脑电图

大脑皮质的神经元具有电活动。临床上使用脑电图机在头皮表面用导联电极记录并描记到的自发脑电活动波形,称为脑电图。正常脑电图的波形不规则,依据频率的不同分为四种基本波形(图10-11)。

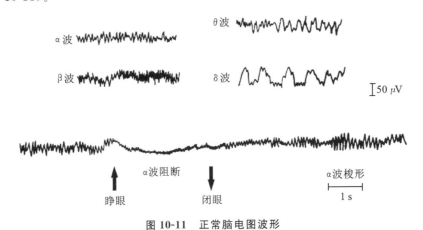

图 10-11 正常脑电图波形

1. α波 频率为8~13次/秒,波幅为20~100 μV。人类α波在清醒、安静、闭眼时出现。α波的波幅常由小逐渐变大,再由大变小,如此反复而形成梭形,每一梭形持续1~2 s。α波在枕叶的脑电图记录中最为显著。睁开眼睛或接受其他刺激时,α波立即消失转而出现β波,这一现象称为α波阻断。当再次安静闭眼时,则α波又重现。

2. β波 频率为14~30次/秒,波幅为5~20 μV。当受试者睁眼视物或接受其他刺激时即出现β波。一般认为,β波是新皮质在紧张活动状态下出现的主要脑电活动表现。

3. θ波 频率为4~7次/秒,波幅为100~150 μV。成人一般在困倦时出现。

4. δ波 频率为0.5~3次/秒,波幅为20~200 μV。成人常在睡眠状态下出现,极度疲劳或麻醉状态下也可出现。婴儿常可见到δ波。

三、觉醒与睡眠

觉醒与睡眠都是人体所必不可少的生理过程。人类觉醒状态下,能从事各种体力、脑力活动;通过睡眠,可以使人的精神和体力得到恢复,保护脑细胞的功能。如果睡眠障碍,常导致中枢神经系统特别是大脑皮质活动的失常,发生幻觉、记忆力和工作能力下降等。正常人每天睡眠所需的时间依年龄、个体而有所不同。一般成人每天需要睡眠7~9 h,新生儿需要睡眠18~20 h,儿童的睡眠时间要比成人长,而老年人需要的睡眠时间比较短。

如果睡眠发生障碍,将引起中枢神经系统,特别是大脑皮质功能紊乱。

睡眠时,神经系统主要表现为抑制状态,机体的各种生理活动减退,表现为感觉功能减退、肌紧张减弱,并伴有一系列自主神经功能的改变,如心率减慢、血压下降、呼吸变慢、代谢率降低等。但是,这一切变化,能随着觉醒而迅速恢复,即睡眠具有可唤醒性,这是睡眠不同于麻醉或昏迷之处。

根据睡眠时脑电图的表现和其他生理变化特点,睡眠可分为两种时相,分别称为慢波睡眠和快波睡眠。

1. 慢波睡眠 又称为正相睡眠,脑电图记录显示脑电波呈现同步化慢波。慢波睡眠期间,心率减慢,血压下降,呼吸缓慢,瞳孔缩小,体温降低,肌紧张下降。生长激素的分泌明显增多,有利于促进机体生长和体力恢复。

2. 快波睡眠 又称为异相睡眠或快速眼球运动睡眠,脑电图记录显示脑电波呈现为去同步化快波。脑电活动增加。此期内各种感觉功能进一步减退,骨骼肌反射活动和肌紧张进一步减弱,常伴有间断的阵发性表现,如部分躯体抽动、血压升高、心率加快、眼球快速运动等。此期可能促使某些慢性疾病或潜伏疾病(如心绞痛、哮喘等)突然发作或恶化。但在快波睡眠期间,脑内蛋白质合成率高,突触形成加快,有利于加强记忆,并对神经系统的发育、成熟有重要意义。

睡眠过程中,慢波睡眠与快波睡眠两个时相相互交替。成人睡眠开始后首先进入慢波睡眠,持续80～120 min后转入快波睡眠,持续20～30 min,又转入慢波睡眠,如此反复进行。整个睡眠过程中,如此反复转化4～5次,越接近睡眠后期,快波睡眠持续时间越长。在正常情况下,慢波睡眠和快波睡眠均可直接转为觉醒状态,但在觉醒状态下只能进入慢波睡眠,而不能直接进入快波睡眠。在快波睡眠期间,如果将其唤醒,受试者往往诉说他正在做梦,故一般认为做梦也是快波睡眠的特征之一。

(张钿钿)

直通执考

一、选择题

1. 关于神经纤维兴奋传导的特征,错误的是( )。
   A. 完整性　　B. 绝缘性　　C. 双向性　　D. 易疲劳性
2. 关于突触传递的叙述,正确的是( )。
   A. 双向传递　　B. 不易疲劳　　C. 中枢延搁　　D. 不能总和
3. 在中脑上、下丘之间切断脑干,动物将出现( )。
   A. 去大脑僵直　　　　　　B. 脊休克
   C. 帕金森综合征　　　　　D. 运动共济失调
4. 特异投射系统的特点是( )。
   A. 接受脑干网状结构来的纤维投射　　B. 与大脑皮质有点对点的投射关系
   C. 对大脑皮质起上行唤醒作用　　　　D. 易受内环境理化因素变化的影响
5. 维持躯体姿势最基本的反射是( )。
   A. 腱反射　　　　　　　　B. 肌紧张
   C. 对侧伸肌反射　　　　　D. 前庭姿势调节反射
6. 内脏痛的主要特点是( )。
   A. 刺痛　　B. 定位不明确　　C. 持续时间短　　D. 对牵拉不敏感
7. 内脏对下列哪种刺激不敏感?( )
   A. 切割　　B. 缺血　　C. 炎症　　D. 痉挛
8. 下列关于条件反射的叙述,不正确的是( )。
   A. 形成的基本条件是强化　　　　　　B. 机体在后天生活过程中形成

C. 建立后可以发生消退　　　　　　　　D. 数量有限

9. 下列各项中,属于条件反射的是(　　)。

A. 咀嚼吞咽食物引起胃液分泌　　　　B. 强光刺激视网膜引起瞳孔缩小

C. 异物轻触眼球引起眼睑闭合　　　　D. 闻到食物香味而引起唾液分泌

10. 慢波睡眠的特征是(　　)。

A. 生长激素分泌减少　　　　　　　　B. 心率、呼吸加快,血压升高

C. 有利于促进生长、恢复体力　　　　D. 多梦

二、简答题

1. 简述兴奋如何通过突触进行传递。

2. 简述交感神经和副交感神经的生理意义。

第十一章　内分泌系统

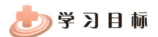

学习目标

1. 掌握生长激素、甲状腺激素、糖皮质激素和胰岛素的生理作用。
2. 熟悉促激素的生理作用及分泌的调节，甲状腺激素、糖皮质激素和胰岛素分泌的调节，肾上腺髓质激素的生理作用。
3. 了解激素的概念，下丘脑与垂体的联系，降钙素和胰高血糖素的作用。

案例引导

患者，女，30岁。因怕热多汗，烦躁易怒，多虑，食欲亢进但体重减轻，双眼球微突来院就诊。检查结果：甲状腺功能亢进。

问题：
1. 甲状腺激素的生理作用是什么？
2. 甲状腺激素的分泌是怎样调节的？

当你熟知了人体各系统器官在神经系统调控整合下，齐心协力地奏出动听的"生命进行曲"之后，你知道人体内的内分泌系统是如何工作的吗？

人体内分泌系统是由人体内的各内分泌腺和分布于全身各组织的内分泌细胞组成，它们通过分泌高效能的生物活性物质——激素来实现其对机体生理功能和内环境稳态的调控作用。人的内分泌系统主要调节机体的新陈代谢、生长发育、水及电解质平衡、生殖与行为等基本生命活动，还参与个体情绪与智力、学习与记忆、免疫与应激等反应。

第一节　概　　述

一、内分泌系统和激素的概念

内分泌系统是由内分泌腺和分散于某些组织器官中的内分泌细胞所构成的信号传递系

统。它既能独立地完成信息传递,又能与神经系统在功能上紧密联系,相互配合,共同调节机体的各种功能活动,维持内环境的相对稳定,以适应内、外环境的变化。内分泌腺包括垂体、甲状腺、甲状旁腺、胰岛、肾上腺及性腺等(图11-1)。内分泌细胞广泛分布于各组织器官中,如消化道黏膜、心、肺、肾、皮肤、胎盘等。

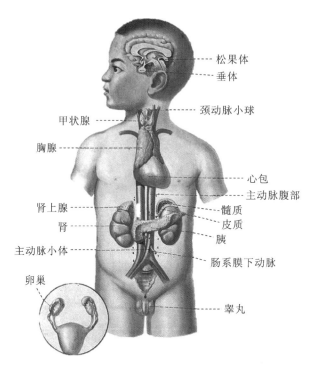

图 11-1　人体内分泌器官分布示意图

由内分泌腺或内分泌细胞所分泌的高效能的生物活性物质称为激素(hormone)。激素被分泌出后,经过血液或组织液运输到相应的器官、组织或细胞而发挥其调节作用。这些器官、组织或细胞则分别称为该激素的靶器官、靶组织或靶细胞。激素的作用十分广泛,以传递信息的方式对机体的基本生命活动,如新陈代谢、生长发育、生殖及维持内环境的稳态发挥了重要的调节作用。

激素传送到靶细胞一般通过以下几种方式(图11-2):大多数激素由内分泌细胞分泌后,经血液运输至远距离的靶组织或靶细胞发挥作用,这种方式称为远距分泌;有些内分泌细胞分泌的激素经组织液直接弥散至邻近细胞而发挥作用,称为旁分泌;另外,有些激素分泌后在局部扩散又反馈作用于产生该激素的内分泌细胞本身,这称为自分泌。

二、激素的分类

激素来源复杂,种类繁多,分类多样(表11-1)。现按其化学性质分为三大类。

(一)含氮激素

含氮激素包括蛋白质类激素(如甲状旁腺激素、腺垂体激素、胰岛素等)、肽类激素(如下丘脑调节性多肽、神经垂体激素、胃肠激素等)和胺类激素(如甲状腺激素、肾上腺素、去甲肾上腺素等)。人体内大多数激素属于此类。其特点是易被消化道消化酶分解而破坏,临床应用须注射,不宜口服。

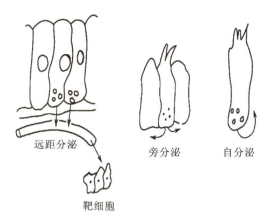

图 11-2 激素的作用方式

(二)类固醇激素

类固醇激素包括性激素(如雌激素、孕激素和雄激素)和肾上腺皮质激素(如皮质醇、醛固酮)。此类激素一般不易被消化酶破坏,可口服。

(三)其他

包括固醇类激素(如胆钙化醇等)和脂肪酸衍生物(如前列腺素等)。

表 11-1　人体主要内分泌腺的名称、作用、化学性质

内分泌腺	激素名称(英文缩写)	作　　用	化学性质
下丘脑	促甲状腺激素释放激素(TRH)	促进 TSH 的分泌	3 肽
	促肾上腺皮质激素释放激素(CRH)	促进 ACTH 的释放	41 肽
	生长激素释放激素(GHRH)	促进生长激素的释放	44 肽
	生长激素释放抑制激素(GHIH)	抑制生长激素的释放	14 肽
	催乳素释放因子(PRF)	促进 PRL 的释放	肽类
	催乳素释放抑制因子(PIF)	抑制 PRL 的释放	多巴胺
	促黑素细胞激素释放因子(MRF)	促进 MSH 的释放	肽类
	促黑素细胞激素释放抑制因子(MIF)	抑制 MSH 的释放	肽类
	促性腺激素释放激素(GnRH)	促进 LH 和 FSH 的释放	10 肽
腺垂体	生长激素(GH)	促进蛋白质合成和全身大部分组织细胞生长	蛋白质
	促甲状腺激素(TSH)	促进甲状腺激素的合成释放	糖蛋白
	促肾上腺皮质激素(ACTH)	促进肾上腺皮质激素合成释放	39 肽
	催乳素(PRL)	促进女性乳房发育和泌乳	蛋白质
	卵泡刺激素(FSH)	促进卵泡生长和精子成熟	糖蛋白
	黄体生成素(LH)	促进睾酮合成、黄体生成和雌、孕激素分泌	糖蛋白
	促黑素细胞激素(MSH)	作用于皮肤黑素细胞、促进黑色素生成	18 肽

续表

内分泌腺	激素名称（英文缩写）	作　用	化学性质
神经垂体	抗利尿激素（ADH）（又称血管升压素，VP）	促进肾脏对水的重吸收、血管收缩、升高血压	9肽
	催产素（OXT）	引起射乳反射、妊娠子宫收缩	9肽
甲状腺	甲状腺激素（T4,T3）	增加机体组织细胞代谢率	胺类
	降钙素（CT）	促进骨钙沉积、降低细胞外液Ca^{2+}浓度	32肽
甲状旁腺	甲状旁腺激素（PTH）	增加肠、肾对Ca^{2+}的吸收，促进骨钙释放，调控血浆Ca^{2+}浓度	蛋白质
肾上腺皮质	糖皮质激素（皮质醇）	调节糖、蛋白质、脂代谢，抗炎、抗过敏等	类固醇
	盐皮质激素（醛固酮）	增加肾对Na^+的重吸收、促进K^+、H^+的分泌	类固醇
肾上腺髓质	肾上腺素、去甲肾上腺素	类交感效应	胺类
胰岛	胰岛素	降低血糖、促进蛋白质和脂肪的合成	蛋白质
	胰高血糖素	促进肝糖原分解、糖异生、升高血糖	29肽
睾丸	睾酮	促进男性生殖系统发育、促进维持男性第二性征	类固醇
卵巢	雌激素，孕激素	促进女性生殖系统、乳房发育，促进维持女性第二性征	类固醇
胎盘	人绒毛膜促性腺激素（HCG）	促进黄体生成和分泌雌、孕激素	糖蛋白
肾脏	$1,25-(OH)_2-VD_3$	增加小肠对钙的吸收	类固醇
心脏	心房钠尿肽（ANP）	增加肾脏Na^+的排出、降低血压	21肽
胃肠	促胃液素	刺激胃酸分泌	17肽
	促胰液素	刺激胰腺细胞分泌HCO_3^-和水	27肽
	胆囊收缩素（CCK）	促进胆汁浓缩和胰酶释放	33肽

三、激素作用的一般特性

激素虽然种类繁多，作用复杂，但在对靶组织发挥调节作用中，表现出某些共同特性。

（一）激素的信息传递作用

激素在发挥其调节作用的过程中，只是作为一种化学物质在细胞之间进行信息传递，犹如"信使"的角色，既不能增加靶细胞新的功能，也不能提供能量，仅是将生物信息传递给靶细胞，从而加速或减慢、增强或减弱其原有的生理生化反应。

（二）激素作用的高效性

激素在血液中含量很少，一般在纳摩尔每升（nmol/L），甚至皮摩尔每升（pmol/L）水平，但作用非常明显。这主要是激素与受体结合后,通过引发细胞内信号转导程序,经逐级放大,可产生效能极高的生物放大效应。例如,0.1 mg 促肾上腺皮质激素释放激素作用于腺垂体,使其释放 1 mg 促肾上腺皮质激素,后者再引起肾上腺皮质分泌 40 mg 糖皮质激素,生物效能放大了 400 倍。因此,如果内分泌腺分泌的激素稍有过多或不足,即可引起机体功能明显异常,临床上分别称为内分泌功能亢进或功能减退。

(三)激素作用的特异性

激素被释放入血后,可随血液运输至全身各处,与全身组织细胞广泛接触,但其仅选择性地作用于某些靶器官或靶细胞,产生特定的生物学效应,称为激素作用的特异性。此特性与靶器官或靶细胞上存在能与该激素发生特异性结合的受体有关。

(四)激素间的相互作用

各种激素产生的效应彼此关联、相互影响,激素间的相互作用主要表现在四个方面。①协同作用:如生长激素、糖皮质激素和胰高血糖素,通过作用于代谢的不同环节,均可使血糖升高。②拮抗作用:指两种激素的效应相反,例如,胰岛素能降低血糖,与上述激素的升糖作用相拮抗。③允许作用:有些激素本身并不能直接对某些器官、组织的细胞产生生理效应,但它的存在却使另一种激素的作用明显增强。例如,糖皮质激素本身不能使血管平滑肌收缩,但它的存在会使去甲肾上腺素更有效地发挥收缩血管的作用。

知识链接

最早发现的激素

"激素"(荷尔蒙)一词来源于希腊文,原意是"兴奋活动"。

1902 年,英国科学家贝里斯和斯塔林发现,当食物进入小肠时,会刺激小肠黏膜分泌一种化学物质,随血液到达胰腺,可促使胰腺分泌胰液。贝里斯和斯塔林把小肠分泌的这种物质命名为"促胰液素",是最早发现的一种激素。

激素的发现是生理学发展史上的里程碑,它不仅揭示了内分泌系统的存在,也开辟了内分泌研究的新领域。

第二节 下丘脑和垂体

下丘脑位于丘脑下方,第三脑室的两侧。垂体是人体内最重要的内分泌腺,有"内分泌之首"之称,可分泌多种激素,作用广泛而复杂。垂体位于大脑底部,分为垂体前叶和后叶两大部分,前叶为腺垂体,后叶为神经垂体。下丘脑与垂体在结构和功能上密切联系,把机体的神经与体液调节整合起来,对全身激素的分泌和代谢过程发挥调控作用。根据下丘脑和垂体结构和功能联系的特征,将其分为下丘脑-腺垂体和下丘脑-神经垂体两个功能系统。

一、下丘脑与垂体

(一)下丘脑-腺垂体系统

下丘脑促垂体区的神经元可合成和分泌下丘脑调节性多肽,通过垂体-门脉系统运送至腺垂体,调节腺垂体的内分泌功能,构成下丘脑-腺垂体系统(图11-3)。已知下丘脑调节肽有九种,其各自的作用见表11-1。

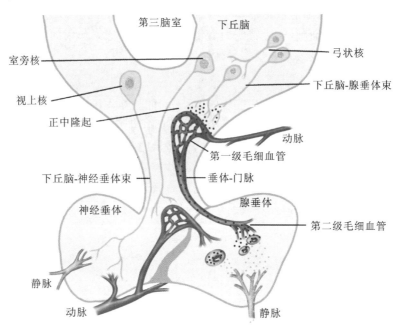

图11-3　下丘脑与垂体间的关系

(二)下丘脑-神经垂体系统

下丘脑视上核、室旁核神经元主要产生血管升压素(即抗利尿激素)和催产素(即缩宫素),随下丘脑-神经垂体束纤维的轴浆运输到神经垂体储存并释放入血。

二、腺垂体

腺垂体是机体最重要的内分泌腺,主要分泌七种激素。

(一)生长激素

1. 化学性质　生长激素(GH)是腺垂体中含量最多的激素。人的生长激素含有191个氨基酸。

2. 生理作用

(1)促进生长的作用:生长激素的主要作用是促进物质代谢和影响机体各个器官组织细胞的生长发育,对骨骼、肌肉及内脏器官的作用尤为明显。机体的生长受多种因素的影响,生长激素对出生后婴幼儿至青春期的发育至关重要。人幼年期生长激素分泌不足,则生长发育迟缓,甚至停滞,身材矮小,但智力正常,称为侏儒症;若生长激素分泌过多,则生长发育过度,身材高大,引起巨人症。成年后生长激素过多,由于骨骺已钙化融合,长骨不再生长,只能刺激肢端骨、面骨及其软组织异常增生,出现手足粗大、下颌突出和内脏(如肝、肾等)增大,形成肢端肥大症。

(2)对代谢的影响：它可促进蛋白质的合成,减少其分解；促进脂肪分解,提供能量；还可抑制外周组织对葡萄糖的摄取和利用,减少葡萄糖的消耗,升高血糖。如 GH 长期分泌过多可出现糖尿,即垂体性糖尿病。

3. 分泌的调节 人的生长激素分泌呈现明显的昼夜节律波动。在觉醒状态下,生长激素分泌较少,一般在睡眠后进入慢波睡眠期,生长激素分泌达高峰。GH 夜间分泌量占全天分泌总量的 70%,儿童分泌量多,随年龄增长而减少,50 岁以后,GH 的这种睡眠分泌高峰消失。此外,生长激素的分泌还受下丘脑生长激素释放激素(GHRH)与生长激素释放抑制激素(GHIH)的双重调节。

(二)催乳素

1. 化学性质 催乳素(PRL)是含 199 个氨基酸的多肽激素,相对分子质量 22000,由腺垂体催乳素细胞合成和分泌。

2. 生理作用

(1)对乳腺的作用：催乳素具有刺激妊娠期乳腺生长发育,促进乳汁合成分泌并维持泌乳的作用。

(2)对性腺的作用：可促进排卵、黄体生成并刺激雌激素和孕激素分泌。

(三)促黑素细胞激素

促黑素细胞激素(MSH)是由 22 个氨基酸组成的多肽类激素。促黑素细胞激素的主要作用是促进皮肤、毛发和虹膜等处的黑色素细胞合成黑色素,使皮肤、毛发、虹膜等部位颜色加深。

(四)促激素

腺垂体分泌具有促进相应的靶腺生长发育和促进分泌的双重功能的激素,称为促激素,包括促甲状腺激素(TSH)、促肾上腺皮质激素(ACTH)、卵泡刺激素(FSH)和黄体生成素(LH)这四种促激素。这些促激素可特异性作用于各自的靶腺而发挥调节作用,因而分别与下丘脑及靶腺构成了三个功能轴,分别是下丘脑-腺垂体-甲状腺轴、下丘脑-腺垂体-肾上腺皮质轴、下丘脑-腺垂体-性腺轴(图 11-4)。下丘脑促垂体区受中枢神经系统控制,当内外环境变化时,可反射性地影响下丘脑调节性多肽的分泌,从而影响腺垂体和靶腺的分泌。

三、神经垂体

神经垂体不含腺细胞,本身不合成激素,它只能储存和释放激素,有以下两种。

(一)血管升压素

血管升压素(即抗利尿激素,VP)在生理状态下血中的浓度很低,仅为 1.0~1.5 ng/L,对正常血压没有调节作用。但当机体大失血时,血管升压素释放量明显增加,对

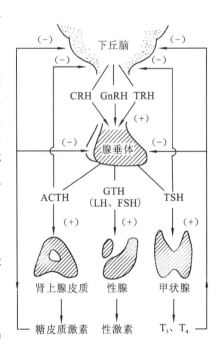

图 11-4 下丘脑-腺垂体-靶腺轴示意图

升高和维持动脉血压起重要作用。血管升压素的主要生理作用是增加肾远曲小管和集合管对水的通透性,促进水的重吸收,增加尿的浓缩,产生抗利尿效应。

(二)催产素

催产素(即缩宫素,OT)的主要作用是促进乳腺排乳和刺激子宫收缩。

1. 对乳腺的作用 催产素能使乳腺肌上皮细胞收缩,将乳汁挤入乳腺导管,并维持乳腺排乳,防止萎缩。乳头受到吮吸刺激,临产或分娩时,子宫、宫颈和阴道受到牵拉刺激,均可反射性地引起催产素释放增多。

2. 对子宫的作用 催产素对非孕子宫作用较弱,而对妊娠子宫有较强的收缩作用。在分娩过程中胎儿刺激宫颈也可促进催产素分泌,有助于子宫的进一步收缩。临床上,分娩后可适量应用催产素以减少产后出血。

第三节 甲状腺

甲状腺是人体最大的内分泌腺,合成和释放甲状腺激素。其中甲状腺滤泡上皮细胞是合成甲状腺激素的部位。在甲状腺腺泡细胞间和腺泡间结缔组织内含少量腺泡旁细胞,又称C细胞,分泌降钙素,参与机体的骨代谢。

一、甲状腺激素的合成与代谢

甲状腺激素为酪氨酸碘化物,主要包括甲状腺素,又称四碘甲腺原氨酸(T_4)和三碘甲腺原氨酸(T_3),T_4占甲状腺分泌总量的93%,T_3为7%。两者的作用相同,但T_3的活性比T_4高4～5倍。

合成甲状腺激素的主要原料是甲状腺球蛋白和碘。甲状腺球蛋白是一种大分子的糖蛋白,碘化合成T_3或T_4。血中碘来自食物,正常成人每天从饮食中摄取碘100～200 μg,仅有1/5～1/3进入甲状腺,其他由肾脏快速排泄。甲状腺含碘量为8000 mg左右,占全身总碘量的90%。各种原因引起碘的缺乏,均可导致甲状腺激素合成减少。

合成的甲状腺激素以胶质的形式储存于滤泡腔中,在TSH的作用下释放入血,有99%的甲状腺激素与蛋白质结合而被运输;1%以游离形式存在,主要为T_3。只有游离型的甲状腺激素才能进入组织,发挥生理作用。结合型与游离型之间可相互转化,保持动态平衡。

二、甲状腺激素的生理作用

(一)对代谢的影响

1. 能量代谢 甲状腺激素对机体最明显的作用就是加速机体内物质的氧化,增加全身大多数组织的耗氧量和产热量,尤以心、肝、肾和骨骼肌最明显,使基础代谢率(BMR)升高。甲状腺功能亢进(简称甲亢)的患者因产热量增多而喜凉怕热,易出汗,BMR 往往比正常值高 25%以上;甲状腺功能减退(简称甲减)的患者则相反,因产热量减少而喜热畏寒,BMR 降低。因此,测定 BMR 有助于对甲状腺功能异常的疾病进行诊断。

2. 物质代谢

(1)糖代谢:甲状腺激素能促进小肠黏膜对糖的吸收,增强肝糖原分解与糖异生,并加强肾上腺素、胰高血糖素、生长激素及糖皮质激素的升糖作用,使血糖升高;通过增加胰岛素分泌,促进外周组织对糖的利用,增强糖酵解而使血糖降低。甲亢时,常表现为血糖升高,甚至伴有糖尿。

(2)脂肪代谢:甲状腺激素促进脂肪和胆固醇的合成,又能加速脂肪的动员、分解,促进胆固醇降解,但总效应为分解大于合成。因此,甲亢患者血中胆固醇含量低于正常值。

(3)蛋白质代谢:甲状腺激素加速肌肉、骨骼、肝、肾等组织蛋白质的合成,有利于幼年时期机体的生长发育。但甲状腺激素分泌过多则又可加速组织蛋白质分解,特别是骨骼肌蛋白质的分解,故甲亢时出现肌肉消瘦乏力、血钙升高、骨质疏松及生长发育停滞。甲状腺激素分泌不足时,蛋白质合成减少,但组织间黏蛋白增多,结合大量正离子和水分子,引发黏液性水肿。

(二)对生长发育的影响

甲状腺激素对机体的正常生长发育是必需的,它主要促进脑和骨的发育。在缺乏甲状腺激素分泌的情况下,大脑发育和骨骼成熟全都受损,导致呆小症(克汀病)。值得提出的是,在胚胎期胎儿骨的生长并不必需甲状腺激素,所以各种原因造成甲状腺激素合成不足的胎儿,出生时身高可以基本正常,但是,脑的发育已受到不同程度的危害,在出生后数周至 3~4 个月就会表现出明显的智力低下、身材矮小、生长发育迟缓。

(三)其他作用

1. 心血管系统 甲状腺激素对心脏的总效力是提高心肌收缩力、加快心率,增加心排血量。因此,甲亢患者常表现为心动过速、心肌肥大,甚至因心肌过度劳损而导致心力衰竭。

2. 神经系统 甲状腺激素对成年已分化成熟神经系统者的主要作用是提高中枢神经系统的兴奋性。因此,甲亢患者因中枢神经系统过度兴奋,常表现为易激动、注意力不集中、烦躁焦虑、喜怒无常、失眠多梦等;而甲减者,则表现为表情淡漠、记忆力减退、言行迟钝及过度嗜睡等。

3. 消化系统 甲状腺激素能增加消化腺分泌与胃肠道运动,以增加食欲和食物的吸收。因此,甲亢患者常有饥饿感,食欲旺盛。

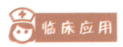

患者,女,30 岁,4 个月来无明显诱因出现喜凉怕热、烦躁易怒、易饥多食,身体逐渐消瘦、乏力,偶有心慌。查体温 38.2 ℃,血 T_3、T_4 明显升高,TSH 降低,胆固醇降低。

问题:

1. 患者为什么会有上述的异常表现?
2. 简要说明甲状腺激素的生理作用。

三、甲状腺激素分泌的调节

血中甲状腺激素水平维持稳定对保证机体正常代谢及功能发挥有重要作用。甲状腺功能主要受下丘脑-腺垂体-甲状腺轴的调节。另外,甲状腺还有一定程度的自身调节。

(一)下丘脑-腺垂体-甲状腺轴调控系统

在下丘脑-腺垂体-甲状腺轴调控系统中,甲状腺的功能主要受循环血中腺垂体分泌的促甲状腺激素(TSH)水平的调节;同时下丘脑释放的促甲状腺激素释放激素(TRH)加强TSH的分泌,而当血中游离的T_3和T_4达到一定水平时,又能反馈地抑制TSH的分泌(图11-5)。

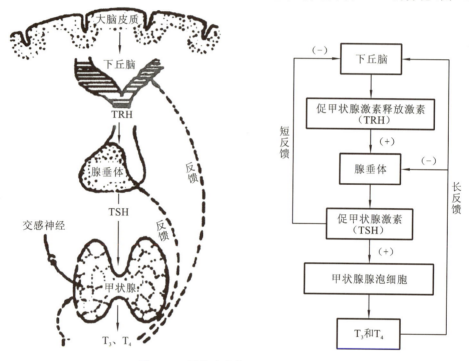

图11-5 甲状腺激素分泌调节示意图

(二)甲状腺分泌的自身调节

甲状腺还能根据碘供应(血碘水平)的变化,适应性地调节自身摄取碘及合成甲状腺激素的能力,因其不受神经及体液调节的影响,故称自身调节,它是一个有限度的、缓慢的调节。当碘供应不足时,甲状腺的聚碘作用增强以防止T_3和T_4合成分泌减少;当碘供应过多时,T_3和T_4的合成明显降低,故临床上可用大剂量碘产生的抗甲状腺效应处理甲状腺危象,以缓解病情。

> **知识链接**
>
> **地方性甲状腺肿——"大脖子病"**
>
> 地方性甲状腺肿,俗称"大脖子病",是因为某些地区居民的饮食中长期缺碘,造成甲状腺激素合成及分泌减少,甲状腺激素对腺垂体的负反馈作用减弱,致使腺垂体促甲状腺激素分泌增多,刺激甲状腺细胞过度增生,导致甲状腺肿大,临床上称为地方性甲状腺肿或单纯性甲状腺肿。

第四节 肾上腺

肾上腺由在结构与功能上完全不同的髓质和皮质组成。它们构成了两个独立的内分泌腺体。

一、肾上腺皮质

肾上腺皮质由外向内分为球状带、束状带和网状带。球状带细胞分泌盐皮质激素，主要是醛固酮；束状带细胞分泌糖皮质激素，主要是皮质醇，其次为皮质酮，皮质酮的含量仅为皮质醇的 1/20～1/10，生物活性为皮质醇的 35%；网状带细胞分泌性激素，以雄激素为主，也有少量雌激素。

醛固酮的相关内容在第八章中已详细讲述，性激素的内容将在第十二章具体讲述，在此重点介绍糖皮质激素。

(一)糖皮质激素的生理作用

1. 对物质代谢的影响

(1)糖代谢：糖皮质激素是调节糖代谢的重要激素之一。它主要通过加速肝糖原异生，减少组织糖的利用，而使血糖升高。另外，大剂量糖皮质激素能降低机体组织，特别是肌肉和脂肪组织对胰岛素的敏感性，产生抗胰岛素效应。因此，糖皮质激素缺乏时，可能会导致低血糖；而糖皮质激素过多时，引起血糖升高。

(2)蛋白质代谢：糖皮质激素能促使除肝脏以外的全身其他组织细胞(主要是肌组织)内蛋白质分解，因此，糖皮质激素分泌过多时出现肌肉消瘦、骨质疏松、皮肤变薄、淋巴系统免疫功能低下等体征。

(3)脂肪代谢：糖皮质激素对脂肪组织的主要作用是促进脂肪分解，使脂肪酸由脂肪组织向肝脏转移，导致血浆中脂肪酸浓度增加；它也加强细胞内脂肪酸氧化供能。糖皮质激素过多时，体内脂肪发生重新分布，主要沉积在面(满月脸)、颈、躯(水牛背)和腹部，而四肢脂肪分解较强，储存减少，形成"向心性肥胖"的特殊体型。

2. 参与应激反应 当机体受到各种有害刺激，如创伤、感染、中毒、疼痛、缺氧、手术、寒冷、恐惧等时，腺垂体立即释放大量促肾上腺皮质激素(ACTH)，导致糖皮质激素分泌明显增加。应激反应是以 ACTH 和糖皮质激素分泌增加为主体，需多种激素协同，共同提高机体对有害刺激耐受力的非特异性反应。它对于维持生命活动，提高机体对环境刺激的适应能力，具有十分重要的生物学意义。

3. 对其他组织器官的影响

(1)对血液系统的影响：糖皮质激素能增强骨髓造血功能，使血中红细胞、血小板增多，故肾上腺皮质功能亢进患者易患红细胞增多症，而功能低下者会出现贫血。其还能促使附着在血管壁的中性粒细胞进入血液循环，抑制淋巴细胞分裂、增加嗜酸性粒细胞在肺和脾的潴留，故血液中中性粒细胞增多、淋巴细胞和嗜酸性粒细胞减少。

(2)对水盐代谢的影响:糖皮质激素促进肾远曲小管和集合管保 Na^+、排 K^+ 的作用;还能降低肾小球入球血管阻力,增加肾小球血浆流量,从而使肾小球滤过率增加,这有利于机体排水。因此,肾上腺皮质功能不全者常出现排水障碍,发生"水中毒"。

(3)对循环系统的影响:①提高血管平滑肌对儿茶酚胺的敏感性(允许作用),有利于提高血管紧张性和维持正常血压;②降低毛细血管壁的通透性,减少血浆滤出,有利于维持血容量;③加强心肌细胞肾上腺素能受体的表达,加强心肌收缩力。因此,当糖皮质激素分泌不足的个体发生应激反应时会出现顽固性休克;过量糖皮质激素可产生高血压。

(4)对消化系统的影响:糖皮质激素能促进胃内盐酸和胃蛋白酶的分泌,提高胃腺细胞对迷走神经和促胃液素的敏感性。因此,长期大量应用糖皮质激素可诱发或加重胃溃疡,溃疡患者应慎用糖皮质激素。

糖皮质激素的作用广泛而复杂,大剂量的糖皮质激素还具有抗炎、抗过敏、抗毒及抗休克等药理作用。

(二)糖皮质激素分泌的调节

糖皮质激素分泌的调节与甲状腺激素分泌的调节类似,主要受下丘脑-腺垂体-肾上腺皮质轴的调节。糖皮质激素受腺垂体合成分泌的促肾上腺皮质激素(ACTH)调控,而 ACTH 的分泌受下丘脑促肾上腺皮质释放激素(CRH)的促进作用和血中糖皮质激素水平的负反馈调节。当血液中糖皮质激素浓度升高时,除主要负反馈于腺垂体,使 ACTH 合成和分泌减少外,也能负反馈于下丘脑,使 CRH 合成和分泌受抑制(图 11-6)。

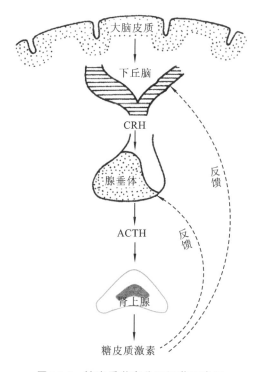

图 11-6 糖皮质激素分泌调节示意图

临床上长期大剂量应用糖皮质激素,可抑制下丘脑 CRH 神经元和腺垂体细胞,使 CRH

与ACTH分泌减少,以致患者肾上腺皮质趋于萎缩,分泌功能减退或停止。若此时突然停药,则可因体内糖皮质激素突然减少而导致严重后果。因此,应逐渐减量停药,最好在治疗过程中间断补充ACTH以促进肾上腺皮质功能恢复,并防止萎缩。

二、肾上腺髓质

肾上腺髓质能分泌肾上腺素(E)和去甲肾上腺素(NE),以肾上腺素为主(占80%)。

(一)肾上腺髓质激素的生理作用

1. 对代谢的影响 肾上腺髓质所分泌的肾上腺素和去甲肾上腺素可以促进肝脏和肌肉的糖原分解,使血糖增加;促进脂肪分解,释放游离脂肪酸和甘油,提高机体代谢率和产热量。产热量增加可能与两激素引起的血管收缩、散热减少和肌肉收缩加强有关。另外,肾上腺素还抑制肌肉和脂肪组织中胰岛素对葡萄糖的利用,促进胰高血糖素分泌,抑制胰岛素分泌。所以临床上以分泌去甲肾上腺素为主的肾上腺髓质肿瘤患者主要表现为严重而持续的高血压;而以分泌肾上腺素为主的嗜铬细胞瘤患者则以高血糖、尿糖及其他代谢紊乱为主。

2. 参与应急反应 肾上腺髓质受交感神经胆碱能节前纤维支配。当机体处于生理安静状态时,血中儿茶酚胺浓度非常低,几乎不参与机体代谢和功能的调节。但当机体在运动、低血糖、低血压、寒冷以及各种精神紧张(恐惧和愤怒)状态时,不仅会产生"应激反应",同时会使交感神经兴奋释放去甲肾上腺素,交感-肾上腺髓质系统活动增强,髓质激素分泌增加,从而导致血糖升高,脂肪氧化分解,脉搏加速,心排血量增加,肌肉、脑与心血流量增加,以充分供给机体在紧急状态所需要的营养物质,并出现防御性以及相应的攻击性行为,称为"应急反应"。应急反应有利于机体随时调节各种功能,以适应环境的骤变。

> **知识链接**
>
> **应急与应激**
>
> "应急反应"和"应激反应"的概念虽然不同,但两种反应既有区别,又有联系。有害刺激既可以增强下丘脑-腺垂体-肾上腺皮质轴的活动引起"应激反应",又能增强交感-肾上腺髓质系统的活动,引起"应急反应"。"应激反应"使糖皮质激素分泌增多,可达基础分泌量的10倍,目的在于增强机体对有害刺激的耐受性和抵抗力;而"应急反应"使儿茶酚胺分泌增多,甚至达基础量的上千倍,目的在于提高机体的警觉性和应变力。"应激反应"和"应急反应"实际上都是在机体受到伤害性刺激时通过中枢神经系统的整合,同时出现的保护性反应。两者共同提高机体对剧变环境的适应能力,以应对紧急情况。

(二)肾上腺髓质激素分泌的调节

1. 交感神经的作用 交感神经兴奋时,肾上腺髓质激素分泌增加。

2. ACTH的作用 ACTH可以通过糖皮质激素间接刺激肾上腺髓质,也可直接刺激肾上腺髓质使髓质激素合成增加。

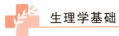

患者,女,40岁,5个月来,常出现面部痤疮,面圆背厚,皮肤菲薄,下腹、臀部、大腿出现对称性分布的纵行紫纹,患者体毛增多增粗,肌无力,情绪不稳定;血压升高,实验室检查血糖增高,血和尿中皮质醇增高。

问题:
1. 根据所学的知识,说出这位患者患病的原因。
2. 从患者的表现来看,皮质醇有哪些生理作用?

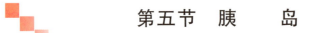

第五节 胰 岛

胰岛是分散于胰腺腺泡之间不规则的内分泌细胞团。人胰岛细胞主要有A细胞、B细胞、D细胞和PP细胞。A细胞占20%,分泌胰高血糖素;B细胞占75%,分泌胰岛素;D细胞约占5%,分泌生长激素释放抑制激素;PP细胞数量很少,分泌胰多肽。1965年首先成功地获得了高生物活性的牛胰岛素结晶,开创了人类历史上人工合成生命物质的新创举。至20世纪80年代初人胰岛素制剂问世并用于临床,解决了长期以来采用牛或猪胰岛素治疗人糖尿病引发的过敏反应及其疗效低等问题。

一、胰岛素

(一)胰岛素的生理作用

胰岛素的主要作用是降低血糖。

1. 对糖代谢的影响　胰岛素通过增加糖的去路,减少糖的来源,而使血糖降低。主要作用机制:①促进组织细胞摄取血液中的葡萄糖,并加速葡萄糖在细胞中的氧化;②增强糖原合成,抑制糖原分解;③减少糖异生;④促进葡萄糖转变为脂肪酸,并储存于脂肪组织。因此,胰岛素是生理状态下唯一能使血糖降低的激素。

2. 对脂肪代谢的影响　胰岛素促进脂肪合成与储存,减少脂肪分解。主要作用机制:①促进葡萄糖进入脂肪细胞合成脂肪,即将葡萄糖的能量以脂肪的形式储存于脂肪细胞;②抑制脂肪酶的活性,减少体内脂肪的分解;③促进肝脏合成脂肪酸,并转运至脂肪细胞中储存。

3. 对蛋白质代谢及生长的影响　胰岛素促进蛋白质合成,减少蛋白质分解。主要作用机制:①促进各种氨基酸向细胞内转运,特别对苯丙氨酸、缬氨酸、亮氨酸、异亮氨酸、酪氨酸有更强的作用;②加强核糖体的翻译、DNA和RNA生成过程,以及蛋白质合成酶的活性及作用;③抑制细胞溶酶体,减少蛋白质分解。

(二)胰岛素分泌的调节

血糖浓度是胰岛素分泌反馈性调节的最重要因素。血糖水平升高时,胰岛素分泌增加使血糖回降;当血糖水平降至正常时,胰岛素分泌量减少到基础分泌水平,维持血糖的相对稳定。

二、胰高血糖素

(一)胰高血糖素的生理作用

胰高血糖素的作用与胰岛素相反,是促进物质分解代谢的激素。它的主要功能是促进糖原分解和增强糖异生,从而使血糖升高。

(二)胰高血糖素分泌的调节

血糖浓度是调节胰高血糖素分泌的最重要因素。血糖浓度降低可促进胰高血糖素的分泌;反之,胰高血糖素的分泌则减少。

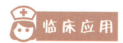

患者,男,56岁,5个月来无明显诱因出现口干、烦渴、食欲增加、排尿量增多,体重减轻。实验室检查血糖增高,尿糖阳性。诊断为糖尿病。

问题:

1. 糖尿病与何种激素的分泌异常有关?
2. 该患者为何会出现上述的临床表现?

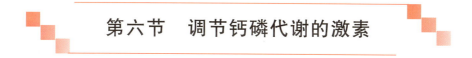

第六节　调节钙磷代谢的激素

一、甲状旁腺激素

甲状旁腺激素(PTH)是由甲状旁腺主细胞合成和分泌的含84个氨基酸的直肽链。PTH能升高血钙、降低血磷,是体内调节血钙浓度的最主要激素。

1. 甲状旁腺激素的生理作用

(1)对骨的作用:骨是机体最大的钙储存库,PTH可动员骨钙、磷入血(溶骨),使血钙升高。血钙是维持神经、肌肉正常兴奋性的必要物质。临床上进行甲状腺手术时,若不慎误将甲状旁腺摘除,可引起严重的低血钙,导致手足搐搦,严重时可因呼吸肌痉挛而窒息。

(2)对肾脏的作用:正常情况下血浆中约有60%的钙经肾小球滤过。PTH分泌增加时,主要促进肾脏远曲小管、集合管对钙的重吸收,使尿钙减少,血钙升高。同时,PTH可以抑制近曲小管对磷的重吸收,增加尿磷,降低血磷。另外,PTH还可促进小肠对钙、磷的吸收。

2. 甲状旁腺激素分泌的调节　血钙浓度是调节甲状旁腺激素分泌的最主要因素。血钙浓度降低时,PTH分泌增加;反之,血钙浓度升高时,PTH分泌减少。

二、降钙素

降钙素(CT)是由位于甲状腺腺泡间和腺泡上皮细胞间的C细胞(滤泡旁细胞)分泌,含有32个氨基酸残基的多肽类激素,相对分子质量为3400。

1. 降钙素的生理作用 CT对体内钙磷代谢的调节作用与PTH相反,主要是降低血钙和血磷,其主要靶器官为骨和肾。

(1)对骨的作用:CT抑制破骨细胞活动,减弱溶骨过程,加强成骨过程,使钙磷沉积,因而使血钙、血磷水平下降。

(2)对肾脏的作用:CT能抑制肾小管对钙、磷、钠及氯等离子的重吸收,使这些离子从尿中排出增多。

2. 降钙素分泌的调节 主要受血钙浓度的调节。血钙浓度升高,CT分泌增多,反之,则分泌减少。

三、维生素D_3

维生素D_3(VD_3)也称胆钙化醇,是胆固醇的衍生物。目前认为它也是一种类固醇激素。体内的VD_3主要由皮肤中7-脱氢胆固醇经日光中紫外线作用转化而来,也可以从动物性食物中获取。以上两种方式获得的VD_3无生物活性,需首先在肝内25-羟化酶作用下形成25-OH-VD_3,然后在肾脏羟化酶的作用下,进一步生成1,25-$(OH)_2$-VD_3。1,25-$(OH)_2$-VD_3可以促进小肠黏膜对钙、磷的吸收,动员骨钙入血,使血钙浓度升高。临床上1,25-$(OH)_2$-VD_3缺乏,在儿童导致佝偻病,而在成人则引起软骨病和骨质疏松症。佝偻病和软骨病是由各种原因引起的钙、磷代谢紊乱,造成以骨盐在骨基质中沉积障碍为主要病变的全身性疾病。

(余东红)

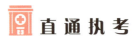

一、选择题

1. 下列哪种激素不是由腺垂体分泌的?( )
   A. 生长素　　　　　　　　B. 促甲状腺激素
   C. 促肾上腺激素　　　　　D. 催产素

2. 下列哪一项不属于下丘脑调节肽?( )
   A. 促甲状腺激素释放激素　　B. 抗利尿激素
   C. 促性腺激素释放激素　　　D. 生长激素释放抑制激素

3. 影响神经系统发育最重要的激素是( )。
   A. 肾上腺素　B. 甲状腺激素　C. 生长素　D. 胰岛素

4. 关于肾上腺皮质激素的分泌,下列哪一项是正确的?( )
   A. 束状带主要分泌糖皮质激素　　B. 束状带主要分泌盐皮质激素
   C. 网状带主要分泌糖皮质激素　　D. 网状带主要分泌盐皮质激素

5. 长期大量服用糖皮质激素可引起( )。
   A. 血中ACTH浓度升高　　B. 淋巴细胞数目增加
   C. 肢端肥大症　　　　　　D. 肾上腺皮质萎缩

6.下列属于含氮类激素的是（　　）。
A. 糖皮质激素　　　　　　B. 盐皮质激素
C. 雌二醇　　　　　　　　D. 甲状腺素

7.能增强机体对有害刺激的抵抗力，并参与应激反应的激素是（　　）。
A. 胰岛素　　B. 甲状腺素　　C. 糖皮质激素　　D. 甲状旁腺素

8.催乳素促进并维持乳腺泌乳主要起作用的时期是（　　）。
A. 青春期　　B. 妊娠早期　　C. 妊娠后期　　D. 分娩后

9.不属于甲状腺激素的生理作用的是（　　）。
A. 促进外周组织对糖的利用　　B. 生理剂量促进蛋白质合成
C. 提高神经系统兴奋性　　　　D. 减慢心率和减弱心肌收缩力

10.下列能使血糖降低的激素是（　　）。
A. 盐皮质激素　　　　　　B. 糖皮质激素
C. 抗利尿激素　　　　　　D. 胰岛素

11.降钙素的主要靶器官是（　　）。
A. 骨　　　　B. 肾脏　　　　C. 甲状旁腺　　　D. 消化道

12.生物活性最强的维生素 D_3 是（　　）。
A. 皮肤中 7-脱氢胆固醇经紫外线照射转化而来的维生素 D_3
B. $1,25-(OH)_2-VD_3$
C. $25-OH-VD_3$
D. 从食物中摄取的维生素 D_3

二、简答题
1.简述下丘脑与腺垂体在结构和机能上的联系。
2.生长激素和甲状腺激素是如何影响机体的生长发育的？
3.为什么长期大量使用糖皮质激素的患者停药时应逐渐减量？

第十二章 生 殖

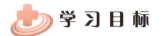

学习目标

1. 掌握雄激素、雌激素和孕激素的生理作用。
2. 熟悉睾丸的生精过程，卵巢的生卵、排卵过程及月经周期。
3. 了解睾丸功能的调节。

案例引导

13岁女孩，小月，渐渐发现自己的乳房在不断变得丰满，于是去医院就诊，医生告诉她这是一个正常的发育过程，是由体内的激素变化引起的，不必过于担心。

问题：
1. 乳房发育与什么激素有关？
2. 该激素的生理作用是什么？

生殖是指生物体发育成熟后，产生与自身相似的子代个体，保持种族延续的各种生理过程的总称。人的生殖是通过两性生殖器官的活动来实现的。因此，生殖过程包括生殖细胞（卵子和精子）的形成、受精、着床、胚胎发育和分娩等环节。

生殖器官包括主性器官和附性器官。主性器官即性腺，从青春期开始所出现的一系列与性别有关的特征，称为第二性征（副性征）。男性表现为胡须生长、喉结突出、体格高大、发音低沉等，女性表现为乳腺发育、骨盆宽阔、皮下脂肪丰满、音调较高等。

第一节 男性生殖

男性的主性器官为睾丸，附性器官有附睾、输精管、精囊、射精管、前列腺、阴茎等。睾丸主要由曲细精管和间质细胞组成，分别具有生成精子和分泌雄激素的功能。

一、睾丸的生精功能

精子在曲细精管内生成。曲细精管的管壁由生精细胞和支持细胞构成,最原始的生精细胞为精原细胞,紧贴于曲细精管的基膜上。从青春期开始,在腺垂体促性腺激素的作用下,精原细胞可发育为成熟精子,其分化过程:精原细胞→初级精母细胞→次级精母细胞→精子细胞→精子。在曲细精管管壁中,由基膜到腔面按序排列镶嵌在支持细胞之间的是不同发育阶段的生精细胞;精子形成后,游离于曲细精管管腔内。整个生精过程约需两个半月,期间,各阶段生精细胞均受到支持细胞的支持、保护和营养作用。生精细胞增殖十分活跃,但其对如放射线、吸烟、酗酒等很敏感,可导致精子畸形或功能障碍。此外,温度对精子的生成影响很大。阴囊的舒缩活动能调节其内部的温度,阴囊内温度较腹腔内低 2 ℃左右,适宜精子的生成。临床中的隐睾症是由于某种原因致睾丸停留在腹腔或腹股沟管内而未下降入阴囊,这将引起精子的生成障碍而致男性不育。

精子分头、尾两部分,形似蝌蚪。头的前部覆盖有顶体,顶体内含有多种水解酶,在受精中起着重要作用;尾细长,可使精子运动。新生的精子虽然外形已经成熟但还不具备运动和受精能力,必须借助曲细精管外周类肌细胞的收缩运送至附睾储存并继续发育,方可获得运动能力,但仍无受精能力。精子只有在女性生殖管道,经子宫和输卵管分泌物的作用,才能获得受精能力。

精子与附睾、精囊、前列腺和尿道球腺的分泌物共同形成精液,在性高潮时射出体外。正常男性每次射出精液 3～6 mL,每毫升精液含 2000 万～4 亿个精子,少于 2000 万个则不易使卵子受精。此外,精液中要有 50% 以上的精子形态和运动能力正常时,才可能受精。

二、睾丸的内分泌功能

1. 雄激素 睾丸的间质细胞能分泌雄激素,主要为睾酮,其主要生理作用如下。

(1)促进男性生殖器官的生长发育及副性征的出现。

(2)维持正常功能及性欲。

(3)维持生精作用。

(4)对代谢的作用:①促进蛋白质的合成,尤其是肌肉和骨骼以及生殖器官的蛋白质合成;②同时还能参与水、电解质代谢的调节,有利于水、钠适度潴留,骨中钙、磷沉积增加;③增强骨髓造血功能,使红细胞增多。

2. 抑制素 睾丸的支持细胞能分泌抑制素,它能抑制腺垂体合成和分泌卵泡刺激素。

三、睾丸功能的调节

下丘脑、腺垂体、睾丸三者在功能上有密切的联系,构成下丘脑-腺垂体-睾丸轴。睾丸的生精作用和内分泌功能均受到其调节,同时睾丸分泌的激素又对下丘脑-腺垂体进行负反馈调节,从而维持生精和激素分泌的稳态(图 12-1)。此外,在睾丸的生精细胞、支持细胞和间质细胞之间还存在复杂的局部调节机制。

从青春期开始,下丘脑分泌的促性腺激素释放激素(GnRH)分泌增加,经垂体门脉系统作用于腺垂体,使其合成和分泌 FSH(卵泡刺激素)和 LH(黄体生成素)。FSH 可启动并促进生精功能;LH 可刺激间质细胞分泌睾酮,而睾酮具有维持生精的作用。故生精过程受 FSH 和睾酮的双重调控。当血中睾酮增多达一定浓度时,通过负反馈抑制腺垂体 LH 和下丘脑

GnRH 的分泌,维持一定水平的睾酮浓度。FSH 可促使支持细胞分泌抑制素,而抑制素又可通过负反馈调节对腺垂体 FSH 的分泌进行抑制,保证睾丸生精功能的正常进行。

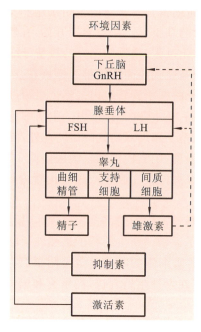

图 12-1　睾丸的功能调节

下丘脑-腺垂体功能单位与睾丸功能

1921 年有研究人员就发现,破坏动物的下丘脑可引起其睾丸萎缩。后来又发现,下丘脑患病者,会出现睾丸萎缩和功能丧失等现象,说明下丘脑对睾丸的发育和正常功能起调节作用。

通过实验,切除了成年雄性动物的脑垂体后,该动物睾丸逐渐萎缩、变小、变软,某些动物的睾丸还退回到腹腔,附性器官完全萎缩;同时,睾丸的生精功能停止,生精细胞和间质细胞明显减少,并呈现退行性变,睾酮的分泌也受抑制。这个实验说明脑垂体对睾丸功能的维持至关重要。

第二节　女性生殖

女性的主性器官为卵巢,附性器官有输卵管、子宫、阴道、外阴等,女性生殖功能主要包括卵巢的生卵功能、内分泌功能、妊娠与分娩等。

一、卵巢的功能

卵巢的功能包括生卵功能和内分泌功能。

(一)卵巢的生卵功能

卵子由卵巢内的原始卵泡发育而成。出生后,两侧卵巢中约有 200 万个未发育的原始卵泡;青春期减少到 30 万～40 万个,在腺垂体促性腺激素的作用下,部分静止的原始卵泡开始发育,其过程:原始卵泡→生长卵泡→成熟卵泡。除妊娠外,一般每月有 15～20 个原始卵泡开始生长发育,但一般只有 1 个卵泡发育为优势卵泡并成熟排卵,其余的则退化为不同发育阶段的闭锁卵泡。正常女性一生平均能排出 400～500 个卵子。

发育成熟的卵泡在 LH 分泌高峰的影响下,由卵巢内向其表面移动,卵泡壁破裂,卵母细胞连同透明带与放射冠随卵泡液一起排至腹腔的过程,称为排卵。排出的卵子随即被输卵管伞拾取送入输卵管。排卵后,残存的卵泡壁内陷,残余的卵泡细胞增殖,形成一个血管丰富的内分泌细胞团,称为黄体。若排出的卵子未受孕,则黄体在排卵后第 9～10 天开始变性,逐渐被结缔组织替代,由黄体转变成白体。若排出的卵子受精成功,则黄体继续发育为妊娠黄体,一直维持到妊娠 12 周,然后退化为白体(图 12-2)。两侧卵巢交替排卵,大约 28 天一次,通常每次只排出一个卵子,排出双卵或多卵较少见。

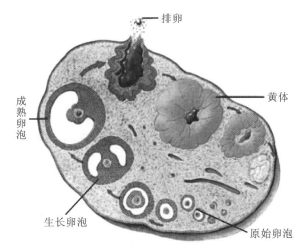

图 12-2 卵泡发育过程

(二)卵巢的内分泌功能

卵巢主要分泌雌激素和孕激素,此外,还可分泌抑制素和少量雄激素。

1. 雌激素的生理作用 雌激素由卵泡期内的卵泡内膜细胞和颗粒细胞分泌,包括雌二醇、雌酮和雌三醇,其中雌二醇分泌量最大、活性最强。具体作用如下。

(1)对生殖器官的作用:①促进卵泡发育,诱导排卵前 LH 峰的出现,促使排卵;②使子宫内膜发生增生期变化,血管和腺体增生,但不分泌;③促进输卵管的运动,有利于精子和卵子的运行;④刺激阴道上皮细胞增生、角化并合成大量糖原,其分解产物使阴道分泌物呈酸性,增强阴道抗菌能力。

(2)对乳腺和副性征的影响:雌激素刺激乳腺导管和结缔组织增生,促进副性征的出现和性欲的产生。

(3)对代谢的作用:①促进蛋白质合成,特别是促进生殖器官的细胞增殖与分化;②促进骨的成熟及骨骺的愈合；③促进肾小管对水和Na^+的重吸收。

2. 孕激素的生理作用 孕激素由黄体期的黄体细胞分泌,以孕酮生物活性最强。具体作用如下。

(1) 维持妊娠：孕激素为受精卵着床做准备并维持妊娠。

(2) 对子宫的作用：①在雌激素作用的基础上,使子宫内膜进一步增生,并出现分泌期的改变,为受精卵的生存和着床提供适宜的环境；②抑制子宫和输卵管运动,利于安胎。

(3) 对乳腺的作用：促进乳腺腺泡发育,为分娩后泌乳做准备。

(4) 产热作用：女性基础体温在排卵日最低,排卵后可升高 0.5 ℃左右,并在黄体期一直维持在此水平。

二、月经周期及其形成原理

女性自青春期起,除妊娠期外,在卵巢分泌激素的作用下,子宫内膜功能层发生周期性剥脱出血,称为月经。因是每月一次,周而复始,故称为月经周期。月经周期的长短有个体差异,可为 20~40 天,平均 28 天。一般在 12~14 岁时第一次出现月经,称为月经初潮。50 岁左右月经周期停止,称为绝经。根据卵巢激素的周期性分泌和子宫内膜的周期性变化,可将月经周期分为三期(图 12-3)。

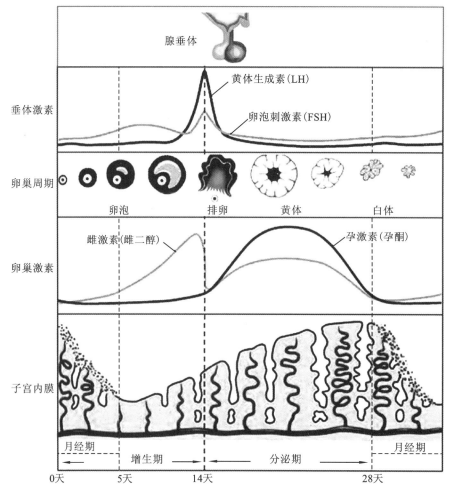

图 12-3 月经周期形成机制及原理

1. 增生期 又称卵泡期或排卵前期,指从月经停止直至排卵止,即月经周期第5~14天(一般以月经开始的第1天算为月经周期的第1天)。

子宫内膜增生期的变化:血中雌、孕激素浓度较低→对下丘脑、腺垂体抑制作用解除→GnRH、FSH和LH浓度开始上升→卵泡开始发育→分泌雌激素→子宫内膜发生增生期变化,排卵前一天雌激素分泌达高峰→正反馈作用使GnRH、FSH分泌增多,LH明显增加,产生LH峰值→卵巢排卵。

2. 分泌期 又称黄体期或排卵后期,指从排卵结束到下次月经前,即月经周期第15~28天。

子宫内膜分泌期的变化:在LH的作用下→黄体形成→分泌大量的雌、孕激素→两者共同作用→子宫内膜发生分泌期变化。此期血中高浓度的雌激素、孕激素负反馈作用使LH及FSH分泌减少。

3. 月经期 从月经开始到出血停止,即月经周期第1~4天。

子宫内膜月经期的变化:若卵子未受孕→黄体萎缩→孕激素、雌激素浓度急剧下降→子宫内膜功能层的螺旋小动脉痉挛,子宫内膜脱落、出血,形成月经。

月经血含纤溶激活物和纤维蛋白溶解酶,故不凝固。月经周期内,因子宫内膜剥脱形成创面容易感染,要注意经期卫生和避免剧烈运动。随着血中雌、孕激素浓度下降,对下丘脑、腺垂体的抑制作用解除,卵泡又在FSH的作用下生长发育,新的月经周期又开始。

综上所述,月经是在下丘脑-腺垂体分泌激素的作用下,卵巢中卵泡周期性发育,引起雌激素、孕激素周期性分泌,而致子宫内膜发生周期性变化的结果。

(黄应勋)

直通执考

一、选择题

1.下列有关睾丸的内分泌功能的选项叙述错误的是(　　)。
　A. 维持生精作用　　　　　B. 促进男性第二性征出现并维持正常状态
　C. 体温调节　　　　　　　D. 促进红细胞合成

2.排卵发生在(　　)。
　A. 月经期　B. 增生期　C. 增生末期　D. 分泌期

3.黄体形成后分泌的主要激素是(　　)。
　A. 雌激素　B. 孕激素　C. LH　D. 孕激素和雌激素

4.孕激素的生理作用不包括(　　)。
　A. 宫颈分泌大量清亮、稀薄的黏液,有利于精子穿行
　B. 子宫内膜进一步增厚,发生分泌期的变化,有利于胚胎着床
　C. 排卵后基础体温升高0.5℃左右
　D. 促进乳腺腺泡发育,为泌乳做好准备

5.有关雌激素的生理作用,下列叙述错误的是(　　)。

A. 使输卵管平滑肌活动增强
B. 促进阴道上皮细胞增生、角化
C. 促进子宫内膜进一步增生、腺体分泌
D. 刺激乳腺导管和结缔组织增生

二、简答题

1. 雌激素有哪些生理作用?
2. 孕激素有哪些生理作用?
3. 月经周期形成的机制是怎样的?

生理学基础实验指导

第一部分 实验总论

一、生理学基础实验课的目的和要求

1. 目的 生理学实验是生理学研究的重要手段,也是生理学教学的重要组成部分。通过实验,能使学生初步掌握生理学实验的基本操作技能,学会一些人体功能活动的检查方法,验证和巩固生理学的基本理论,并培养学生分析问题、解决问题、科学思维的能力,实事求是、严谨、细致的科学态度,提高对事物的观察、比较、分析的能力。

2. 要求

(1)实验前:仔细阅读实验指导,了解本次实验的目的、原理、步骤等,并复习相关理论知识。

(2)实验中:遵守实验室规则,爱惜实验室用品和动物;按照实验指导和教师示范进行操作,客观、及时地记录实验结果或现象,并进行分析和思考。

(3)实验后:应及时整理实验用物,通过实验记录分析实验结果,按照规定格式书写实验报告并上交。

二、实验室规则

(1)进入实验室必须穿工作服,携带课本、实验指导手册、实验报告本。

(2)遵守学习纪律,保持实验安静;严肃、认真、安全地进行实验,不做与实验不相关的事情。

(3)实验前后,各组应清点实验器材、物品;如有损坏或缺失,应及时报告教师,以便及时更换或补充。实验室内一切物品,未经教师许可,不许擅自取用或带出。

(4)实验完毕,应及时整理、收拾实验台,将实验器材、物品放回原处。清扫实验室,保持实验室整洁。

三、实验报告书写要求

(一)实验报告的书写格式

班级_____ 学号_____ 姓名_____ 组别_____ 日期_____

实验题目_____

实验目的_____

实验用品_____

实验步骤_____

实验结果_____

实验分析_____

实验结论_____

(二)实验报告的书写要求

(1)因实验内容不同,可以用填表、叙述等形式写出报告。书写要整洁,文字应简洁、通顺。

(2)实验结果必须是自己观察所得,随时记录,如实填写。

(3)实验分析:应根据学过的理论知识对结果进行解释和分析。如果出现非预期的结果,应分析可能出现的原因。

(4)实验结论是从本实验结果中归纳出的概括性的判断,即本实验所验证的理论。

四、常用生理溶液的配制

常用生理溶液的配制见实验表1-1。配制时按表中所列容量,$CaCl_2$ 最后加入,即除 $CaCl_2$ 以外其余成分置于量瓶中,加入约 650 mL 蒸馏水稀释,再将 $CaCl_2$ 溶液逐滴加入,边加边搅匀,以免溶液产生沉淀或混浊。再将蒸馏水加到定量刻度即可。

实验表1-1 常用生理溶液的配制

基础溶液	林格液 (两栖类用)	蒂罗德液(两栖类用)	生理盐水	
			两栖类	两栖类
20% NaCl	32.5 mL	40.0 mL	32.5 mL	45.0 mL
10% KCl	1.4 mL	2.0 mL	—	—
10% $CaCl_2$	1.2 mL	2.0 mL	—	—
1% NaH_2PO_4	1.0 mL	5.0 mL		
5% $MgCl_2$	—	2.0 mL		
5% $NaHCO_3$	4.0 mL	20.0 mL		
葡萄糖	2.0 g(可不加)	1.0 g		
加蒸馏水至	1000 mL	1000 mL	1000 mL	1000 mL

第二部分　实　　验

实验一　血液凝固现象分析实验

【实验目的】　观察血液凝固现象,理解血液凝固的机制。

【实验原理】　凝血酶原激活物的形成有内源性凝血和外源性凝血两条途径,由于两种途径参与凝血因子的种类与数量不同,凝固速度不同。

【实验用品】　试管、试管架、滴管、吸管、烧杯、研磨组织液(兔脑浸出液)、用草酸盐制备的抗凝血液、血浆、血清、3% $CaCl_2$ 溶液、0.9% NaCl 溶液、3% NaCl 溶液等。

【实验对象】　家兔。

【实验步骤】

(1) 制备抗凝血液和血浆;制备研磨组织液。

(2) 取试管 4 支,标明号数,放置在试管架上,按实验表 2-1 加入各种液体。每次添加液体后混匀,并记录时间。

(3) 每 20 s 倾斜试管一次,观察是否凝固,若液面不再倾斜,表明已经凝固,此时记录凝固时间。

实验表 2-1　影响血凝的若干因素

试管编号	1	2	3	4
血浆/mL	0.5	0.5	0.5	—
血清/mL	—	—	—	0.5
3% NaCl 溶液	2 滴	—	—	—
0.9% NaCl 溶液	2 滴	2 滴	—	—
兔脑浸出液	—	—	2 滴	2 滴
3% $CaCl_2$ 溶液	—	2 滴	2 滴	2 滴
凝固时间				

【注意事项】

(1) 试管口径大小应一致,编号切勿混乱,加入物品要对号进行,确保准确无误。

(2) 倾斜试管看结果时不能太快,以免影响结果的准确性。

【结果分析】　准确观察实验结果填入实验表 2-2,并进行分析。

实验表 2-2　观察项目及结果

试管编号	实验条件	凝血时间	分析
1	血浆、3% NaCl 溶液、0.9% NaCl 溶液		
2	血浆、0.9% NaCl 溶液、3% $CaCl_2$ 溶液		
3	血浆、兔脑浸出液、3% $CaCl_2$ 溶液		
4	血清、兔脑浸出液、3% $CaCl_2$ 溶液		

【思考题】

(1) 血清为什么不凝固呢？血清与血浆的区别是什么？

(2) 血液凝固的本质是什么？

实验二　ABO 血型的鉴定

【实验目的】　学会用玻片法测定 ABO 血型，理解血型分型的依据及意义。

【实验原理】　由于 A 抗原遇到抗 A 抗体或 B 抗原遇到抗 B 抗体时会发生红细胞凝集反应，根据这一原理，用抗 A、抗 B 标准血清，测定受试者红细胞膜上未知的抗原，根据是否发生凝集反应来确定血型。

【实验用品】　采血针、标准抗 A 和抗 B 血清、双凹玻片、牙签、75% 酒精、棉球、玻璃铅笔等。

【实验对象】　人。

【实验步骤】

(1) 取干净双凹玻片 1 块，使用玻璃铅笔在两端上方分别标明 A、B 字样。

(2) 在 A 端、B 端凹面中央分别滴加抗 A 标准血清和抗 B 标准血清 1 滴。

(3) 使用含有 75% 酒精的棉球消毒指端或耳垂，用采血针针刺取血，滴 1~2 滴于盛有 1 mL 生理盐水的小试管中混匀制成红细胞悬液。

(4) 用吸管吸取红细胞悬液分别滴于双凹玻片两端各 1 滴，分别用两根牙签混匀。放置 10 min 后肉眼观察有无凝集现象。

(5) 根据有无红细胞凝集现象判定血型（实验图 2-1）。

【注意事项】

(1) 实验前对所用标准血清进行校准，合格者可用。

(2) 采血针与皮肤均必须严格消毒，以防感染。

(3) 制备红细胞悬液摇匀时，不可用力摇晃，以防红细胞溶血。

(4) 牙签要分别专用，不能 A、B 端共用。

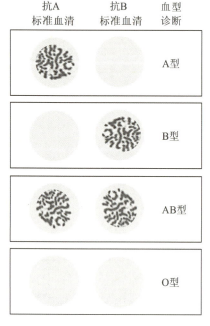

实验图 2-1　ABO 血型鉴定方法

【结果分析】 将实验结果填入实验表 2-3。

实验表 2-3 ABO 血型鉴定结果及分析

观察项目	观察结果	分析结论
抗 A 标准血清端		
抗 B 标准血清端		

【思考题】 若无标准血清,但已知某个人为 A 型血或 B 型血,能否鉴定他人血型?如何鉴定?

实验三 人体心音的听取

【实验目的】 学习心音的听取方法,了解正常心音的特点。

【实验原理】 心音是由心肌收缩、瓣膜关闭、血流变化等多种因素引起的各种振动而产生,用听诊器可在胸前壁对应部位听到。

【实验用品】 听诊器。

【实验对象】 人。

【实验步骤】 将听诊器胸件置于受试者心前区的胸壁上,即可听取心音。

1. 确定听诊部位

(1)受试者解开上衣,面向亮处,静坐。检查者坐在对面。

(2)观察(或用手触诊)受试者心尖搏动的位置和范围。

(3)对照实验图 2-2 确定心音听诊的各个部位。

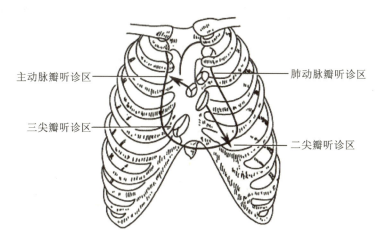

实验图 2-2 各瓣膜心音听诊区

①二尖瓣听诊区:左侧第 5 肋间锁骨中线稍内侧(心尖搏动处)。

②三尖瓣听诊区:胸骨右缘第 4 肋间或胸骨剑突下。

③主动脉瓣第一听诊区:胸骨右缘第 2 肋间。

④肺动脉瓣听诊区:胸骨左缘第 2 肋间。

2. 听心音

(1)检查者戴好听诊器,用右手的拇指、食指和中指轻持听诊器的胸件,紧贴受试者胸壁,以与胸壁不产生摩擦为度。按照上述听诊顺序依次进行听诊。

(2)注意区分两个心音,比较在不同部位听诊时两心音的强弱。

(3)听诊内容:心率、心律,区分收缩期和舒张期。

【注意事项】

(1)室内保持安静。

(2)听诊器耳件弯曲方向要与外耳道一致。

(3)听诊时听诊器胸件按压要适度,橡皮管不要触及他物,以免相互摩擦产生杂音,影响听诊。

【结果分析】 将听诊结果填入实验表2-4。

实验表2-4 听诊结果

检查项目	第一心音	第二心音
心音的特点		
最佳听诊的部位		
有无杂音		

【思考题】

(1)请分析第一、第二心音产生的原因。

(2)听诊过程中如何体现对患者的人文关怀?

实验四 人体动脉血压的测量

【实验目的】 初步掌握间接测量动脉血压的方法和原理。

【实验原理】 人体动脉血压测量是根据从外面压住动脉所必需的压力来测定该动脉内的血压的。将血压计的袖带在动脉外加压,用听诊器于受压动脉的远端听取血管音的变化进行测量。

【实验用品】 血压计、听诊器。

【实验对象】 人(受试者30 min内无剧烈运动、情绪激动或进餐等)。

【实验步骤】

1. 熟悉血压计的结构 血压计由玻璃刻度管、水银槽、袖带和橡皮球四部分组成。玻璃检压管上端通大气,下端通水银槽。两者之间装有开关,用时打开,使两者相通。不用时应使水银回到水银槽内,然后关闭开关,以防水银漏出。袖带是一个外包布套的长方形橡皮气囊,橡皮管分别与检压计的水银槽和橡皮球相通。橡皮球是一个带有放气阀的球状橡皮囊。

2. 测量动脉血压

(1)受试者脱去一臂衣袖,静坐5 min以上。

(2)松开血压计上橡皮球的螺丝帽,驱出袖带内残留气体,然后将螺丝帽旋紧。

(3)受试者前臂平放在桌上,手掌向上,使上臂与心位置等高。将袖带缠于上臂,使袖带下缘在肘横纹上2 cm处,松紧适宜,见实验图2-3。

(4)在肘窝内侧用手指触摸到肱动脉搏动(肱二头肌肌腱稍内侧)后,将听诊器胸件置于搏动处。

(5)戴好听诊器。

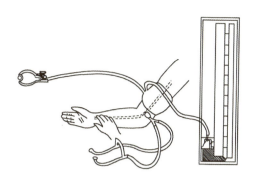

实验图 2-3 人体动脉血压测量示意图

(6)测量收缩压：用右手捏动橡皮球，将空气充入袖带内，使血压计上的水银柱逐渐上升，直至触不到桡动脉搏动。此时再继续充气使水银柱再上升 20 mmHg。随后用右手拇指和食指转动橡皮球开关的螺丝帽，徐徐放气，以降低袖带内压力。在水银柱缓慢下降的同时仔细听诊。当突然听到"嘣"样的第一声时，血压计上所示水银柱的高度即是收缩压的数值。

(7)测量舒张压：继续缓慢放气，声音先由弱到强，然后，由强变弱而后逐渐消失。在声音突然消失或改变的一瞬间，血压计上所标示的水银柱高度即是舒张压。

3. 整理用物 按要求整理用物。

【注意事项】

(1)室内必须保持安静，以利于听诊。

(2)受试者上臂位置应与心脏在同一水平上。

(3)听诊器的胸件放在肱动脉搏动处，不可用力压迫动脉，也不可放于袖带下面。

(4)如果一次没有测量准确需重复测量时，压力必须降低到 0 mmHg，让受试者上臂血液流通，间隔数分钟后再测量。

(5)测量血压前受试者要保持安静，排除精神紧张等因素的影响。

【结果分析】 将实验结果记录在实验表 2-5 中。

实验表 2-5 测量结果

受试者姓名：	性别：	年龄(岁)：	
动脉血压值/ mmHg：	第1次：	第2次：	第3次：

【思考题】

(1)根据全班同学安静时的血压值，按照性别和年龄段进行统计分析。

(2)根据实验过程中发现的问题，分析影响动脉血压的因素。

(3)同一受试者，安静状态下与剧烈运动后血压值如何变化？

实验五 哺乳动物动脉血压的调节

【实验目的】 观察神经、体液因素对动脉血压的影响。

【实验原理】 心血管活动受神经、体液因素的调节。动脉血压是心血管活动的客观指标。通过动脉血压的变化观察各种因素对心血管活动的影响。

【实验用品】 家兔、兔手术台、哺乳动物手术器械、动脉插管、动脉夹、水银检压计、电动记纹鼓或二道生理记录仪、双凹夹、铁支架、电磁标、保护电极、电刺激器、注射器、有色丝线、20%氨基甲酸乙酯、肝素、生理盐水、1∶10000肾上腺素溶液、1∶10000乙酰胆碱溶液、1∶10000去甲肾上腺素溶液。

【实验对象】 家兔。

【实验步骤】

(1)安装测压描记装置,使用电动记纹鼓或二道生理记录仪进行实验记录。

(2)将麻醉后的家兔仰卧位固定于兔手术台上。

(3)手术步骤:

①气管插管。

②分离右侧颈总动脉、减压神经与迷走神经,并穿不同颜色的丝线备夹闭颈总动脉和刺激时用。兔颈部神经、血管的解剖部位见实验图2-4。

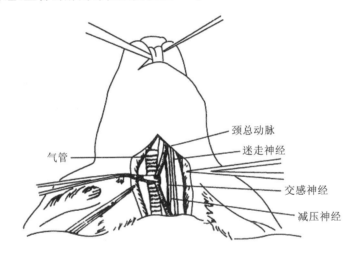

实验图2-4 兔颈部神经、血管的解剖部位

③在左侧颈总动脉插入动脉插管,用橡胶导管连接于水银检压计或压力换能器,以测量动脉血压。

④记录血压:

a. 描记正常血压曲线,识别一级波(心波)与二级波(Ⅰ呼吸波)。

b. 用动脉夹夹闭右侧颈总动脉,阻断血流15 s,观察血压和心率的变化。

c. 刺激右侧减压神经(不切断),观察血压变化。用两条丝线在神经上分别结扎右侧减压神经,于两结扎点中间将神经剪断。用保护电极以同样的刺激强度和频率分别刺激剪断的中枢端与外周端,观察血压变化。

d. 结扎右侧迷走神经后,在结扎线的头侧端将神经剪断,然后用保护电极刺激其外周端,观察血压变化。

e. 从耳缘静脉注射1∶10000肾上腺素溶液0.2 mL,观察血压变化。

f. 从耳缘静脉注射1∶10000乙酰胆碱溶液0.2 mL,观察血压变化。

g. 从耳缘静脉注射1∶10000去甲肾上腺素溶液0.2 mL时,观察血压变化。

h. 股动脉放血 20～30 mL,观察血压变化。然后静脉注射生理盐水 40～60 mL,观察血压变化。

i. 从耳缘静脉注射垂体后叶素 5 μL,观察血压变化。

【注意事项】

(1) 麻醉药注射要缓慢,不宜麻醉过深,注意给麻醉兔保温。

(2) 每项实验须待血压恢复正常后进行,以做对照。

(3) 抗凝剂可使用 5% 枸橼酸钠溶液,应使动脉插管和与其相连的胶管、水银检压计内充满枸橼酸钠溶液。

【结果分析】 将每项实验结果记录后,对结果加以分析。

【思考题】

(1)简述减压反射在保持动脉血压相对稳定中的作用。

(2)分析肾上腺素、乙酰胆碱、去甲肾上腺素对心血管的作用。

实验六　人体肺活量的测定

【实验目的】 学会人体肺活量的测量方法,了解测定肺活量的意义及肺活量的大小与体育锻炼的关系。

【实验原理】 肺的主要功能是进行气体交换,以维持正常的新陈代谢。通过测定进出肺的气体量来了解肺通气功能。

【实验用品】 肺量计、橡皮接口、鼻夹、75%的酒精棉球、棉球、大烧杯、金属镊子。

【实验对象】 人。

【实验步骤】

1. 熟悉肺量计的基本结构　肺量计外筒和浮筒之间盛水以形成容积可变的密闭系统。浮筒可随其中充气量的改变而升降,同时与此相关的描笔会将呼吸曲线描记在相应的记录纸上。鼓风机使肺量计管道气流保持单向流动,既减少气道阻力,又能增加气流中 CO_2 的吸收率。

2. 肺量计的准备和检查

(1)打开活门,将肺量计的浮筒提高,使筒内充满空气 4～5 L,然后关闭两侧活门,同时使墨水笔尖与描记鼓面接触。

(2)加水到水平面指示刻度,以保持肺量计无效腔的恒定。

(3)检查肺量计有无漏气:将浮筒提起,使肺量计充气至半满,转动三通开关,关闭肺量计,使其与大气压隔绝,在浮筒上放置约 250 g 重物,开动记纹鼓,记录水平线。半小时后若水平线位置固定不动,表示肺量计密闭不漏。

3. 受试者的准备　受试者背向肺量计闭目静坐,口中衔好用酒精消毒过的橡皮口瓣,用鼻做平静呼吸。用鼻夹夹住受试者鼻子,用口呼吸。待受试者习惯用口呼吸后,旋转三通开关,连接好肺量计导气管,即可进行描记。

4. 潮气量、补吸气量、补呼气量、肺活量的测定

(1)以 0.83 mm/s 的速度记录(走纸速度为每格 30 s)。

(2)平静呼吸 3～4 次,描记处曲线的幅度即为潮气量(每一小格为 100 mL)。

(3)平静吸气末,令受试者再尽力吸气,平静吸气末以后曲线的延长部分为补吸气量。

(4)平静呼气末,令受试者再尽力呼气,平静呼气末以后曲线的延长部分为补呼气量。

(5)让受试者做一次最大限度的吸气,继之再尽力呼气,整个曲线的变化幅度即为肺活量。

5. 用力呼气量(时间肺活量)的测定

(1)令受试者做最大限度的吸气,在吸气末屏气1～2 s。

(2)走纸速度立即置于25 mm/s挡,同时令受试者以最快的速度用力呼气,直到不能再呼出为止。关上记录开关。

(3)从记录纸上读出第1 s末、第2 s末和第3 s末呼出的气体量,并计算出它们占全部呼出气体量的百分率。

6. 最大通气量的测定 将走纸速度调到1.67 mm/s。受试者按测量口令在15 s内尽力做最深且最快的呼吸,根据曲线高度计算15 s内呼出气(或吸入气)的总量,然后乘以4,即为每分钟最大通气量。

【注意事项】

(1)实验时应注意避免从鼻孔或口角漏气。

(2)注意对呼吸口瓣的消毒。

(3)测定前,让受试者练习各种形式的呼吸,以掌握实验要求的呼吸方法。

【结果分析】 将实验结果做以下记录。

受试者姓名:＿＿＿＿＿＿ 性别:＿＿＿＿＿＿ 肺活量值(mL):＿＿＿＿＿＿

【思考题】

(1)肺活量与用力呼气量的生理意义有何区别?

(2)肺活量和用力呼气量比较,哪个更能准确反映肺通气功能?

实验七 呼吸运动的调节

【实验目的】 通过示教(教师示范或录像)或模拟实验,学习记录家兔呼吸运动的方法,观察和分析神经及体液因素对呼吸运动的影响。

【实验原理】 呼吸运动能够持续地、有节律地进行,是神经系统和体液因素调节的结果。体内、外各种刺激可直接作用于中枢或不同部位的感受器,反射性地影响呼吸运动,并适应人体代谢的需要。血液中CO_2分压、O_2分压、H^+浓度的改变通过中枢和外周化学感受器,产生反射性调节,是保证血液中气体分压稳定的重要机制。肺牵张反射参与呼吸运动节律的调节。

【实验用品】 计算机生物信号采集处理系统、张力换能器(或呼吸换能器)、保护电极、手术器械、兔手术台、注射器、铁支架、玻璃分针、气管插管、橡皮管(50 cm长)、20%氨基甲酸乙酯溶液、生理盐水、盐酸、碳酸钙、钠石灰、线、虚拟机能实验系统等。

【实验对象】 家兔。

【实验步骤】

1. 手术

(1)麻醉和固定:按1 g/kg的剂量由耳缘静脉缓慢注入20%氨基甲酸乙酯溶液将兔麻醉,然后仰卧固定于兔手术台上。

(2)气管插管及分离迷走神经:剪去颈部和剑突腹部的被毛,切开颈部皮肤,分离出气管,在第2～3气管软骨环处,做一T形切口,插入气管套管。分离双侧迷走神经,并穿线备用。

(3)剑突软骨分离术:切开剑突部位的皮肤,并沿腹白线切开长约 2 cm 的切口,细心分离剑突表面的组织,并暴露剑突软骨与骨柄,剪断剑突骨柄。但不能剪得太深,以免伤及其下附着的膈肌。此时剑突软骨与胸骨完全分离。提起剑突,可见剑突随膈肌的收缩而自由运动。将附有长线的金属钩钩于剑突中间部位,线的另一端则连至张力换能器的金属弹片上,线与腹部垂直,并使张力合适。

2. 仪器装置 将计算机生物信号采集处理系统接通电源,换能器与系统面板上 CH 通道连接,刺激电极与系统面板刺激插孔相连。启动计算机,选择相应的菜单栏进入实验。

3. 观察项目

(1)记录正常的呼吸运动曲线,分清吸气相和呼气相。

(2)窒息:堵住气管套管 20 s,观察呼吸运动的变化。

(3)增大无效腔:将长约 50 cm 的橡皮管接到气管套管上,增大无效腔,观察呼吸运动有何变化。

(4)缺 O_2:将与气管套管相连的胶管与装有钠石灰的密闭广口瓶相连(瓶内存有一定量空气),呼出的 CO_2 被吸收,在 CO_2 分压不变的情况下观察缺 O_2 对呼吸的影响。

(5)增加吸入气中 CO_2 浓度:将装有碳酸钙的广口瓶与气管套管相连,然后向瓶内滴入盐酸,使动物吸入过量 CO_2,观察呼吸运动的变化。

(6)肺牵张反射:剪断右侧迷走神经,观察呼吸运动的变化,再结扎,并剪断左侧迷走神经,观察呼吸运动的变化;以不同刺激强度分别刺激该迷走神经的外周端和中枢端,观察呼吸运动的变化。

【注意事项】

(1)麻醉剂量要适度,尽量保持动物安静,以免影响正常呼吸曲线。

(2)剪开气管进行插管时,应注意止血,并将气管内分泌物清理干净后再插管。

(3)每项实验前均应有正常呼吸曲线作为对照,各项观察时间不宜过长,出现效应后立即停止。

【结果分析】 将各项实验结果填入实验表 2-6,并进行分析。

实验表 2-6 观察项目及结果

检查项目	呼吸频率	呼吸幅度	分析
正常呼吸			
增加吸入气中的 CO_2			
降低吸入气中的 O_2			
增大解剖无效腔			
剪断一侧迷走神经			
剪断双侧迷走神经			
刺激迷走神经中枢端			

【思考题】

(1)CO_2 增多、低 O_2、H^+ 浓度升高对呼吸有什么影响?其影响机制有何异同?

(2)剪断双侧迷走神经,呼吸运动有何变化?从肺牵张反射角度分析迷走神经在节律性呼吸运动中起的作用。

实验八 胃肠运动的观察

【实验目的】 观察哺乳动物胃肠运动的形式,以及神经和药物对胃肠运动的影响;理解神经、体液因素对胃肠运动功能的调节机制。

【实验原理】 消化道平滑肌具有自动节律性,可以形成多种形式的运动,主要有紧张性收缩、蠕动、分节运动及摆动。在整体情况下,消化道平滑肌的运动受到神经和体液的调节,因此改变神经和体液因素可使胃肠运动发生相应改变。

【实验用品】 哺乳动物手术器械、运动手术台、电刺激器、保护电极、蒂罗德液、20%氨基甲酸乙酯溶液、阿托品、1∶10000肾上腺素溶液、1∶10000乙酰胆碱溶液、新斯的明注射液、生理盐水、恒温水浴槽、注射器、滴管等。

【实验对象】 家兔。

【实验步骤】

1. 实验准备

(1)麻醉:将兔称重,由耳缘静脉注入20%氨基甲酸乙酯溶液(每千克5 mL,即1 g/kg)进行麻醉。麻醉后将兔背位固定于兔手术台上。用粗剪剪去颈部毛,继而用手术刀沿兔颈正中切开皮肤5~7 cm,切开皮下组织,钝性分离肌肉,直至气管,插入气管插管。

(2)剪去动物腹部的毛,自剑突向耻骨联合方向沿正中线切开腹壁,打开腹腔暴露胃和肠,在膈下食管的末端找出迷走神经的前支,在左侧腹后壁肾上腺的上方找出内脏大神经。两根神经分别套以保护电极备用。

2. 观察项目

(1)观察胃肠在正常情况下的运动形式和紧张度。

(2)用中等强度和频率的电刺激分别连续刺激膈下迷走神经和左侧内脏大神经,观察胃肠运动及其紧张度的变化。

(3)将1∶10000乙酰胆碱溶液滴加在一段肠管上(5~10滴),观察其变化。

(4)将1∶10000肾上腺素溶液滴加在一段肠管上(5~10滴),观察其变化。

(5)将新斯的明注射液0.2~0.3 mg经耳缘静脉注射,观察胃肠运动的变化。

(6)在新斯的明注射液作用的基础上,将阿托品0.5 mg由耳缘静脉注射,观察胃肠运动的变化。

【注意事项】 胃肠在空气中暴露时间过长时,会导致腹腔温度下降。为了避免胃肠表面干燥,应随时用蒂罗德液或温生理盐水湿润胃肠,防止降温和干燥。实验前2~3 h将兔喂饱,实验结果较好。

【结果分析】 将每项实验的结果填入实验表2-7,并加以分析解释。

实验表2-7 观察项目及结果分析

实验项目	胃肠蠕动变化	分析
刺激迷走神经		
刺激左侧内脏大神经		
滴加1∶10000乙酰胆碱溶液		
滴加1∶10000肾上腺素溶液		

续表

实验项目	胃肠蠕动变化	分析
注射新斯的明注射液		
注射新斯的明注射液后,再用阿托品		

【思考题】

(1)怎样观察胃肠紧张性的强弱？刺激交感神经、迷走神经时对胃肠运动各产生什么效应？

(2)胃与小肠有几种主要运动形式？各有何生理意义？

实验九　影响尿生成的因素

【实验目的】　通过观察若干因素对家兔尿生成过程的影响,加深理解影响尿生成的因素及影响机制。

【实验原理】　尿生成的过程包括肾小球滤过、肾小管和集合管的重吸收及分泌作用。凡能影响上述过程的任何因素,均可影响尿的生成并可引起尿量及尿的性质、成分的改变。本实验以家兔为实验对象,采用膀胱插管术(或输尿管插管术)、颈总动脉插管、股动脉插管收集并记录尿量,主要观察不同因素或药物对尿量的影响。

【实验对象】　家兔。

【实验用品】

(1)试剂:生理盐水、肝素、20％葡萄糖溶液(4 mL/kg)、25％氨基甲酸乙酯溶液或1％戊巴比妥钠溶液、呋塞米、1∶10000去甲肾上腺素溶液、垂体后叶素。

(2)器材:电脑、记滴器、电刺激器、保护电极、压力换能器、铁支架、双凹夹、哺乳类动物手术器械、兔手术台、纱布、线、气管插管、动脉插管、膀胱插管、注射器(2 mL、20 mL)及针头、输液装置。

【实验步骤】

1. 动物手术

1)麻醉及固定　用头皮针沿耳缘静脉注入25％氨基甲酸乙酯溶液(4 mL/kg体重),或1％戊巴比妥钠溶液(3 mL/kg体重),推完麻醉药后接输液瓶继续缓慢输液(头皮针用动脉夹夹紧固定),待动脉麻醉后将其仰卧固定于手术台上。

2)气管插管术　剪毛、沿中线剪开颈部皮肤(6～7 cm)、钝性分离颈部肌肉等组织,暴露气管,气管穿线,并在软骨环上做T形切口,用棉签去除气管中的血块、插气管插管、结扎、分离右侧迷走神经,穿线备用。

3)尿液收集　尿液收集可采用膀胱插管法或输尿管插管法。

(1)膀胱插管法:在耻骨联合上方,沿正中线做2～3 cm的皮肤切口,沿腹白线剪开腹腔,将膀胱移出体外。在膀胱顶部做一个荷包缝合,在缝线中心做一个小切口,插入膀胱插管,收紧缝线关闭切口,膀胱插管通过橡皮管与记滴装置相连。

(2)输尿管插管法:在耻骨联合上方,沿正中线做4～5 cm的皮肤切口,沿腹白线剪开腹腔暴露膀胱,用手轻轻拉出并向下翻转膀胱,在其底部找到双侧输尿管,用线在双侧输尿管近膀胱处分别进行结扎。在结扎部位上方各剪一斜口,将两根充满生理盐水的细输尿管插管向肾的方向分别插入输尿管内,然后用线结扎固定。手术完毕,用38 ℃生理盐水纱布覆盖切口,将两根细插管并在一起与记滴装置相连。

4）左侧颈总动脉插管　压力换能器接2通道输入插座,另一端接动脉插管(内充满肝素液)。用线结扎左侧颈总动脉近头端,用动脉夹夹闭近心端,左手牵结扎线,在结扎处下方剪一小斜口,插入动脉插管,用线结扎固定。放开动脉夹,观察血压和尿量。

5）股动脉插管　在腹股沟用手指轻摸到股动脉搏动处,顺血管方向切开皮肤4～5 cm,分离股动脉,然后以同样方式插入动脉套管(内含抗凝剂),以备放血用。

2. 观察项目

(1)调试好记录装置,记录一段正常血压曲线和尿滴作为对照。

(2)静脉中速注射37 ℃生理盐水20 mL,观察并记录尿量和血压变化。

(3)间歇电刺激右侧迷走神经近心端(血压偏低时可暂时将刺激电极移开神经),使血压维持在50 mmHg 5～10 s,观察并记录尿量和血压变化。

(4)静脉注射20%葡萄糖溶液5 mL,观察并记录尿量和血压变化。

(5)静脉注射1∶10000去甲肾上腺素溶液0.5 mL,观察并记录尿量和血压变化。

(6)静脉注射呋塞米0.5 mL(5 mg/kg),观察并记录尿量和血压变化。

(7)将输液瓶内液弃去,换为垂体后叶素6 mL(2 U),缓慢滴注(8滴/分,如血压升高则减慢速度),观察并记录尿量和血压变化。

(8)从股动脉插入的套管放血,当血压下降到50 mmHg左右,观察并记录尿量和血压变化。

(9)迅速补充生理盐水,观察并记录尿量和血压变化。

【注意事项】

(1)本实验项目多、损伤大,故需选用体质强壮的家兔。实验前给家兔多喂新鲜蔬菜,以保证实验中有足够的尿量。

(2)手术操作应轻柔,避免出现损伤性尿闭。剪开腹膜时避免损伤内脏。输尿管插管一定要插入管腔内,不要误入管壁的肌层与黏膜间。

(3)本实验有多次静脉注射,应注意保护耳缘静脉。静脉穿刺从耳尖开始,逐步移向耳根。

(4)每进行一项实验,均应等待血压和尿量基本恢复到对照值后再进行。

(5)注意术后止血,麻醉动物注意保温和观察一般情况,以防意外死亡。

【结果分析】　将各项实验结果填入实验表2-8。

实验表2-8　观察项目及结果

观察项目	尿量	血压	分析
正常的尿量和血压			
注射37 ℃生理盐水			
刺激右侧迷走神经近心端			
静脉注射20%葡萄糖溶液			
静脉注射1∶10000去甲肾上腺素溶液			

续表

观察项目	尿量	血压	分析
静脉注射呋塞米			
静脉滴注垂体后叶素			
股动脉大量放血			

(1)分析上述实验中引起尿量增多的机制各是什么。
(2)分析、讨论去甲肾上腺素和血管升压素对血压和尿量的影响。
(3)试分析失血为什么引起尿量减少。

【思考题】
(1)机体是如何调节泌尿活动的?
(2)比较渗透性利尿和水利尿的区别。

实验十　瞳孔对光反射和近反射

【实验目的】　学会瞳孔对光反射和近反射的检查方法。

【实验原理】　强光照射眼时,瞳孔缩小。强光离开眼后,瞳孔会散大,瞳孔这种随光线强弱而改变大小的反应称为瞳孔对光反射。瞳孔对光反射是双侧性的,中枢在中脑,临床上常将此作为判断中枢神经系统病变部位、病情危重程度的重要指标。

【实验用品】　手电筒、遮光板。

【实验步骤】

1. 瞳孔对光反射

(1)直接对光反射:受试者在较暗处,检查者先观察受试者两眼瞳孔大小,然后用手电筒照射受试者一眼,立即可见其瞳孔缩小;停止照射,瞳孔又放大。

(2)间接对光反射:受试者用遮光板沿鼻梁将两侧视野分开,检查者用手电筒照射一眼,另一眼瞳孔也缩小。

2. 瞳孔近反射　让受试者注视正前方远处某一物体,观察其瞳孔大小。再让受试者目不转睛地盯着该物体由远向近,观察其瞳孔变化,并注意两眼球会聚现象。

【注意事项】

(1)受试者应注视 5 m 以外处,不可注视灯光,否则可影响检查结果。

(2)瞳孔大小可参考下列数值:正常瞳孔平均直径在 2.5～4.0 mm,小于 2 mm 为瞳孔缩小,大于 5 mm 为瞳孔扩大。

【思考题】
(1)瞳孔对光反射和近反射有何生理意义?
(2)为什么瞳孔对光反射是双侧的?

实验十一　视敏度测定和视野测定

【实验目的】　学会视敏度的测定方法和视野的测定方法,了解测定原理。

【实验原理】 通常以能分辨两点间的最小视角为衡量标准,视角为1分角时的视力为正常视力。目前我国规定视力测定采用标准对数视力表,视力表每行旁边的数字表示在5 m远处能辨认该行字的视力。单眼固定注视前方一点不动,这时该眼能看到的范围称为视野。测定视野对诊断某些视网膜、视路的病变有帮助。

【实验用品】 标准对数视力表(5 m距离两用式)、遮光板、指示棒及米尺,视野计及各色视标,视野图纸。

【实验步骤】

1. 视敏度的测定

(1)将视力表平坦地挂在光度适当、照明均匀的墙上。表上第10行字母与受试者眼睛在同一高度。

(2)受试者在距离视力表5 m远处面向视力表而立。用遮光板遮住一眼,分别测试两眼。

(3)检查者用指示棒从上往下逐行指示表上的字母。每指一字,令受试者说出或以手指表示字母缺口的方向,直到看不清为止,受试者看清的最后一行字母所对应的数字即其视力值。

2. 视野的测定

(1)熟悉视野计的构造。视野计有多种样式,最常用者为弧形视野计。它是一个半圆形金属板。安装在支架上,可绕水平轴做360°旋转。圆弧内面中央有一固定小圆镜或白色圆点。圆弧外面有刻度。刻度表示由该小圆镜或圆点射向视网膜周缘的光线与视轴所夹的角度。视野界限即以此角度表示。在圆弧对面的支架上有供支持下颌的托板和附着眼窝下缘的小板(眶托)。视野计附着有各色视标。

(2)受试者背光而坐,将下颌放在托板上,调节托板高度使被测眼窝下缘贴附于眶托,然后固定下颌托板。如此,受试者与弧中央的小圆镜或白色圆点恰好在同一水平线上。被测眼要固定注视圆弧中央的小镜或白点,另一侧眼用遮光板遮住。

(3)检查者将圆弧旋转成水平位,用白色视标沿圆弧内面从外侧缓慢向内侧移动,随时问受试者是否看见,当看见时记下度数;再将白色视标从内侧向外侧移动,直到看不见为止。记下度数,求两次度数的平均值,并在视野图上相应的方位与度数上点出。用同样方法,再测对侧白色视野界限,记在视野图上。

(4)将圆弧转动45°角,重复上述操作。如此得出8个点,将视野图上这8个点连接起来,便得出白色视野。若时间充分,可多测几个角度,得出更多的点,视野图将更精确。

(5)用同样方法分别测出红、绿、蓝等各色视野,以彩笔绘在视野图上。

【注意事项】

(1)测定视敏度时,需保证光线充足,勿压眼球。

(2)视野测定过程中,被测眼应始终凝视圆弧中心小圆镜或白色圆点。测试有色视野时,应以看出视标的颜色为准,检查者不得暗示。

【结果分析】

(1)将视敏度测定的结果填入实验表2-9,并分析结果是否正常。

实验表 2-9　观察项目及结果

受试者姓名	右眼视力	左眼视力	分析

(2)绘制视野图,要注明姓名、眼别、视标颜色和大小及检查日期等。

【思考题】

(1)分析近视造成的原因,并讨论保护视力的措施有哪些。

(2)讨论视野在视觉功能上的意义如何。思考视野缩小或缺损者不宜担任哪些工作。

实验十二　色觉功能检查

【实验目的】　检查眼的辨色能力,学会色觉功能检查方法。

【实验原理】　色觉是视锥细胞的功能,可用色盲检查图检查色觉是否正常。

【实验用品】　色盲检查图。

【实验步骤】　在明亮、均匀的自然光线下,检查者向受试者逐页展示色盲检查图,令受试者尽快回答其所见的数字或图形,注意受试者回答是否正确,时间是否超过 30 s。若有错误,可查阅色盲检查图中的说明,确定受试者属于哪类色盲。

【注意事项】

(1)检查应在明亮、均匀的自然光下进行,不宜在直射的日光或灯光下检查,以免影响检查结果。

(2)色盲检查图距离受试者眼睛以 30 cm 左右为好。

(3)读图速度越快越好,速度太慢影响检查结果,以致对色弱者不易检出。一般 3 s 左右可得答案,最长不超过 10 s。

【结果分析】　结果记录如下。

姓名:＿＿＿＿＿＿　性别:＿＿＿＿＿＿　色觉是否正常:＿＿＿＿＿＿

若有色盲属何类型:＿＿＿＿＿＿

【思考题】　讨论色觉功能检查的临床意义。

实验十三　声波的传导途径

【实验目的】　比较气传导和骨传导的听觉效果,说出其临床意义。

【实验原理】　声波的传导途径包括气传导和骨传导两种。正常人气传导的效率大大超过骨传导,但气传导途径发生障碍时,骨传导仍可进行,甚至加强。借此来鉴别听力障碍。

【实验用品】　音叉(频率为 256 次/秒或 512 次/秒)、橡皮锤、棉球。

【实验步骤】

1. 任内(Rinne)实验(气传导、骨传导比较实验)

(1)室内保持安静,受试者闭目静坐。检查者用橡皮锤叩击音叉后,立即将振动的音叉柄置于受试者一侧颞骨乳突上,受试者此时可听到音叉响声。以后声音逐渐减弱。当受试者刚刚听不到声音时,立即将音叉移至同侧外耳道口,询问受试者是否能重新听到音叉响声。反之,先将音叉置于受试者外耳道口,当刚听不到声音时,移至颞骨乳突上,观察此时受试者是否又能听到声音。若气传导时间长于骨传导时间,为任内实验阳性。若气传导时间短于骨传导时间,为任内实验阴性。

(2)用棉球塞住受试者一侧外耳道(模拟气传导障碍),重复上述实验,观察结果。

2. 韦伯(Weber)实验(骨导偏向实验)

(1)将振动的音叉柄置于受试者前额正中发际处,比较受试者两耳所听到的声音强度是否相同。正常时两耳听到的声音强度相等。

(2)用棉球塞住受试者一侧外耳道,重复上述实验,询问受试者所听到的声音偏向哪一侧。若传导性耳聋则声音偏向患侧;若神经性耳聋则偏向健侧。

【注意事项】

(1)音叉不可在坚硬的物体上敲打,叩击音叉不可用力过猛,以免将其损坏。

(2)叩击音叉的部位在距离音叉顶端1/3处。

(3)音叉置于外耳道口时不要触及耳郭或头发等,同时要使音叉振动的方向正对外耳道口。

【结果分析】

(1)将实验结果填入实验表2-10,并对受试者的听力做出判定。

实验表2-10 观察项目及结果

实验项目	任内实验		韦伯实验	听力判定
	右耳	左耳		
测试两耳听觉效果				
用棉球塞住右外耳道口				

(2)讨论正常耳的任内实验和韦伯实验的结果及其意义。

实验十四 人体腱反射检查

【实验目的】 了解人体腱反射的临床意义及其检查方法。

【实验原理】 刺激肌腱所引起的各种腱反射,基本反射弧比较简单,当反射弧的任何部位有病变时,可使反射减弱或消失。临床上对各种腱反射的检查可有助于发现神经系统的病变(实验表2-11),在神经系统疾病的诊断中有重要参考价值。

实验表2-11 临床常检查的腱反射

反射名称	检查方法	传入神经	中枢部分	传出神经	效应器	反应表现
肱二头肌反射	叩击肱二头肌肌腱	肌皮神经	颈髓5~6节	肌皮神经	肱二头肌	肘关节屈曲
肱三头肌反射	叩击肱三头肌肌腱	桡神经	颈髓6~7节	桡神经	肱三头肌	肘关节伸展
膝反射	叩击膝下股四头肌肌腱	股神经	腰髓2~4节	股神经	股四头肌	膝关节伸展
跟腱反射	叩击跟腱	胫神经	腰髓1~2节	胫神经	腓肠肌	踝关节跖屈

【实验用品】 叩诊锤。

【实验对象】 人。

【实验步骤】

1. 肱二头肌反射（屈肘反射） 受试者取坐位，使受试者的上肢于肘部稍屈曲，并使前臂稍内旋，检查者以左手拇指置于受试者的肱二头肌肌腱上，用叩诊锤叩击该拇指。正常反应为肱二头肌收缩，表现为前臂呈快速的屈曲运动（实验图 2-5）。

2. 肱三头肌反射（伸肘反射） 使受试者的上肢于肘部屈曲，检查者应托住其前臂及肘关节。用叩诊锤叩击尺骨鹰嘴上方 1.5～2 cm 处。正常反应为肱三头肌收缩，表现为前臂伸展运动（实验图 2-5）。

3. 膝反射 受试者取坐位，一腿架于另一腿上，小腿自然下垂。检查者用叩诊锤叩击其膝关节下方的股四头肌肌腱，正常反应为股四头肌收缩，表现为膝关节伸展（实验图 2-5）。

4. 跟腱反射 受试者一腿跪于椅上或床上，下肢于膝关节部呈直角屈曲。检查者用一手扶脚，使其跟腱稍被牵引，然后用叩诊锤叩击跟腱，正常反应为腓肠肌收缩，踝关节跖屈（实验图 2-5）。

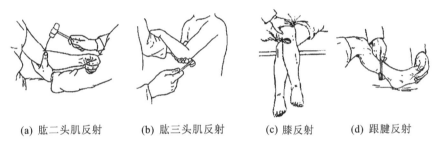

(a) 肱二头肌反射　　(b) 肱三头肌反射　　(c) 膝反射　　(d) 跟腱反射

实验图 2-5　腱反射检查示意图

【注意事项】

(1) 各项实验都必须检查左、右两侧，比较两侧有无差异。

(2) 检查时，受试者肢体肌肉要尽量放松，否则反射活动不易出现。

(3) 用叩诊锤叩击时，用力要适当，不能太重或太轻，而且左、右两侧叩击的力量必须相同，否则无法对比。

【思考题】

(1) 脊休克期腱反射将发生何变化？为什么？

(2) 震颤麻痹或截瘫患者腱反射将发生何变化？为什么？

References | 参考文献

[1] 姚泰.生理学[M].6版.北京:人民卫生出版社,2006.
[2] 卢兵,姜林芬.生理学基础[M].2版.西安:第四军医大学出版社,2015.
[3] 高明灿.生理学[M].3版.北京:科学出版社,2012.
[4] 朱艳平,卢爱青.生理学基础[M].3版.北京:人民卫生出版社,2015.
[5] 胡秋芳,王爱梅.生理学(临床案例版)[M].武汉:华中科技大学出版社,2015.
[6] 朱大年.生理学[M].7版.北京:人民卫生出版社,2008.
[7] 刘玲爱.生理学[M].5版.北京:人民卫生出版社,2006.
[8] 朱大年.生理学[M].北京:北京大学医学出版社,2013.
[9] 薛彩萍,季宁东.人体生理功能[M].南京:江苏教育出版社,2011.
[10] 侯勇,姚和翠.生理学[M].北京:中国医药科技出版社,2013.

彩　　图

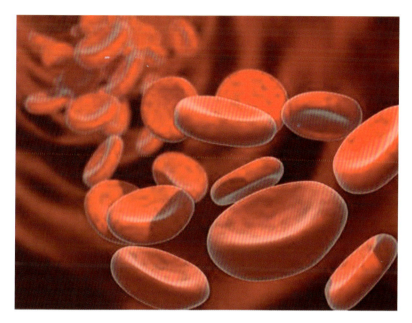

彩图 3-1　电镜下的红细胞

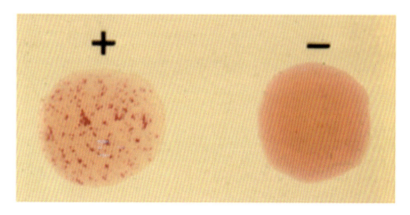

彩图 3-2　发生凝集反应的红细胞